비대칭 자세 교정
Postural Correction

거북목 • 척추측만증 • 골반 • 어깨 • 다리

비대칭 자세 교정

Postural Correction

거북목 • 척추측만증 • 골반 • 어깨 • 다리

옮긴이 정형국 외

Jane Johnson, MCSP, MSc

영 문 출 판 사

■ 옮긴이

정형국 안산대학교 물리치료과 교수
김항진 MPI 모던필라테스 대표
강현승 순천제일대학교 의료재활과 교수
송운하 부산외국어대학교 일반대학원 스포츠재활학과 외래교수
주영재 부천대학교 재활스포츠학과 겸임교수
정연옥 동원대학교 보건운동관리과 교수
성기석 경희대학교 체육대학원 겸임교수
조만복 수성대학교 재활과 교수
김효철 원광디지털대학교 한방미용예술학과 교수

Postural Correction Hands-On Guides for Therapists

by Jane Johnson, MCSP, MSc

비대칭 자세교정

거북목 • 척추측만증 • 골반 • 어깨 • 다리

2018년 12 월 7 일 초판인쇄
2018년 12 월 14 일 초판발행

지은이 : Jane Johnson
옮긴이 : 정 형 국 외
발행인 : 박 병 조
발행처 : 도서출판 영문출판사
등 록 : 1987년 12월 21일 제2-419호
주 소 : 서울시 강남구 삼성동 69-1
전 화 : (02) 514-5590, 776-5590
팩 스 : (02) 756-8943
E-mail : yeongmunsa@empal.com
홈페이지 : www.ymsbook.net
정 가 : 25,000 원

ISBN 978-89-7224-441-7 93510

※ 파본은 교환해 드립니다.

목차

시리즈 서문

마사지는 오늘날까지 사용되는 가장 오래된 치료 중의 하나이다. 과거보다 현재 더 많은 치료사들이 마사지 기법을 사용하고 있다. 마사지 기법에 대한 교육은 마사지 학교와 특정 교육 과정을 통해 이루어지고 있다. 오늘날 우리들의 관심은 가장 좋은 임상적 그리고 교육적 자원을 제공하여 마사지치료사들이 치료 기법을 배울 수 있도록 돕는 것이다. Human Kinetics는 이 책과 함께 치료사 시리즈를 위한 Hands-On Guides를 개발해 왔다.

치료사를 위한 Hands-On Guides는 마사지치료사의 영역에 해당되는 평가와 치료의 특별한 도구를 제공하지만, 오스티오패시와 피트니스 전문가 등과 같은 다른 바디워커들에게도 유용할 것이다. 각 시리즈 책들은 클라이언트에게 제공되는 기법들을 단계별로 설명하고 있다. 각 책들은 모든 기법을 칼라 사진으로 설명하고 있다. 그리고 여러분들이 자신의 기법을 잘 이용할 수 있도록 팁을 제공하고 있다.

여러분은 피교육자로서 과거에 배웠던 스킬을 손질하거나 특정 과정을 이수하는데 도움을 줄 수 있는 기법들을 얻기 위해 치료사 시리즈를 위한 Hands-On Guides를 사용할 수도 있을 것이다. 여러분은 교육자로서 마사지 치료를 학생들과 함께 할 수 있는 방법을 찾는 특정 과정의 선생님일 수도 있을 것이다. 이들 시리즈는 이론에서 실무까지 쉽게 따라할 수 있는 단계를 제공한다. 치료사를 위한 Hands-On Guides는 마사지 치료에 관심이 있는 모든 사람에게 꼭 필요한 자료이다.

서문

치료사를 위한 Hands-On Guides의 한 부분으로서, ***자세 교정***은 치료의 한 부분인 도수치료를 사용하는 전문가들에 의해 이루어진다. 만약 여러분이 물렁조직 치료사이거나 운동 전문가라면, 이 책은 자세를 교정하는데 도움이 되는 간단한 운동과 함께 마사지와 신장 기법을 사용하는 여러분에게 도움이 될 것이다. 물리치료, 오스티오패시, 스포츠치료 및 카이로프랙틱 등을 배우는 학생들은 자세 문제를 극복하고자 하는 클라이언트에게 도움을 줄 수 있는 고난이도의 스킬을 가게 될 것이다. 학생으로서, 여러분은 ***자세 교정***에서 사용된 간단한 설명이 여러분의 근육뼈대계에 대한 지식을 지속적으로 향상시킬 수 있음을 발견할 것이다. 만약 여러분이 요가나 필라테스를 가르치는 선생님이라면, 여러분의 위치나 움직임이 학생들의 자세에 어떤 영향을 줄 것인지를 배우는 이점을 가지게 될 것이다. 이 책을 읽으면, 여러분은 특별한 자세 문제를 해결하는데 도움을 줄 수 있는 프로그램의 구축에 대한 아이디어를 얻게 될 것이다.

여러분의 어떤 직업을 가졌던 간에, 여러분은 ***자세 교정***에 필요한 스킬을 얻게 될 것이다. 이 책은 여러분이 1개의 관절과 같은 국소적으로나 또는 전체적으로 자세를 교정하는데 도움을 줄 수 있는 정보를 제공하고, 기억하게 하고, 영감을 준다.

이 책은 척추, 골반, 팔 및 다리에서 관찰될 수 있는 30개 이상의 흔한 자세 문제를 가지고 있고, 치료사로서 각 ***자세를 교정***하는데 여러분이 할 수 있는 것을 제공할 것이다. 그것은 이들 자세를 가진 클라이언트가 그들 스스로 무엇을 할 수 있는지를 보여준다. 몇몇 자세 편위는 휴식이나 신체를 움직일 때 취하는 습관의 결과이고, 클라이언트가 그들 스스로 할 수 있는 것에 대한 정보는 클라이언트로 하여금 그들의 자세를 관리하고 변화시킬 수 있도록 도움을 줄 수 있다.

이 책에서 다루어진 10개의 척추 자세는 목뼈의 앞굽음증, 머리와 목의 옆굽음, 머리가 앞으로 쏠린 자세, 머리 돌림, 뒤굽음증(등뼈), 편평등(등뼈), 돌림된 가슴우리, 옆굽음증 증가(허리뼈), 앞굽음증 감소(허리뼈), 그리고 옆굽음증 등이다. 가장 흔한 골반 자세는 앞쪽경사, 뒤쪽경사, 골반 돌림 및 골반 가쪽경사 등이다.

10개의 흔한 다리 자세로는 안쪽돌림된 엉덩관절, 젖힌무릎, 굽힌무릎, 안굽이무릎, 밖굽이무릎, 정강뼈 비틀림, 평발, 까치발, 밖굽이발 및 안굽이발 등이다.

6개의 어깨관절과 팔의 자세로는 내밈된 어깨뼈, 올림된 어깨, 날개 어깨뼈, 안쪽돌림된 위팔뼈, 굽힘된 팔꿈치 및 젖힘된 팔꿈치 등이 있다.

30개의 각 자세들이 설명되었고, 대부분의 경우 특정 자세의 예를 제공하는 사진을 제공하고 있다. 개요 상자는 단축된 근육과 길어진 근육을 목록하고 있다. 각 자세마다 아이디어 목록을 제공하고 있다. 이들은 치료사로서 여러분이 할 수 있는 것이라는 단락과 클라이언트로 할 수 있는 것이라는 단락에 제시되어 있다. 많은 아이디어는 사진으로 설명되고 있다.

치료사를 위한 Hands-On Guides의 한 부분으로서, 여기에 설명된 기법들은 대부분의 치료사, 특히 마사지 치료사들이 이용하는 것에 초점을 맞추고 있다. 그러므로 신체를 재정렬하는데 도움을 줄 수 있는 단축된 조직의 신장과 주로 관련되어 있다. 기법들은 여러분이 교정하고자 하는 자세에 따라 달라지고, 이들 기법으로 깊은 조직 마사지, 간단한 수동 신장, 물렁조직 이완술, 통증유발점 비활성화, 팔다리의 부드러운 견인법 등이 포함될 수 있다. 클라이언트가 사용할 수 있는 능동 신장과 휴식 자세도 그림으로 설명된다. 팁 상자는 치료 때 기법을 촉진하는 클라이언트의 자세에 대한 정보와 ***자세 교정***의 클라이언트 참여 강화와 교감을 얻을 수 있는 정보를 준다. 이 책에서 소개된 기법들은 물리치료사, 오스티오패시 및 카이로프랙터들이 사용하는 관절 교정 기법과 함께 매우 중요하다.

이 책은 마사지 치료사의 기술로 ***교정하기*** 어려운 이들 ***자세***에 대한 정보를 다루고 있다. 치료하기 어려운 자세로는, 옆굽음증, 밖굽이무릎, 안굽이무릎 등이 있고, 단순한 물렁조직 신장과 근력강화로 뼈의 해부학적 위치를 바꾸기 어렵다. 그럼에도 불구하고, 아이디어와 제안과 함께 이들 자세를 포함하고 있는데, 그 이유는 마사지치료사로서 아는 것이 중요하기 때문이다.

인체 해부학의 연결성을 근육뼈대계와 다른 시스템으로 분리하기 어렵다는 것을 모든 치료사들은 알고 있다. 예를 들어, 목이 허리뼈에 영향을 주고, 발이 골반에 영향을 주고, 또, 어깨가 손목과 손에 영향을 준다. 현실적으로 우리는 완전한 신체 정렬을 이루기 위해 전인적으로 치료에 임하고 있다. 그러나 삶의 현실과 치료 시간의 제약으로 인해 치료사들은 한 번에 신체 한 부분만을 치료하고 있다. 나는 이 책에서 신체를 부위별로 나누어 설명하고 있지만, 여러분은 그렇게 보지 말고 전체적으로 보길 원한다. 여러분은 빠르게 이 책의 단락을 참고할 수 있을 것이고, 특별한 클라이언트를 위한 여러분의 치료에 매우 유용할 것임을 믿게 될 것이다.

이 책의 내용은 4부분으로 나누어져 있다: 단원 Ⅰ(***자세 교정***을 시작해 보자!)의 2장들은 클라이언트가 그들의 자세를 변화시키고자 하는 것에 대한 근거를 제공하고 있고, 두 번째 장은 치료 방법에 대한 내용을 개괄적으로 설명하고 있다. 단원 Ⅱ(척추의 교정을 다루는)에는 4개의 장이 있으며, 각 장들은 척추의 특정 부위에 초점을 맞추고 있고, 특정 부위에 영향을 주는 자세 교정에 대한 설명을 제공하고 있다. 단원 Ⅲ(골반과 다리의 교정을 다루는)은 골반, 엉덩관절, 무릎관절, 발목관절과 발을 다루는 2개의 장으로 되어 있다. 끝으로, 단원 Ⅳ의 2장은 어깨와 팔의 교정을 다루고 있다.

이 책은 ***자세 평가***를 다루고 있고, ***깊은 조직 마사지***, ***치료적 신장 및 물렁조직 이완술***에서 설명되는 기법이 자세 변화를 원하는 클라이언트를 치료할 때 어떻게 도움을 줄 수 있는지를 제공하고 있다.

역자 서문

본 책인 "자세교정"이란 책은 물리치료사에게 클라이언트나 환자에게 다양한 방법으로 접근할 수 있는 길을 제시하고 있다. 책의 내용이 쉽게 전개되고 있을 뿐만 아니라, 구성이 잘 짜여져 있다. 본 책은 물리치료사뿐만 아니라, 바디워커에게도 꼭 필요한 책이라고 생각이 된다.

본 책은 30개의 병리적 자세를 제시하고, 거기에 맞게 치료사들이 어떤 기법으로 치료해야 하는 것을 알려주고 있고, 또 클라이언트가 스스로 하는 어떤 활동을 하고, 어떤 활동을 하지 않아야 하는지를 쉽게 알려주고 있다.

본 책의 전반부는 자세교정에 대한 소개와 자세의 변화에 대해서 다루었고, 3장부터는 각종 자세에 대한 내용을 다루었다.

본 책이 번역되어 출판되는데 영문사 박병조 사장님과 직원분들에게 감사드립니다. 많은 물리치료사들이 본 책을 읽고 임상에서 환자를 만날 때 조금이나마 도움이 되길 바란다.

2018년 10월 역자대표 **정 형 국**

단원 I

자세 교정을 시작해 보자!

Getting Started With Postural Correction

여러분이 ***자세 평가를 위한** Hands-On Guides*를 사용해 왔다면, 클라이언트의 자세에 대해 내용을 숙지하기 시작했을 것이고, 표준으로부터 편위된 자세를 바꾸는데 어떤 도움을 제공했을 것이다. 클라이언트의 자세를 교정하는 중재를 어떻게 할 것인지를 검사하기 전에, 여러분은 다음과 같은 관점으로 시작할 필요가 있다: 자세 교정의 이유, 클라이언트가 자세를 교정할 수 있도록 도움을 주기 위해 여러분이 왜 성가시게 해야 하는지? 클라이언트가 어떻게 작용하고 느끼는지에 영향을 주기 위해 또는 미용적 이유 때문에 자세 교육을 왜 해야 하는가? 일반적 관점에서 자세를 어떻게 교정하는가? 자세 교정이 치료적 중재를 요구하는가? 만약 그렇다면, 그 이유는 무엇인가? 이들 질문을 가지고 시작하는 것이 자세 교정에 대한 원리를 이해하는 것이다.

제 1 장

자세교정에 대한 소개

Introduction to Postural Correction

학습 목표

본 장을 공부한 후, 여러분은 다음을 할 수 있어야 한다:

- 부정정렬에 영향을 받을 수 있는 신체 구조물의 예를 제시할 수 있어야 한다.
- 부정정렬 결과와 이들 구조물이 어떻게 영향을 받을 수 있는지를 명시할 수 있어야 한다.
- 쉽게 부정정렬을 당하는 클라이언트와 자세교정으로 좋아질 수 있는 클라이언트의 예를 제시할 수 있어야 한다.
- 자세교정의 금기증과 주의사항을 제시할 수 있어야 한다.

여러분이 이 책을 시작하는데 도움을 주기 위해서, 본 장은 자세 부정정렬의 원인과 뼈, 근육, 관절 및 인대에 대한 결과를 언급할 것이다. 자세가 변할 때 이 구조물들이 어떻게 변하는지를 아는 것은 2장에서 제시될 자세교정과 그의 기법을 여러분이 이해하는데 도움을 줄 것이다. 자세교정으로 좋아질 수 있는 클라이언트의 예를 언급할 것이다.

기법의 효율성에 대한 노트

본 책이 특정 자세의 교정에 대한 근거를 개괄적으로 다루고 있기는 하지만, 여러분의 클라이언트의 자세를 변화시킬 것이라는 목적으로 만들어지지는 않았고, 오히려, 자세 변화가 유익하다는 *결정이 이루어졌을 때*, 그 자세 변화가 어떻게 달성되는지에 대한 아이디어를 제공한다. 준수해야 할 프로토콜이 없을 때, 자세교정에 대한 제안을 제시하기가 어려울 것이다. 자세교정을 주제로 다룬 교재는 많지 않다; 왜냐하면, 제시한 치료가 탄탄한 근거의 지지를 받지 못하면 임상가 자신의 목을 내어 놓아야 하기 때문이다. 우리는 자세 변화를 일으킬 수 있는 가장 효율적인 기법이 무엇인지를 아직 알지 못한다. 예를 들어, 단축된 조직의 마사지와 스트레칭이 신체 분절을 재정렬하는데 있어, 근력을 강화하고 습관성 자세 패턴을 변화시키는 것보다 더 효율적인지 아니면 거의 같은 효과를 가지고 있는지를 우리는 알지 못한다. 물리치료사로서 우리는 근거중심의 직무를 권장하고 실험적인 직무를 권장하지 않는 환경 속에서 우리의 직무를 수행하고 있다. 가능한 한 참고문헌을 제시할 것이지만, 텍스트가 이들로 어질러지게 되는 것을 기대하지 않는다.

많은 자세에 대한 정보가 부족하고, 제시된 기법의 효율성에 대한 정보가 거의 없다. 비록 제공된 기법들이 확실하지 않겠지만, 그들은 건전한 경험에 기반을 두고 있다. 여러분께 이 책에서 제시하는 나의 희망은 2가지이다: 나는 독자들이 여기에 제시된 아이디어로 시도하길 희망하고, 또 궁극적으로 결과가 그들의 클라이언트에게 유익해질 희망한다. 이것을 제시하는 나의 근거는 어째든 여러분이 문외한이 아니라 견문이 넓은 전문가라는 점이다; 여러분이 유해한 치료를 제공하지 않을 것 같기 때문이다. 또한 나는 독자들이 선택된 기법을 살펴봄으로서 영감을 얻길 바라고, 또 기법의 효율성에 대한 연구에 몰두하기 희망한다. 여러분이 사례연구를 작성하는데 도움을 주던지 또는 커다란 업적을 시작할 때 영감을 주던지 간에, 여러분의 소견에 대한 공유는 이런 주제에 대한 우리의 지식에 영향을 줄 것이다. 언젠가는 우리는 통증에 영향을 주는 자세가 어느 것인지, 자세 관련성 통증을 줄이는데 가장 좋은 자세교정 방법이 어느 것인지, 그리고 맨 먼저 발달하는 자세 관련성 증상의 가능성을 줄이는데 예방적으로 이용될 수 있는 자세교정의 기법이 어느 것인지에 대한 커다란 정보를 가질 것이다.

자세 부정정렬의 원인

동일한 버릇을 사용하는 사람이나 부모님이나 조부모님과 같은 포즈로 서 있는 사람을 관찰해 본 적이 있는가? 가족 초상화가 비슷한 얼굴 특성 뿐만 아니라, 비슷한 신체 크기, 형태 및 자세를 얼마나 잘 드러내고 있는지를 확인해 보았는가? 여러분이 부모님으로부터 피부, 눈 및 머리색깔을 물려 받았듯이, 뼈와 근육의 형태와 크기, 그리고 가동범위 능력도 물려 받았다. 또한 특정 자세의 성향도 물려받는 것 같다. 본 책에 설명되는 어떤 자세는 유전성일 수 있지만, 예를 들어, 손상과 같이, 부정정렬에 대한 많은 부가적인 원인이 존재한다. 본 책은 원인을 확장하지 않을 것인데, 그 이유는 원인이 너무 많고 가변적이기 때문이다. 그럼에도 불구하고, 가능성 있는 원인 요소를 여러분께 제공하기 위해, 부정정렬을 일으킬 수 있는 몇몇의 예를 여기에서 제시하고자 한다:

■ 내밈된 어깨뼈는 복싱에서처럼, 내밈을 담당하는 근육이 과도하게 훈련되었을 때 일어난다. 또는 책상 앞에 앉아 있을 때처럼 습관적으로 구부정한 자세를 취할 때 일어난다. 편측 내밈은 활쏘기 시 활을 유지할 때 일어나거나 또는 어깨뼈 내밈을 요구하는 움직임인 어깨관절의 반복 굽힘을 하는 직업이나 취미를 가진 사람에서 관찰될 수 있다.

■ 밖굽이무릎은 성장기 동안 무기질 결핍으로 인해 정강뼈가 휘어진 결과일 수 있다. 또는 관절면을 비틀리게 하는 무릎관절의 골관절염으로부터 초래될 수 있다. 또는 가쪽곁인대를 과도하게 스트레칭하는 손상으로부터도 초래될 수 있다. 또는 발과 발목의 과도한 엎침에 반응하여 일어날 수도 있다.

■ 골반 앞쪽경사는 허리뼈를 앞쪽으로 당기는 엉덩허리근의 장시간 반복적인 과사용의 결과일 수 있다. 또는 허리뼈 관절의 과가동성 결과일 수 있다. 앞쪽경사는 임신 후반기나 배가 많이 나온 사람에게서 주로 관찰된다.

■ 증가된 뒤굽음증 척추뼈는 장시간 동안 뒤굽음증 자세(예를 들어, 장시간 동안 컴퓨터 작업을 할 때처럼)를 유지하는 결과일 수 있다. 또는 등뼈를 쐐기 모양을 만드는 척추뼈 골절의 결과(또는 골다공증으로 종종 발생하는) 일 수 있다.

■ 거북목 자세는 컴퓨터 화면을 보거나, 바느질과 같은 취미활동에 집중하거나, 화장을 하거나 그림을 그리는 등의 활동에서처럼, 머리의 반복적인 내밈으로부터 초래할 수 있다. 무거운 백팩(backpack)을 짊어지는 것도 거북목 자세를 더욱 악화시킨다(Chansirinukor 등 2001).

■ 평발은 체중 증가나 발 인대의 느슨함으로 초래될 수 있다. 평발은 다운 증후군과 같은 질병과도 관련된다(Dehghani 등 2012).

■ 머리 돌림은 TV를 시청할 때처럼 머리를 한쪽으로 유지하는 자세로부터 초래될 수 있다. 또는 자동차를 후진할 때 어깨 너머로 쳐다볼 때처럼, 반복적인 편측 돌림에 의해 초래될 수도 있다. 또는 통증 때문에 머리를 한쪽으로 돌리는 동작을 회피하는 것으로부터 초래될 수 있다. 또는 목 돌림근의 근경련과도 관련될 수 있다.

표 1.1 체형과 관련된 자세

체 형	관련된 자세 문제
마르고 키가 큰 체형	거북목 내밈된 어깨뼈 증가된 등뼈 뒤굽음증 증가된 허리뼈 앞굽음증 옆굽음증
뚱뚱하고 키가 작은 체형	밖굽이무릎 평발 밖굽이발
건강한 체형	일반적으로 자세 문제가 없지만, 노화(특히, 체중 증가)로 인해 약간의 문제를 가질 수 있다.

Bloomfield 등(1994)은 자세와 신체 유형사이에 강한 상관관계가 있음을 지적했다; 표 1.1에 요약된 것처럼, 척추는 마르고 키가 큰 체형에서 가장 큰 영향을 받고, 다리는 뚱뚱하고 키가 작은 체형에서 가장 큰 영향을 받는다.

정기적인 스포츠 참여로도 자세 부정정렬이 초래될 수 있음을 아는 것도 유용하다. 특정 자세에서 단축될 수 있는 근육이나 근육군을 주로 사용하는 스포츠도 부정정렬의 자세를 악화시키거나 지속시킬 수 있다. 예처럼, 악화된 등뼈 뒤굽음증은 노젓기 스포츠에 의해 지속될 수 있고, 등뼈 돌림이나 정강뼈 비틀림은 골프에 의해 지속될 수 있다. 밖굽이무릎이나 안굽이무릎은 달리기나 역도와 같이 다리에 무거운 하중이 가해지는 스포츠에 의해 지속될 수 있다. 어깨뼈의 편측 내밈은 활쏘기나 사격에 의해 지속될 수 있다. 신체의 한쪽만 주로 사용하는 스포츠가 자세 불균형을 분명히 초래하는 것 같다. 헐링(던지기), 테니스 및 노젓기 등이 좋은 예이고, 옆굽음증, 비대칭 어깨 및 비대칭 등을 빈발하게 초래한다(Watson 1997). 용선(dragon boat)을 노젓는 여성은 증가된 앞굽음증, 허리뼈 옆굽음증 및 비대칭 어깨를 가진다(Pourbehzadi 등 2012). 비록 인체 계측 방법이 스포츠 선수와 일반인을 비교하기 위해 흔하게 선택되고 있지만, 인체 계측은 본 책에서 설명될 자세를 포함하기 보다는 비례성과 팔다리와 신체 지렛대의 길이 등과 같은 아이템을 포함하고 있다. 운동선수에 대한 연구는 생리적 프로파일(해부학적 프로파일이 아닌)에 초점을 맞추고 있다. 왜냐하면, 어떤 요소가 운동선수를 위해 구성되어 있고, 또 이들 요소 중 어느 요소가 강화되어야 하는지를 결정하는 것에 더 많은 관심이 있기 때문이다. 전형적인 예는 아시아 스쿼시 운동선수를 조사한 Chin 등(1995)의 연구이다. 그들이 수집한 데이터는 폐 기능, 심폐 피트니스, 스포츠 피트니스, 에어로빅 파워, 유연성 및 근력 등이다. 인체 계측 데이터로는 신장, 체중 및 체지방 등을 측정했다. 자세에 대한 평가는 없었다.

반대로, 젊은 운동선수를 조사한 연구는 종종 자세 분석을 다룬다. Grabara(2012)에 의한 보고서에 따르면, 1주에 3-5회 풋볼 훈련을 받은 11-14세 소년이 훈련을 받지 않은 또래에 비해 허리뼈가 더 편평하다는 것이 발견되었다. 반면 Hennessy와 Watson(1993)은 성인 운동선수(럭비, 헐링, 게일릭 풋볼에 참여한)가 **증가된** 허리뼈 앞굽음증을 가지고 있다는 연구하였다. Hennessy와 Watson은 뒤넙다리근 손상을 당한 운동선수를 검사했고, 소견으로서 차이점을 기록했다. 저자들은 특정 스포츠와 훈련 방법이 이전의 자세 문제를 더욱 악화시킬 수 있고, 또 운동선수를 더 많은 손상에 노출시킨다는 결론을 내렸다. 그들은 차는 동작(kicking), 다리 뻗어 들어올리는 동작(straight-leg raising), 다리 뻗어 일어나 앉는 동작(straight-leg sit ups) 등이 엉덩허리근을 사용했다고 주장했다; 엉덩허리근의 작용으로 허리뼈가 앞쪽으로 당기게 되고, 이로 인해 앞굽음증이 더욱 증가된다. 즉, 그들 운동선수들이 증가된 앞굽음증 자세를 가지게 된다. 가단성이 좋은 척추뼈에도 불구하고, 반복적인 엉덩허리근의 사용(풋볼에서 흔하다)으로도 Grabara의 어린 운동선수들은 허리뼈의 앞굽음증 증가를 가지지 않았다. 어린 운동선수의 자세에 대해 이용할 수 있는 데이터가 많이 있지만, 몇몇 이유 때문에 이들 데이터는 동일 스포츠를 수행하는 성인 운동선수의 자세를 설명할 수 없을 것으로 추정된다.

손상의 빈도 높기 때문에 운동선수의 어깨 자세에 대해서도 많은 관심이 있어 왔다. 건강한 운동선수의 어깨는 던지기 선수가 아닌 사람의 어깨와 비교해 볼 때 팔을 들어올릴 때 어깨뼈의 뒷당김과 뚜렷하게 증가된 위쪽돌림을 가진다(Forthomme 등 2008). 이것은 휴식 시 관찰되는 어깨뼈의 자세와 관련된다; 오버헤드 운동선수의 우성 어깨는 종종 비우성 어깨보다 아래쪽에 위치하는데(약간 내려가 있다), 아마 그 이유는 반복적인 강한 운동으로 인해 인대와 관절주머니가 스트레칭되기 때문이다(Oyama 등 2008); 안쪽 가장자리가 더 많이 튀어나와 있는데, 그 이유는 작은가슴근의 타이트니스 때문일 수 있다.

Bloomfield 등(1994)은 코치에 의한 관찰을 토대로 하여, 높은 수행 운동선수의 특징처럼 보이는 자세를 확인했다(표 1.2). 이들 자세가 스포츠 참여의 결과로 발달했는지 아니면, 특정 자세의 특성을 이미 가지고 있었는지는 명확하지 않다. Bloomfield 등은 높은 수행 운동선수에서 관찰된 자세가 그 스포츠에서 도움이 되기 때문에 자세를 수정이 아니라 강조해야 한다고 제안했다. 여기에 몇 가지 예를 제시하고자 한다:

■ 안쪽번짐된 발을 가진 사람은 15-20m의 거리를 달릴 때 이점을 가지는데, 그 이유는 이들 자세가 짧고 빠른 보폭을 촉진하기 때문이다. 이론적으로 정강뼈 비틀림이 뒤넙다리근을 단축시키고, 넓은 보폭을 제한하기 때문이다. 동적 균형을 향상시키는 움직임을 할 때 지면 접촉이 더 커진다.

표 1.2 높은 수행 운동선수에게서 관찰되는 자세와 권장되는 자세

스포츠	관찰과 권장되는 자세
복싱	훈련으로 인한 둥근 어깨가 있다(저자가 내밈된 어깨뼈나 위팔뼈의 안쪽돌림, 또는 양쪽 모두를 의미하는 용어를 사용하고 있는지 명확하지 않다).
접촉 필드 스포츠: 럭비 호주식 풋볼 미국식 풋볼	■ 중등도의 허리뼈 만곡과 등뼈 만곡은 강직되지 않고 똑바르지 않는 척추에 좋다. ■ 안쪽번짐된 발이 유리할 수 있다. ■ 골반앞쪽경사와 튀어나온 엉덩이가 유리할 수 있다. ■ 젖힌 무릎이 불리할 수 있다.
코트 스포츠: 농구 넷볼 배구	■ 안쪽번짐된 발이 유리할 수 있다. ■ 골반앞쪽경사와 튀어나온 엉덩이, 그리고 등뼈와 허리뼈의 만곡이 있는 경우(편평한 경우보다는)가 유리할 수 있다.
사이클링	■ 약간의 둥근 등이 흔하게 나타나는데, 그 이유는 성공을 위해 많은 훈련을 하기 때문이다. ■ 허벅지와 궁둥이를 크게 만들기 위해 강한 파워 훈련을 고려한다.
체조	■ 허리뼈 앞굽음증과 골반 앞쪽경사를 가진 여성 체조선수는 편평등을 가진 선수보다 척추를 더 쉽게 젖힘할 수 있다. ■ 커다란 궁둥이를 가진 선수는 그렇지 않은 선수보다 마루운동의 스프링 동작을 더 효율적으로 할 수 있는 이점을 가진다.
허들링	■ 키가 크고 골반이 앞쪽경사되고 궁둥이 튀어나온 선수가 더 성공하기 쉽다.
점핑	■ 점핑 운동선수의 자세는 골반이 앞쪽경사되고 튀어나온 궁둥이를 가진다.
마샬 아트: 유도 레슬링	■ 안쪽번짐된 발이 유리할 수 있다. ■ 척추만곡의 강화가 유리할 수 있는데, 그 이유는 몸통 가동성을 증가시키기 때문이다.
모바일 필드 스포츠: 필드 하키 축구 라크로스	■ 이들 운동선수는 다양한 자세를 취하고, 어느 한 자세가 유리한 자세라고 말하기 어렵다. ■ 운동선수가 제한된 영역을 가지고 있을 때 안쪽번짐된 발이 유리할 수 있다. ■ 골반앞쪽경사와 튀어나온 엉덩이가 유리한데, 그 이유는 상당한 거리를 빠른 속도로 움직여야 하기 때문이다. ■ 중등도의 허리뼈 만곡과 등뼈 만곡은 강직되지 않고 똑바르지 않는 척추에 좋은데, 그 이유는 경기를 하는 동안 약간 굽힘된 자세로 상당한 시간을 보내야 하기 때문이다. ■ 젖힌 무릎이 불리할 수 있다.

표 1.2 *(계속)*

스포츠	관찰과 권장되는 자세
라켓 스포츠: 배드민턴 라켓볼 스쿼시 테니스	▪ 안쪽번짐된 발이 유리할 수 있다. ▪ 편측의 우세로 인해 발달될 수 있는 편측 불균형이나 옆굽음증이 일어나지 않는, 근육 균형을 유지하려면 보상 훈련이 필요하다.
노잉, 카누잉	이들 운동선수는 성공을 위해 많은 훈련을 하기 때문에 약간의 둥근 *어깨*와 둥근 등을 가지는 경향이 있다(저자가 내밈된 어깨뼈이나 위팔뼈의 안쪽돌림, 또는 양쪽 모두를 의미하는 용어를 사용하고 있는지 명확하지 않다).
달리기: 중간거리	허리뼈와 궁둥이의 모양은 장거리 선수와 단거리 선수 사이의 중간 형태에 해당한다. "달리는 거리가 길면 길수록, 튀어나온 궁둥이의 형태가 감소된다." (p.131)
달리기: 장거리	이들 운동선수는 단거리 선수에 비해 비교적 납작한 궁둥이와 허리뼈를 가지고 있다.
달리기: 단거리	골반앞쪽경사와 튀어나온 엉덩이가 빠른 속도를 강화시킨다.
던지기	이들 운동선수는 다양한 자세를 취하고, 어느 한 자세가 유리한 자세라고 말하기 어렵다.
역도	이들 운동선수는 다양한 자세를 취하고, 어느 한 자세가 유리한 자세라고 말하기 어렵다.
세트 필드 스포츠: 야구 크리켓 골프	이들 운동선수는 다양한 자세를 취하고, 어느 한 자세가 유리한 자세라고 말하기 어렵다.
수영과 수구	▪ 기울어진 어깨를 가진 수영선수는 편평한 어깨를 가진 선수 (커다란 어깨뼈와 긴 빗장뼈를 가진) 보다 어깨관절의 굽힘과 폄을 더 크게 할 수 있다. ▪ 가쪽번짐된 발을 가진 수영선수는 평영의 다리 움직임에 더 적합하고, 반면 안쪽번짐된 발을 가진 수영선수는 배영, 자유형 및 접영의 다리 움직임에 더 적합한다. ▪ 무릎의 젖힘이 몇몇 수영선수에게 많이 나타나고, 이것은 반복적인 발차기로 인한 십자인대의 과도한 스트레칭 결과로 간주되어 왔다. 이 자세는 무릎의 앞쪽과 뒤쪽 움직임을 증가시키지만, 젖힌 무릎이 수영선수에게 유리한지는 명확하지 않다.

Bloomfield 등에 의해 보고된 데이터(1994)

■ 골반 앞쪽경사와 튀어나온 엉덩이는 달리기의 폄 단계에 이점을 제공한다. 그러므로 폭발적인 스피드를 필요로 하는 달리기 선수에게 유리하다.

■ 척추 만곡의 강화는 증가된 몸통 가동성을 필요로 하는 스포츠에서 유리할 수 있다.

■ 밖굽이무릎은 비틀림이나 돌림 움직임을 요구하는 스포츠에 유리하지 않는데, 그 이유는 이런 자세가 감소된 무릎 안정성을 제공하기 때문이다.

그들의 관찰과 제안은 스포츠 참여를 할 때 자세교정을 시도해야 하는지에 대해 의문을 불러일으킨다.

던지기 운동선수 어깨를 제외하고, 특정 스포츠의 정기적인 참여가 자세 부정정렬을 일으키는지에 대해 코멘트가 하기가 어렵다. 자세에 대한 스포츠의 효과에 대해 더 많은 정보가 필요할 것이고, 또한 Bloomfield 등(1994)에 제안된 관찰과 권장을 확장시키려면 더 많은 연구가 필요하다.

부정정렬의 결과

완벽한 대칭으로 서 있는 사람의 표준 또는 이상적인 자세 정렬을 보여주는 이미지를 본 적이 있는가? 이와 같은 이미지들은 신체 자세에서 어느 부위가 스트레스를 덜 받고 있는지를 설명하고자 할 때 일반적으로 이용된다; 이들 이미지는 심미적인 이유를 위해 우리가 열망해야 하는 자세로서 종종 이용된다. 그러나 빅토리아 시대 이후로 자세의 중요성은 변했다.

보기 좋은 자세는 승마나 발레와 같은 활동으로부터 유래되었는지도 모르지만, 오늘날 좋은 태도를 위해 노력하는 사람은 거의 없다. 아동의 웰빙은 여전히 중요하지만, 교사들은 단정하게 앉아 있는 것을 학생들에게 교육하지 않는다; 교사들이 학생들에게 똑바로 앉으라고 말하는 것은 학생의 자세를 좋게 하려는 것이 아니라 집중시키는 수단이다. 그럼에도 불구하고, 해부학적 관점에서 보면, 이런 이상적인 자세로부터 의미있게 변하는 자세의 변화를 고려하는 좋은 이유가 있다. 신체의 몇몇 측면을 선택하여 각각에 대한 부정정렬의 결과를 고려해 보자. 본 책에 기술된 대부분의 자세와 마찬가지로, 특정 부위에 대한 장기간 자세 변화의 결과들만이 가정될 수 있다. 여기에 제시된 자료 이외에, 3장–10장에 있는 30개의 자세는 특정 자세에 대한 부정정렬의 결과에 대해 우리가 더 많이 배울 수 있는 결론 단락을 포함하고 있다.

뼈 (Bones)

체중을 부하하는 긴뼈가 정상보다 더 큰 만곡을 발달시킬 때, 뼈에 작용하는 정상의 스트레스와 스트레인들이 변한다. 사람의 오른쪽 정강뼈를 나타내는 그림 1.1을 살펴보자. 압박의 힘은 정강뼈의 오목쪽에서 증가하고, 반면 장력의 힘은 정강뼈의 볼록쪽에서 증가한다. 본 예에서, 증가된 압박은 정강뼈의 안쪽면과 앞쪽면(본 예에서의 오목한 뼈 부위)에서 일어나고, 증가된 스트레인은 정강뼈의 가쪽면 뿐만 아니라 뒤쪽면(뼈의 볼록한 부위)에서 발생한다. 이렇게 된 이유는 정강뼈의 가쪽면(그림 1.1a) 외에, 뒤쪽면(그림 1.1b)으로 볼록하기 때문이다. 만약 여러분이 이것을 확실하게 볼 수 없다면, 펜으로 그림 1.1a 위에서 허벅지에서부터 오른쪽 다리를 세로로 이등분하는 선을 그려본다. 종아리를 이등분할 때 여러분이 그린 선이 바깥쪽으로 휘어지는지를 확인해 본다. 보행 시 발이 지면에 닿을 때 다리를 통해 위쪽으로 적절하게 전이되지 않거나 사람의 체중이 정강뼈를 통해 적절하게 전이되지 않을 것이다. 왜냐하면 뼈가 변형할 수 있는 능력을 가진 살아있는 조직이기 때문이다. 긴뼈를 통한 차선의 체중부하가 변형을 더욱 초래할 수 있고, 이로 인해 사람의 모습이 다소 나빠질 수 있다. 앞에서 언급했듯이, 이 책은 심미적인 이유를 위한 자세 변화를 다루지 않는다. 해부학적으로 말해, 왜 우리는 휘어진 정강뼈에 신경을 써야 하는가? 하나의 이유는 긴뼈(장골)가 감소된 체중부하 능력을 가지고 있고, 스트레스 골절로 인한 손상의 위험이 증가하기 때문이다. 긴뼈의 휘어짐은 뼈와 관련된 관절의 즉각적인 변화를 초래할 수 있다: 여기에서 관련된 관절이란 무릎관절(정강넙다리관절, 무릎넙다리관절 및 정강종아리관절), 발목관절, 그리고 엉덩관절과 엉치엉덩관절과 같이 멀리 떨어진 관절 등을 포함한다. 부정정렬의 전반적인 결과는 뼈 자체와 관련된 관절이 부적절하게 작용한다는 것이다. 부정정렬의 결과로서 뼈, 관절 또는 관련 근육에서 통증이 발생할 수도 있다.

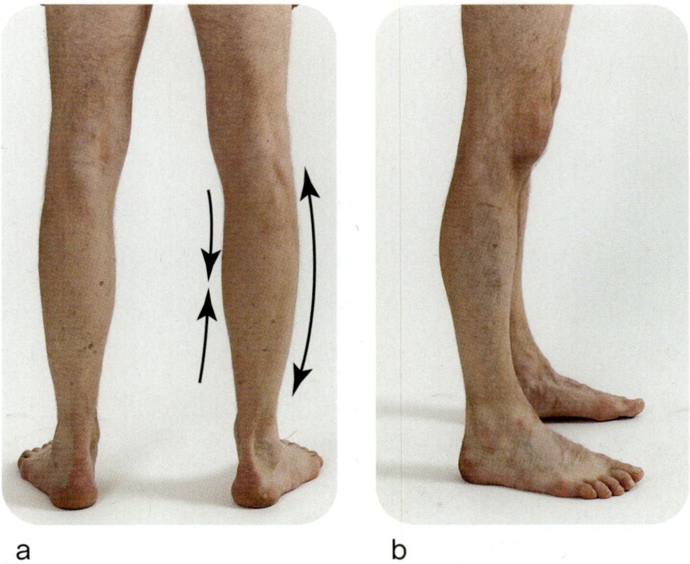

그림 1.1 뒤쪽(a)과 측면(b)에서 보듯이, 정강뼈는 가쪽과 뒤쪽으로 휘어져 있다. 화살표는 뼈의 오목한 쪽에서 압박의 힘이 증가되고, 볼록한 쪽에서 장력의 힘이 증가되었음을 의미한다.

근육 (Muscles)

이상적인 자세를 취하면, 물렁조직에 발생하는 스트레인은 최소일 것이다. 만약 근육이 능동이나 수동으로 단축된 자체로 신체가 정렬되어 있다면, 근육은 그들의 새로운 위치에 적응할 것이고, 근육원섬유마디(sarcomere)의 숫자가 감소될 것이고(Heslinga 등 1995), 근육원섬유마디의 길이가 감소할 것이고(Spector 등 1982), 힘줄 길이가 감소할 것이다(Herbert & Balnave 1993). 이런 현상은 적응성 단축으로 알려져 있고, 힘을 발생하는 능력이 떨어졌음을 의미한다. 근육이 단축하면, 근육이 관절을 타이트하게 유지하여 관절의 가동범위를 감소시킬 수 있다. 역으로, 길게 늘어난 채로 유지된 근육은 약화될 수 있는데, 이것을 신장성 약증이라 한다. 근육이 길어지면, 관절이 타이트하게 유지될 수 없을 것이고, 이로 인해 관절 가동범위가 증가될 것이다. 관절이 너무 뻣뻣하거나 너무 가동적이면, 정상적으로 작용하는 관절보다 더 쉽게 손상될 것이다.

장시간 동안 정적 자세를 유지해 왔던 사람들은 근육이 빠르게 긴장된다는 것을 알게 될 것이고, 만약 이런 자세가 장시간 유지되면 통증이 발생할 수 있다. 시간이 경과하면, 통증유발점이 발생할 것이고, 신체 자세의 변화에도 불구하고 만성의 경우에는 통증이 지속할 것이다. 근긴장의 증가는 신체 부위가 정렬을 벗어나는 부위에서 우선적으로 국소화되지만, 다른 근육이 이들 기능부전을 조정하기 시작할 때, 문제가 넓게 퍼져 나간다. 근육은 빠르게 피로해질 것이다: 손상된 관절을 가로지르는 부위에서 먼저 피로가 일어날 것이고, 그 다음 먼쪽으로 피로가 퍼져 나간다. 결국에는 기능부전의 초기 지점에서 멀리 떨어진 부위에서 발생하는 전반적인 통증이 발생할 것이다. 심한 경우에는 근육의 기능이 손상된다. 예를 들어, 균형이 악화될 것이다. 역학적 스트레스가 통증유발점을 지속시킨다; 이런 스트레스의 가장 흔한 근원은 비대칭이고 뼈대의 불균형이다(Travell & Simons 1999).

이것들은 근육을 위한 부정정렬의 전반적인 효과일 수 있다:

- 근육 약증의 가능성 증가(근육의 단축이나 길어짐에 의해)
- 관절 가동범위의 증가나 감소
- 관절을 손상시킬 가능성의 증가
- 손상된 근육과 기능부전을 보상하는 근육에서의 통증
- 손상된 기능

관절 (Joints)

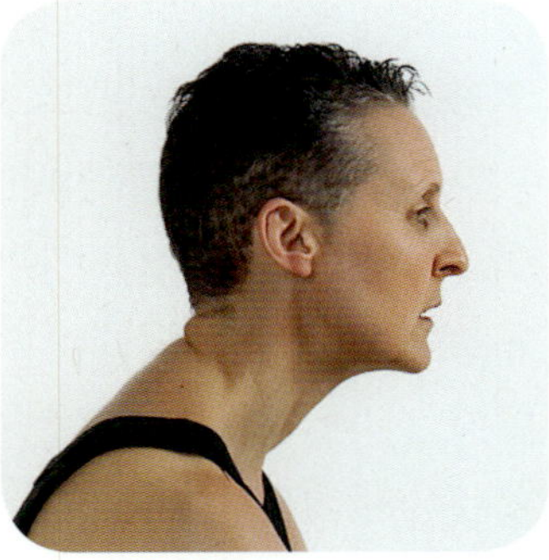

그림 1.2
거북목 자세의 예.

관절이 정렬되지 않으면, 스트레스 증가가 발생한다. 그림 1.2에 있는 사람의 목뒤에 주름이 증가되는 것을 관찰해 보자. 그녀가 한 시간 동안 이런 목 자세를 유지했다면, 목뼈 관절에서 무슨 일이 일어날 것이라고 생각하는가? 만약 하루 종일 그녀가 이 자세를 유지했다면(예를 들어, 책상 업무를 수행하는 동안), 무슨 일이 일어날 것인가? 만약 그녀가 1주일 동아 매일 하루 종일 이 자세를 유지하면, 어떤 결과가 일어날 것인가? 여러분은 빈번한 목 통증이 더욱 심해지고 장기간 발생할 것으로 기대할 것이다. 이것이 클라이언트의 정상 자세였다면, 그 자세는 수년에 걸쳐 클라이언트가 무심코 유지해 왔던 자세일 것이다. 목 통증 이외에, 목뼈 관절의 윤활액이 감소하고, 목뼈 관절주머니가 국소 결합조직과 유착할 때 가동범위의 감소가 일어날 것이라는 가정이 타당하다. 장기간의 결과가 연골을 퇴행시키고, 관절의 초기 퇴행을 일으킬 수 있는가? 그런 다음, 퇴행이 신경을 압박할 수 있고, 이로 인해 목, 어깨, 등 및 팔의 통증이 초래할 것이다.

인대 (Ligaments)

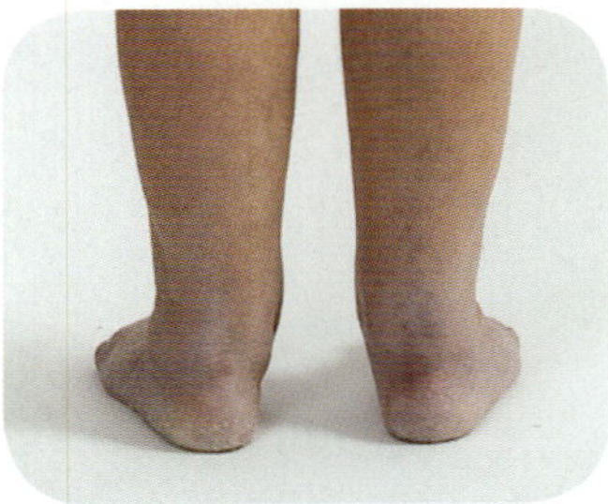

그림 1.3 발목인대에 영향을 주는 변화된 발목의 정렬.

인대가 늘어난 위치를 일정하게 유지하면, 크립이 발생하여 더 길어질 것이다. 길어진 인대는 관절에게 불안정성을 제공하여, 그 관절의 가동범위와 관절의 젖힘을 증가시킨다. 그림 1.2에서는, 목 부위의 앞세로인대가 길어지고, 뒤세로인대가 단축된다. 이것은 이들 중요한 구조물의 기능을 손상시킬 수 있다. 그림 1.3은 발목이 가쪽번짐된 클라이언트를 보여주고 있다. 발목관절의 가쪽에는 증가된 압박 스트레스가 있고, 안쪽에는 증가된 장력 스트레스가 있다. 시간이 경과하면 발목의 안쪽곁인대가 과도하게 신장되어, 그 사람은 가쪽번짐 손상(예: 세모인대의 염좌)을 당하기 쉬어진다. 인대의 길이 변화가 최소로 일어나더라도, 그것이 장시간 지속되면, 해당 관절의 생체역학 뿐만 아니라, 그 관절의 위아래에 위치한 관절의 생체역학도 변화시킬 것이다. 인대 손상은 자세 변화를 초래할 수 있다. 예를 들어, 앞십자인대의 파열은 무릎 골관절염의 위험을 증가시킬 것이다. 이런 골관절염은 밖굽이무릎이나 안굽이무릎과 관련된다. 앞십자인대와 같은 중요한 인대의 파열이 밖굽이무릎 자세 안굽이무릎 자세를 초래하는 요인 인지는 알려지지 않았다.

인대의 늘어남은 특정 관절의 불안정만을 의미하는 것이 아니라, 위아래에 위치한 관절의 불안정도 의미한다. 그 이유는 이들 관절이 부가적인 스트레스와 스트레인을 당하기 때문이다. 그러므로 무릎 인대가 늘어난 사람은 손상된 쪽의 엉덩관절과 발목관절의 손상 위험이 커지고, 팔꿉관절 인대가 늘어난 사람은 손상된 쪽의 어깨관절과 손목관절의 손상 위험이 커진다. 인대는 반사와 고유수용성 기능에 중요한 역할을 하는 신경종말을 가지고 있다. 움직임이나 체중부하 동안 일어나는 정상적인 압박이나 당김 보다는 인대의 지속적인 압박과 당김이 신경종말의 기능에 역효과를 가질 것이다.

기타 물렁조직 (Other Soft Tissues)

뼈, 관절, 근육 및 인대와 마찬가지로, 혈관, 림프, 신경 또는 근막과 같은 물렁조직에 압박력과 장력의 증가를 초래하는 자세는 이들 조직이 어떻게 작용하는지에 역효과를 일으킬 것 같다. 석고고정을 제거했을 때 피부가 어떻게 보이는지를 관찰해 본 적이 있는가? 석고로 인해 피부가 압박되면, 피부는 창백해지고 생기가 없어진다. 여러분은 반창고를 제거했을 때도 심지어 며칠 동안 반창고를 붙이고 있을 때도 이런 현상을 관찰할 수 있다. 피부는 영구적으로 압박되는 것에 잘 반응하지 않는다. 물렁조직의 압박이나 견인을 볼 수 없다; 그런 상태는 장기간의 자세 변화와 일치하지만, 근육, 힘줄 및 인대들이 부정정렬에 의해 영향을 받는 것만큼 물렁조직도 부정정렬에 영향을 받는 것 같다.

본 책에서 기술된 30개 모든 부정정렬의 가장 뚜렷한 결과는 만약 자세가 치료되지 않으면 더욱 악화된다는 것이다. 악화되는 정도는 매우 다양할 것이다; 어떤 자세는 다른 자세보다 더 심하게 악화될 것이다. 예를 들어, 뒤굽음증 자세를 가진 사람은 뒤굽음증이 더욱 심해질 것이지만, 평발을 가진 사람은 평발이 **반드시 더** 심해지지 않는다. 자세가 얼마나 빨리 나빠지는가도 매우 다양할 것이다. 어떤 자세는 몇 달 만에 나빠질 수 있고, 또 다른 자세는 수년에 걸쳐 나빠질 수 있다. 진전은 많은 요소에 의해 좌우된다. 이들 요소의 예로는 자세를 확인하는 시점의 단계, 클라이언트의 건강 상태, 조언과 치료를 제공할 수 있는 전문가의 도움, 자세교정 활동에 참여하고자 하는 클라이언트의 의지와 능력 등이다. 밖굽이무릎의 가족력을 가진 2명의 자매를 고려해 보자. 2명 모두 한쪽 무릎에 가벼운 밖굽이무릎을 가지고 있었다. 한 명은 자신의 무릎 자세에 관심을 갖지 않고 역도와 달리기를 포함한 신병훈련소 유형의 운동을 즐겁게 계속했다. 다른 한 명은 역도나 달리기가 밖굽이무릎 자세에 유익하지 않은지에 대해 조언을 구하고 배웠다. 역도는 부정정렬 관절에 과도한 하중을 한 번에 가하는 반면, 달리기는 반복적인 충격을 가한다. 두 번째 여성은 수영과 사이클링, 노젓기 등의 비충격 스포츠와 같은 이용가능한 많은 다른 스포츠 선택을 찾고 있었고, 밖굽이무릎 자세의 관리를 위해 본 책에서 시작된 몇몇 권장사항을 사용하고 있다. 이 자세에 불리한 활동을 하는 여성은 반대쪽 보다 자세가 빠르게 악화되는 것을 경험하게 될 것이다.

클라이언트가 치료를 받기 위해 여러분께 올 때, 자세 평가가 중요하다. 왜냐하면, 부정정렬 확인 이후 여러분이 제공할 수 있는 조언은 클라이언트에게 악화 요소를 피할 수 있도록 도움을 주고, 관절의 손상을 최소화하는 운동과 치료를 채택할 수 있도록 도움을 주기 위함이다. 자세교정의 주제를 다루는 정보는 2장의 "교감 형성과 참여 강화" 단락과 6장의 "치료사로서 여러분이 할 수 있는 것" 단락에 있다.

어떤 사람이 자세교정으로 이점을 갖는가?

자세교정에 기술된 30개 자세는 한 집단에 국한되지 않고, 원치 않는 증상을 일으키는 자세를 피하거나 교정하는 조언으로부터 많은 클라이언트들이 도움을 받을 것 같다. 다음의 목록은 완전하지 않지만, 부정정렬을 당하기 쉬운 사람과 자세교정으로부터 도움을 받을 수 있는 사람의 예를 제공하고 있다:

- 골관절염이 악화되면, 그 노인은 밖굽이무릎이나 안굽이무릎을 가질 수 있다. 이들 자세는 무릎 손상으로 고생한 사람이나 엉덩관절이나 발목관절에 영향을 주는 손상이나 병리를 가진 사람에게서 나타날 수 있다.

- 등뼈 뒤굽음증을 가진 노인들을 빈번하게 관찰할 수 있다. 장시간 동안 앉아 있는 사람이나 구부정한 자세를 반복적으로 취하는 직업을 가진 사람에게서도 등뼈 뒤굽음증이 나타난다.

- 많은 근로자들이 비대칭 자세를 가지고 있다. 예를 들어, 손으로 쓰레기통을 운반하여 비우는 날, 환경미화원은 쓰레기통을 집어들고 운반하기 위해 한쪽 근육만 반복적으로 수축하는 척추를 옆굽힘을 수행한다. 그런 작업 자세가 실제 자세 변화를 일으키는지는 알려져 있지 않았지만, 자세 불균형을 초래할 수 있는 활동의 좋은 예를 제공한다. 반복적으로 무거운 물건을 한쪽으로 드는 사람에게서 척추 옆굽힘이 나타난다. 스포츠 경기를 촬영하는 이동수단-기반 카메라 맨은 장시간 동안 텔레비전 스크린을 올려다봐야 하기 때문에, 휴식을 취할 때도 목뼈가 젖힘되어 있다. 목뼈 젖힘은 오버헤드 전선을 유지하기 위해 고용된 가선공에게서도 나타나고, 전봇대를 올라가거나 가동식 높은 무대를 이용하는 작업을 가진 사람들도 위를 쳐다봐야 하기 때문에 이런 목뼈 젖힘이 나타난다. 부정정렬은 특정 의학적 상태를

가진 사람에게 자주 나타난다. 예를 들어, 과가동성 환자는 관절의 안정성이 떨어지고, 척추 전방전위증으로 인해 증가된 목뼈 앞굽음증으로 고생할 것 같다. 옆굽음증은 Ehlers-Danlos 증후군 과가동성 유형을 가진 사람의 30-50%에게서 나타난다; 이런 증후군의 23.7%는 등뼈 뒤굽음증을 가지고 있고, 43-55%는 평발을 가지고 있다. 밖굽이무릎은 평발로부터 초래된다(Tinkle 2008). 30명의 십대 다운 증후군 소녀들을 대상으로 연구에서, Dehghani 등(2012)은 특정 자세와 관련된 다음의 백분율을 보고하고 있다: 평발(96%), 밖굽이무릎(83%), 허리뼈 앞굽음증 증가(63%), 기운목(사경, 옆굽힘, 60%), 젖힌 무릎(43%), 뒤굽음증(10%), 옆굽음증(6%), 안굽이무릎(3%).

■ 관절손상을 당한 사람은 그 관절의 자세 변화를 겪고, 체중부하를 통해 관절이 악화될 수 있다. 어린 시절 때 손상을 당한 사람은 손상 측으로 체중부하를 하지 않기 때문에 대개 다리와 척추의 뚜렷한 비대칭 자세를 가진다. 그들 중 몇몇 경우는 초기 손상으로부터 수년 전에 회복되었음에도 불구하고, 그들은 양쪽 다리로 균등하게 체중부하를 하지 못하고, 비손상측 다리를 무의식적으로 선호한다.

■ 비대칭 목뼈 자세는 채찍질 손상을 당한 사람에게서 관찰될 수 있다.

■ 임신한 여성은 종종 증가된 허리뼈 앞굽음증을 보인다. 체중이 앞으로 쏠리기 때문에, 척추가 앞으로 당겨진다.

■ 표 1.2에서 Bloomfield 등에 의해 서술된 자세 이외에, 여러분은 스포츠인에게서 특정 자세를 관찰할 수 있다.

- 테니스 선수는 어깨높이 위로 팔을 반복적으로 올리기 때문에 등세모근 위쪽섬유가 비대해질 수 있다. 증상이 없는 테니스 선수의 우성쪽 어깨뼈는 반대쪽 어깨뼈보다 더 많이 내밈된 것으로 관찰되는데, 이런 비대칭은 테니스 선수에게서는 정상일 수 있다(Oyama 등 2008).
- 골퍼는 등과 엉덩관절이 아닌, 무릎과 발에서 일어나는 돌림과 관련된 자세를 발달시킨다.
- 권투선수는 팔꿉관절 굽힘근의 비대와 단축으로 인해 휴식 시에도 굽힘되는 팔꿉관절을 가질 수 있다.
- 쿵푸 수련자들은 양쪽 엉덩관절과 어깨관절의 안쪽돌림을 보이고 있는데, 그 이유는 반복적인 팔 움직임(chi sau) 수행을 위한 스탠스를 취하기 때문이다.

- 자세 문제는 비가동과 관련되어 발달하기도 한다:
  - 책상에서 일하는 사람은 장시간 앉은 자세를 취하기 때문에 어깨관절의 안쪽돌림과 등뼈 뒤굽음증을 보인다.
  - 휠체어를 사용하는 사람이나 많은 시간을 앉은 자세로 보내거나 운전을 직업으로 하는 사람들은 엉덩관절과 무릎관절의 굽힘과 관련된 자세를 발달시킬 수 있다.

자세교정의 금기증과 주의사항

자세교정에서 서술되는 대부분의 기법은 대부분의 사람에게 적합할 수 있다. 그러나 할 때 관리가 요구된다. 사람들이 본 책에 서술된 기법을 이용하여 자세교정을 돕도록 시도할 때 관리가 요구된다. 주의가 필요한 곳이나 기법이 금기증인 곳에서, 관련 있는 각 단락의 정보에서 이것을 체크한다. 주의사항과 금기증은 포괄적이고 완전하지 않다. 자격을 갖춘 전문가로서 여러분은 자격을 갖추고 보장된 치료를 위한 가이드라인을 따라야 한다. 만약 치료 방법이 의심된다면, 여러분이 알고 있는 또 다른 적절한 치료방법을 선택한다.

언제 관리가 요구되는가?

- 골다공증을 가질 것 같은 클라이언트(예: 노인이나 식욕부진 클라이언트, ***과거에*** 식욕부진이나 폭식증을 경험한 클라이언트)에게 자세를 설명할 때. 만약 여러분이 클라이언트가 골다공증을 가지고 있는 것으로 알고 있거나 의심이 든다면, 여러분은 매우 적은 압박을 제외하고는 뼈에 압박이 가해지는 것을 피해야 한다. 스트레칭을 적용할 때 어느 정도의 장력이 요구되는데, 이것이 뼈와 관절에 종종 압박을 가한다. 스트레칭을 피해야 한다.

- 지속적인 통증 상태에 반응하여 자세를 취했던 클라이언트를 치료할 때. 예를 들어, 허리 통증을 피하기 위해 한쪽으로 치우친 클라이언트의 자세를 교정하지 않는다. 먼저 통증의 원인을 설명한다.

- 보호적인 자세와 정서적 예민(예: 두려움, 걱정, 수줍음, 우울)에 반응하여 의식적으로 또는 무의식적으로 자세를 취하는 클라이언트를 치료할 때. 닫힌 자세에서 열린 자세로, 예를 들어, 뒤굽음증된 자세에서 똑바른 척추 자세로의 변화는 정서에 지대한 효과를 제공할 수 있다. 그런 경우에서, 그것은 종종 작은 변화를 시도하는데 유익하다. 치료를 계속하기 전에 한 주나 여러 주에 걸쳐 클라이언트에게 순응할 기회를 제공한다.

금기증

- 치료 지점의 급성 상태나 치료에 의해 다른 신체 부위에 악영향을 주는 급성 상태
- 염증 상태
- 혈종
- 척추동맥의 혈관질환
- 골다공증과 골절 위험이 높은 사람
- 악성 종양
- 융합(병리나 수술로 인한)으로 인한 뼈나 관절 제한
- 급성 혈전이나 색전
- 근육이 관절의 안정성에 영향을 줄 때와 늘어난 근육이 관절 안정성을 손상시킬 때
- 치료가 치유과정에 나쁜 영향을 줄 때(예: 아직 치유되지 않은 흉터나 최근의 화상 부위)
- 치료가 다른 치료의 이점을 뒤집거나 손상시킬 때
- 어떤 기법이 유익한 지가 알려지지 않은 사람과 의학적 승인이 허락되지 않은 사람을 치료할 때
- 적용이 통증을 일으킬 때

■ 과가동성을 가진 환자를 치료할 때. 가동성을 가진 성인은 근력 대신에 큰 유연성을 가진다. 이들 클라이언트가 물렁조직의 느슨함을 가지기 때문에, 여러분의 치료 초점은 조직을 늘이는 것이 아니라 단축시키는 것이어야 한다. 몇몇 경우에서는, 긴장된 국소 부위를 치료해야 한다. 클라이언트가 실제 과가동성 증후군을 가지고 있다 하더라도, 손상된 관절이 아님을 기억해야 한다. 피부와 혈관에도 약증이 일어날 수 있는데, 이런 약증을 가진 사람이 있으면, 전문의에게 의뢰할 필요가 있다.

■ 과도한 근긴장으로부터 초래된 자세를 가진 클라이언트에게 자세를 설명할 때. 그런 클라이언트를 치료할 때 종종 전문가의 조언이 요구된다. 근긴장이 이런 상태(예: 뇌성마비나 뇌졸중 이후의 팔꿉관절 굽힘근의 경직)의 결과나 약물의 결과일 수 있는데, 이런 경우에는 자세를 향상시키기 위해 근긴장을 감소시키는 시도가 헛수고일 수 있다.

■ 낮은 근긴장으로 초래된 자세를 가진 클라이언트에게 자세를 설명할 때. 근긴장이 이런 상태(예: 뇌졸중으로 어깨가 떨어지거나 정강신경 손상으로 발이 떨어지는 경우)의 결과일 수 있는데, 이런 경우에는 자세를 향상시키기 위해 근긴장을 증가시키는 시도가 비효율적일 수 있다.

■ 임신 중의 클라이언트나 출산 후 12월 이내의 여성을 치료할 때. 임신은 자세를 일시적으로 변화시키고, 출산 후에도 출산 전의 자세를 그대로 가진다. relaxin이 출산 후에도 몇 개월 동안 신체에 존재한다.

■ 노인을 치료할 때. 노화는 물렁조직의 유연성을 감소시키고, 어떤 경우에는 뼈를 약화시킨다. 노인을 치료할 때는 추가적인 관리가 요구된다.

■ 아동을 치료할 때. 비록 아동과 청소년이 자세교정으로부터 도움을 받는다고 하더라도, 전문가의 중재를 필요로 하며, 이것은 본 책의 범위를 벗어난다. 그 이유는 성인에게 안 좋은 특정 자세가 성장기 아동에게는 정상일 수 있기 때문이다.

■ 이들 상태를 가진 클라이언트를 치료할 때 부가적인 관리가 요구된다:

- 피드백을 제공할 수 없을 때
- 손상되기 쉬운 피부
- 접촉 시 감염의 위험이 높은 경우
- 신체 접촉에 민감하고 신경질적인 경우
- 스테로이드제를 장시간 복용한 경우
- 균형 문제
- 다음 지시사항을 안전하게 따를 수 없을 때

치료와 마찬가지로, 절차를 진행하기 전에 여러분은 클라이언트와 함께 여러분의 의도에 대해 토론하고 클라이언트의 동의를 얻어야 한다. 치료 기법에 대한 많은 정보를 얻고 싶으면, 2장을 참고하길 바란다.

맺음말

본 장은 자세 부정정렬을 일으키는 원인의 예를 다루었고, 여러분은 뼈, 근육, 관절이나 신체 부위의 형태 변화와 전반적인 자세 변화를 초래할 수 있는 부정정렬에 대해 배웠다. 부정정렬은 의심되는 부위이나 그 부위로부터 멀리 떨어진 부위의 신체 기능을 손상시키고, 통증이나 다른 증상을 일으킬 수 있다. 본 장은 자세 문제를 갖기 쉬운 클라이언트의 예와 자세교정으로 도움을 받을 수 있는 클라이언트이 예를 제시하였다. 대부분의 사람들은 자세 교정을 받을 수 있지만, 고려해야 할 주의사항도 몇 가지 있다. 특별히 자세교정이 금기시되는 경우도 있다.

제 2 장

자세 변화시키기

Changing Posture

학습 목표

본 장을 공부한 후, 여러분은 다음을 할 수 있어야 한다:

- 자세교정의 5 단계를 설명할 수 있어야 한다.
- 자세교정의 각 단계에서 이용될 수 있는 기법의 예를 제시할 수 있어야 한다.
- 자세교정을 위해 원인 요소를 확인하는 것이 왜 중요한지를 설명할 수 있어야 하고, 또 치료사에 의한 자세교정보다 클라이언트 스스로 교정하는 것이 왜 더 큰 효과를 가지는지를 설명할 수 있어야 한다.
- 자세교정을 할 때 스트레칭, 마사지, 근력강화, 통증유발점 비활성 기법 및 테이핑 등을 이용하는 근거를 제시할 수 있어야 한다.
- 자세교정을 위한 일반 지침의 예를 제시할 수 있어야 한다.
- 스트레칭, 마사지, 근력강화, 통증유발점 비활성화 기법 및 테이핑 등의 사용에 국한된 지침의 예를 제시할 수 있어야 하고, 또 주의사항과 금기증을 제시할 수 있어야 한다.
- 다른 전문가에게 의뢰하는 것이 정당할 때의 예를 제시할 수 있어야 한다.

본 장은 자세를 교정할 때 이용되는 기법의 지침을 제시한다. 아이디어는 성인을 치료할 때의 사용을 위한 것이고, 그것은 수술 후나 외상 직후에 발생한 자세가 아니라, 고착된 자세를 교정하려는 시도를 가정하고 있다. 예를 들어, 환자는 찢어진 뒤넙다리근이나 무릎 수술로 인한 무릎 굽힘 기형을 가질 수 있다; 각 사례에서, 여러분은 흉터 형성의 가능성을 줄이기 위해 부드러운 물렁조직 가동술을 적용하기 전에 정상적인 재활 과정(예: 염증 단계에서 이루어지는 휴식, 얼음, 압박 및 거상)을 준수해야 한다. 여러분은 이 책에서 소개된 교정 기법을 수복의 초기 단계와 재활 단계에서 사용하지 않아야 한다. 치료나 운동의 전문가로서, 여러분이 교정 치료를 언제 시작하는 것이 안전할 것인지를 결정할 수 있는 기술을 가지고 있다는 가정 아래에서 본 책을 서술하고 있다.

물리치료사, 바디워커, 마사지 치료사, 스포츠 치료사, 오스티오패시 또는 카이로프랙터들은 치료 실습 외에, 평가에 대한 훈련을 제공하고 받아야 한다. 여러분은 십중팔구 클래스메이트에 의해 관찰되고 조정되는 것에 익숙할 것이다. 대부분의 치료사는 전문성 발달에 계속 참여하고, 낯은 사람이 있을 때(예: 전에 만나 본 적이 없는 치료사)는 새로운 기법을 학습함으로서 대부분이 완화된다. 여러분은 많은 신체 유형을 찾음으로서, 신체에 편안해질 것이고, 심지어 여러분 자신의 몸에 대해 무뎌질 것이다. 여러분은 결함이 다반사이고, 모든 사람이 독특하게 완벽하다는 것을 수용한다. 그러나 여러분의 치료를 받는 많은 클라이언트들은 이들 경험을 하지 않았을 것이고, 또 여러분 보다 신체적으로 평가되고 치료를 받는데 있어서 불편하게 느낄 것임을 명심한다. 자세교정을 위해 클라이언트를 치료할 때 민감성은 필수적이다. 만약 자세가 두드러지면, 클라이언트들은 자신의 신체 모습에 편치 않을 것이다. 자세의 두드러짐이 약한 경우에는, 정서적인 코멘트를 피하는 것이 중요하다. 대부분의 치료사들은 클라이언트와 대화를 할 때 단어의 사용에 있어 매우 조심해야 한다. 심지어 척추나 관절을 설명하는데 사용되는 일반적인 단어(***비틀렸다, 돌림되었다, 구부러졌다,*** 또는 ***굽힘되었다*** 등과 같은)도 클라이언트의 감정을 다치게 할 수 있다. **부정정렬**이나 **비정상**이라는 단어를 사용해서는 안 된다.

자신의 자세교정에 대한 조언을 얻기 위해 여러분을 방문하는 클라이언트에게 자세의 형태를 전달할 때, 하나의 제안은 ***"비대칭"***이나 "약간의 편위가 있다"와 같은 비정서적 단어를 사용하는 것이다. 분명한 것은 여러분이 이런 방법으로 매우 두드러진 자세를 설명할 수 없다는 것이다. 두 번째 제안은 거울이나 사진을 통해 여러분의 클라이언트에게 그의 자세를 보여주고, 그가 그것을 어떻게 설명할 것인지를 그에게 물어보는 것이다. 여러분은 클라이언트가 사용하는 단어나 어구를 계속 사용할 수 있을 것이다. 여러분이 자세의 치료에 대한 토의를 어떻게 할 것인지는 초기 상담 때 수집된 정보, 자신의 자세를 서술하기 위해 클라이언트가 제공하는 설명, 그리고 이런 중요한 단계에서 발달하는 클라이언트-치료사의 교감 등으로부터 나온다.

자세교정의 시작을 결정하기

자세교정을 위한 치료를 언제 시작해야 하는지는 대답하기 매우 어려운 질문이다. 어떤 경우는, 자신의 자세 변화에 대한 조언을 얻기 위해 클라이언트가 여러분에게 접근할 수 있다(본 장의 후반부에서 제공되는 몇몇 예에서처럼). 그러나 보다 일반적인 것은 클라이언트의 첫 방문 때 여러분이 초기 평가를 수행함으로써 자세 불균형을 관찰하는 것이다. 만약 여러분이 자세교정이 증상을 경감할 것이라고 믿는다면, 가능하면 빨리 자세교정을 치료계획 안에 포함시키는 것이 중요하다. 관절의 변화가 영구적인 손상을 예방하는지는 알려지지 않았지만, 부정정렬된 신체 부위의 정도, 병리의 단계(만약 하나가 있다면), 부정정렬을 영속시키는 요소(스포츠 활동과 같은), 그리고 필수 변화를 만드는 여러분의 기술 등에 좌우된다. 또 다른 요소는 자세 변화에 참여하려는 클라이언트의 의지이다.

여러분은 부정정렬이 국소 레벨에서 뼈, 관절, 인대 및 기타 구조물에 대한 역효과를 가질 수 있다는 것을 1장에서 배웠다. 부정정렬은 좋지 못한 치유와 병리적 변화를 초래할 수 있다(Troyanovich 등 1998). 이런 가능성을 최소화하는 좋은 논점은 자세를 교정하는 시도이다. 그러나 변화가 하나의 신체 분절에서 이루어질 때, 그들은 다른 신체 분절의 자세에도 영향을 준다. 예를 들어, 발, 발목, 무릎관절 및 엉덩관절의 비정상 자세는 하중이 다리 전체에 어떻게 전이되는지에 영향을 준다. 발과 발목의 저가동성과 과가동성은 충격흡수 장치와 토크 변환장치로서 작용하는 발의 능력을 감소시킨다. 이런 결과로 인해, 환자는 지면에 잘 적응할 수 없게 되고, 더 이상 강체 지렛대로 작용하지 못할 것이다(Donatelli 1987). 발과 발목이 비정상 하중에 잘 저항하지 못하고 관절 자세를 유지하기 어렵기 때문에, 변형을 보상하려면 이웃한 관절의 움직임이 변하고, 보행 패턴이 변하고, 근육이 피로해질 수 있을 것이다(Fawdington 등 2013). 신체 분절의 특성은 한 신체 분절의 변화가 긍정적이든, 부정적이든 다른 신체 분절에 영향을 준다는 것을 의미하고, 또 침범된 분절이 추가적인 분절에 영향을 준다는 것을 의미한다. 저가동성 관절은 완전한 가동범위가 가능하도록 이웃 관절을 강제로 과가동성되게 만들 수 있다(Hertling & Kessler 2006). 침범된 모든 분절을 제대로 다루지 못하면, 중재의 효과가 줄어들 수 있다. 신체 부분이 다른 신체 부분의 자세에 영향을 준다는 것에는 이견이 있다. 명확하게 보이는 것은 한 신체 분절에 대한 조정이 전신에 뚜렷한 효과를 가진다는 것이다(효과가 즉각적으로 나타나지 않지만).

자세교정에 갈려있는 원리 중의 하나는 Lee(2013)가 말한 주요 원인(primary driver)의 올바른 확인이다. 이것은 자세 유지에 기여할 것 같은 자세의 해부학적 요소이다. 모든 자세는 다중의 해부학적 요소를 가지고 있기 때문에, 여러분의 과제는 가장 뚜렷한 변화를 가져오기 위해 무엇이 변화하는지를 확인하는 것이다. 여러 이유 때문에 주요 원인의 확인이 어려울 수 있다. 예를 들어, 다리의 보상 운동은 예측가능한 방법으로 일어나지 않을 수 있다(Gross 1995). 관절 평가는 특별한 기술이고, 경험이 많은 전문가에서도 많은 시간이 소요될 수 있다. 한 연구에 따르면, 적어도 5년 이상의 경험을 가진 족부의사에 의해 수행된 평가에도 불구하고, 발 기능을 평가하는 주요 검사가 신뢰성이 없고, 정상 발 기능과 병리 발 기능을 감별하는 그런 평가의 사용이 타당하지 않았다고 했다(Jarvis 등 2012). 또한 나쁜 자세를 일으키거나 기여하는데 신체 분절이 가장 의미 있다는 것에는 이견이 있다. 예를 들어, 족부의사는 발의 뒤침이나 엎침을 조절하기 위한 보조기가 다리 전체의 통증과 기능부전에 대한 심오한 효과를 가지고 있다는 것(Donatelli 1987)을 알고 있는 것 같고, 또 발의 자세가 비정상일 때, 그것이 다리와 골반에도 영향을 주고, 척추에서 가슴우리와 머리까지 영향을 준다고 주장한다. 어떤 치료사들은 자세 불균형이 신체의 반대쪽 끝단에서 시작한다고 주장한다; 머리의 무게는 목뼈, 등뼈, 허리뼈에서 기능부전이 시작할 때 중요하다고 주장한다; 머리 위치의 변화를 조정하기 위해 척추가 변화된다고 주장한다. 또 다른 치료사들은 상체와 하체 사이의 앵커로 작용하는 골반의 올바른 위치가 자세교정에서 중요하다고 주장한다.

여러분은 직무를 통해 특정 자세가 다른 자세와 함께 발생한다는 것을 알게 되었을 것이다. 예를 들어, 거북목 자세는 등뼈의 뒤굽음증과 함께 발생한다; 골반의 앞쪽경사는 무릎관절의 젖힘과 함께 발생한다; 머리와 목의 옆굽힘은 어깨의 올림과 함께 일어난다; 골반 돌림은 정강뼈 비틀림과 함께 발생한다. 어떤 자세가 다른 자세의 원인이 된다는 근거는 거의 없다. 심지어 변화를 원하는 자세에 가장 중요한 요소가 관절이라는 것을 여러분이 확인했다고 해도, 무엇이 그 관절 문제를 일으켰는지를 여러분은 알 수 없을 것이다. 정상의 무릎 정렬을 가진 사람이 심각한 무릎 손상을 당한 후, 그 무릎에서 부정정렬이 관찰되었다면, 그 손상이 바로 부정정렬의 원인이다. 그러나 만약 변화가 잠행성이라면, 부정정렬이 특정 요소 때문이라고 말하기 어려울 것이다. 안굽이무릎은 손상의 결과로 발생할 수 있는데, 그 이유는 질병으로 인한 인대의 점진적인 약화 때문이다. 그리고 안굽이무릎이 과가동성과 같은 병리의 결과로 발생할 수 있는데, 그 이유는 정강뼈의 휘어짐 때문이거나, 안굽이무릎을 쉽게 당하는 클라이언트의 특성 때문이거나, 또는 어린 시절 반대쪽 발목을 손상당한 클라이언트, 그리고 수년 동안 안굽이무릎으로 과도하게 체중부하를 받은 클라이언트 때문이다. Hertling과 Kessler(2006)이 언급했듯이, 관절 기능부전의 단일 원인은 존재하지 않는다. 다행하게도, 마사지치료사, 운동전문가, 그리고 물리치료과 학생, 카이로프랙틱 학생 및 오스테오패씨 학생들이 복잡한 생체역학적 불규칙성을 진단할 수 없을 것이다. 그러나 그들도 일반적인 자세 불균형과 단축된 물렁조직을 확인할 수 있다. 자세교정에 대한 여러분의 연구를 위한 시작점으로서 이 책을 사용해 보고, 본 장에 서술된 기법들이 완전하지 않음을 명심한다; 기법들이 여러분의 역할 내에 해당하고, 대부분의 클라이언트에게 안전하게 사용할 수 있기 때문에, 그 기법들이 선택된다.

자세교정의 5 단계

다음의 5 단계는 자세를 교정하는 수단으로 제공되고, 표 2.1은 여러분이 각 단계를 달성하는데 도움을 주는 기법의 예를 제공한다. 이들 기법은 그들의 사용과 수행 지침에 대한 근거와 함께 나중에 자세히 설명될 것이다.

단계 1은 이 자세에 영향을 주는 요소를 확인하고, 그들 요소를 제거하거나 줄이는 것이다. 부정정렬의 자세가 손상이나 수술과 같은 뚜렷한 원인에 의해 발생하던, 그렇지 않으면 잠행적으로 발생하던 간에, 병력을 얻기 위해 클라이언트에게 물어보는 여러분의 초기 평가 동안에 부정정렬이 약하게 나타날 수 있다. 전신 자세 평가는 촉진과 움직임 검사를 이용하여 신체의 분절을 보다 자세하게 연구하기 위해 부가적인 정보를 제공할 것이다. 만약 여러분이 자세를 어떻게 평가할 지에 대해 확신이 없다면, "***Postural Assessment***(Johnson 2012)"를 참고하길 바란다. 클라이언트의 자세에 영향을 줄 것 같은 외적 요소를 설정할 때 작업 활동, 여가 활동 및 스포츠 활동과 관련된 주관적 피드백은 필수적이다.

단계 2와 단계 3은 동전의 양면이다. 단계 2는 저가동성 관절의 가동범위를 증가시키는 것이다. 관절의 정렬을 교정한다는 것은 저가동성 관절인 경우에는 가동범위를 증가시키고, 과가동성 관절의 경우에는 가동범위를 감소시키는 것을 모두 포함한다. 관절 가동성은 특정 관절에 국한된 단축된 물렁조직을 늘임으로써 향상될 수 있다; 관절 가동성은 능동 스트레칭이나 수동 스트레칭, 견인, 마사지 등과 같은 기법을 이용함으로써 향상될 수 있다; 그리고 관절 가동성은 통증유발점을 비활성화시킴으로써 향상될 수 있다. 근막이완술과 같은 기법도 유익한데, 그 이유는 그들이 신체에서 전신적인 풀림(이완)을 촉진하기 때문이다.

단계 3은 과가동성 분절의 움직임을 감소시키는 것이다. 과가동성 관절의 움직임 감소는 관절을 안정화시키는데 도움을 준다. 여러분은 근력강화운동의 이용을 통해 늘어진 조직을 단축시킴으로써 관절의 안정화를 얻을 수 있다. 테이핑과 브레이싱도 관절 가동성을 제한하는데 이용될 수 있다.

먼저 여러분이 과가동성 분절의 움직임을 감소시켰다면, 정상적인 관절 위치를 유지하는 것이 바로 단계 4이다. 재정렬된 관절을 유지시키는 주요 기법 중의 하나는 요소들의 지속을 피하는 것이다. 예를 들어, 의심되는 관절이 무릎이라면, 클라이언트가 발과 발목 위에 앉은 것이 습관이라면 여러분은 클라이언트에게 그렇게 앉지 않도록 조언해야 한다. 왜냐하면 심지어 이 자세에서 무릎을 통한 체중부하가 없다하더라도 이렇게 발 위에 앉는 것은 무릎에 불균등한 스트레스를 가하기 때문이다.

단계 5는 운동 패턴을 재교육하는 것이다. 부정정렬된 관절은 관절 위치와 움직임을 담당하는 신경 기전이 향상된 관절 위치를 확인하도록 재교육되지 않는 한, 그 방법을 유지하는 경향이

표 2.1 자세교정을 지지하는 기법

<table>
<tr><th>단계</th><th>사용된 기법의 예</th></tr>
<tr><td rowspan="4">단계 1 :
자세에 영향을 주는 요소를 확인하고, 그 요소를 제거하거나 줄인다.</td><td>클라이언트로부터 병력을 취하고 주관적 피드백을 체크한다.
저면에 병리가 존재하는가?
(예: 관절염, 최근 손상, 과가동성, 강직성 척추염)
자세 문제에 영향을 줄 수 있는 것을 클라이언트가 언급하고 있는가?
예를 들어, 엎드려 자는 것은 증가된 허리뼈 앞굽음증을 악화시킬 수 있고, 선 자세를 취할 때 무릎이 잠기는 젖힌 무릎을 악화시킬 수 있다;
항상 같은 어깨로 무거운 가방을 매는 것은 그쪽 어깨의 올림을 유지할 것이다.</td></tr>
<tr><td>육안 전신 자세 평가. 예를 들어, 자세를 악화시킬 수 있는 특별한 스탠스를 가지고 있는가? 그 자세를 설명할 수 있는 과거 손상의 근거가 있는가?
클라이언트가 보행 도구를 사용하는가?</td></tr>
<tr><td>촉진과 가동범위 평가를 이용하는 관절과 조직의 국소 평가.
근육길이 검사로 드러나는 것은 무엇인가?</td></tr>
<tr><td>작업 자세, 스포츠 자세 및 여가 자세의 평가.
클라이언트가 장시간 동안 유지하는 자세가 있는가?</td></tr>
<tr><td rowspan="2">단계 2 :
저가동성 관절의 가동범위를 증가시킨다.</td><td>능동 스트레칭과 수동 스트레칭, 견인, 마사지, 통증유발점 비활성 기법, 근막이완술 및 리포지셔닝 등과 같은 기법을 이용함으로써
그 관절의 단축된 물렁조직을 늘인다.</td></tr>
<tr><td>관절가동술과 관절교정술</td></tr>
<tr><td rowspan="2">단계 3 :
과가동성 관절의 가동범위를 감소시킨다.</td><td>간단한 가정 운동이나 치료사 감독 하에서 이루어지는 운동을 통해
그 관절의 근육(늘어난)을 강화한다.</td></tr>
<tr><td>테이핑과 브레이싱</td></tr>
<tr><td rowspan="3">단계 4 :
정상 관절 위치를 유지한다.</td><td>습관적인 비정상 자세를 피한다.</td></tr>
<tr><td>테이핑</td></tr>
<tr><td>브레이싱과 지지</td></tr>
<tr><td>단계 5 :
움직임 패턴을 재교육한다.</td><td>스포츠 치료사와 물리치료사에 의해 사용되는 특별한 기법</td></tr>
</table>

있다. 움직임 재교육은 특별한 치료 분야로서, 치료사의 지도 아래에서 통제되는 움직임을 필요로 한다. 치료사는 움직임 재교육이 원래의 올바른 관절 위치를 기억할 것이라고 희망에서 미세한 조절을 중재할 수 있다.

자세교정의 기법

이 책이 도수기법을 사용하는 한 분야의 치료사가 아닌 여러 분야의 치료사를 대상으로 하고 있기 때문에, 마사지 치료사와 운동 전문가, 그리고 물리치료과 학생, 오스테오패시 학생, 카이로프랙틱 학생 및 스포츠 치료의 영역 안에 해당되는 기법들을 채택하고 있다. 본 책은 관절가동술, 관절교정, 특별한 신경재교육, 보조기 사용 등을 다루지 않는데, 그 이유는 이들 기법이 ***자세교정***을 목적으로 하는 전문가들의 특별한 훈련을 필요로 하기 때문이다. 본 책의 기법은 압박력과 장력을 줄이기 위해 단축된 조직을 늘이고 또 늘어난 조직을 단축시킴으로써 적절한 방법으로 물렁조직의 기능을 돕고 있다. 이 기법들은 보다 정상적인 신체 분절의 정렬을 일으키고, 그들 자세를 지속시킨다:

- 습관의 원인을 확인하고 피한다.
- 스트레칭
- 마사지
- 통증유발점의 비활성화
- 근력강화
- 테이핑, 브레이싱 및 석고고정

치료는 수동적인 중재에서 질환의 자가-관리를 크게 강조하는 쪽으로 진화되어 왔다. 이것은 자세교정에서도 마찬가지다. 클라이언트나 치료사도 본 책에서 서술된 많은 기법을 이용할 수 있지만, 클라이언트의 사용을 더 강조하고 있다. 이것에 대한 근거는 클라이언트가 그들의 재활 과정에 능동적으로 참여했을 때 더 좋은 결과가 나왔다는 점이다. 여러분의 조언이 있으면, 클라이언트는 더 많은 시간을 자세 교정하는데 투자할 수 있을 것이고, 이로 인해 1번이나 2번의 치료로 이루어지는 효과보다 더 큰 효과를 가지게 될 것이다.

적응성 단축은 단축된 위치로 유지되는 근육의 결과로서 일어난다(Heslinga 등 1995; Spector 등 1982; Herbert & Balnave 1993). 스트레칭, 마사지, 통증유발점 비활성 기법의 근거는 단축된 조직을 신장시켜 관절의 가동성을 증가시킨다는 점이다. 마사지에 대한 몇 가지 근거는 마사지가 물렁조직의 신장성을 증가시키고, 근육의 이완을 촉진하고, 흉터조직을 느슨하게 하고, 타이트한 근육과 근막을 스트레칭하고, 근경련을 감소시킬 수 있다는 점이다. 어떤 치료사들은 "스트레칭 마사지가 장기간의 잘못된 자세나 고정으로 인한 단축된 근육과 근막의 귀중한 교정치료"라고 했다(Kendall 등 1993, p.337).

물렁조직의 타이트니스가 반대쪽 근육에 의해 상쇄되지 않는다면, 관절의 안정 위치가 변할 것이고, 전반적인 결과로서 가동범위의 제한이 일어난다. 근력강화에 대한 합당한 근거는 근력강화가 단축된 조직을 도와, 관절의 가동성을 줄이는데 도움을 준다는 것이다. 근육이 늘어난 경우는 과가동성 관절에서 종종 관찰된다. 근력강화가 반대쪽 근육군의 신장성을 증가시키는데 도움을 주기 때문에, 저가동성 관절을 교정하는데 자주 이용된다(예: 마름근의 수축이 가슴근의 스트레칭을 촉진한다).

테이핑, 브레이싱 및 석고고정은 올바른 관절 정렬이 이루어진 후, 그것을 유지하는데 이용된다. 몇몇 경우에서는, 이런 도구들이 관절 정렬의 악화를 예방하는데 이용된다. 스플린팅의 근거는 신체 구조물의 변화를 유지하거나 촉진시키는 장기간의 스트레칭을 제공할 수 있는 것이다(College of Occupational Therapists and Association of Chartered Physiotherapists in Neurology 2015). 이상적인 상황일 때, 이들 도구는 단기간 동안만 사용되어야 하고, 그 기법들은 치료의 보조수단으로서 유용할 것이다.

다양한 치료기법의 근거는 표 2.2에 요약되어 있다.

자세교정에 대한 치료 빈도의 결정은 매우 어려운 일이다. 본 장의 끝부분에 제공된 클라이언트의 예가 보여주듯이, 치료 빈도는 사람에 맞게 결정될 필요가 있다. 불행하게도, 우리는

표 2.2 치료 기법, 근거와 유용성

기법	근거	이용
습관의 원인을 확인하고 회피한다.	정기적으로 채택된 자세는 그들 스스로 지속한다; 자세를 회피함으로써, 환자는 자세 변화를 촉진한다.	의심되는 자세를 지속하고 악화시킬 것 같은 활동의 진행
스트레칭(모든 형태), 마사지(깊은 조직), 통증유발점 비활성 기법	모든 기법들은 단축된 조직을 늘이고, 관절 가동성을 증가시키는데 도움을 준다.	관절의 저가동성
근막이완술	근막의 전반적인 이완을 촉진하고, 관절 가동성을 증가시키는 도움이 된다.	관절의 저가동성
근력강화	근육을 단축시키고, 관절 가동성을 감소시킨다.	관절의 과가동성과 저가동성은 치료 목적에 따라 좌우된다.
테이핑, 브레이싱, 석고 고정	올바른 관절 정렬이 이루어졌다면, 그것을 유지하는데 도움을 주고, 또 몇몇 사례에서 현재 관절 정렬의 악화를 예방한다.	관절 위치의 유지

특정 기법에 대한 치료 빈도를 지지하는 정보를 가지고 있지 않다. 예를 들어, 1주일에 한 번 수동 스트레칭으로 클라이언트를 치료하는 것이 조직을 늘이기 위해 1주일에 한 번 마사지하는 것보다 더 효과적인지, 덜 효과적인지, 아니면 똑같은지를 우리는 알지 못한다. 자세를

자세교정을 위한 일반 지침

여러분은 중재를 적용하기 전에, 자세교정을 위한 지침을 고려할 필요가 있다. 각 치료기법 단락에서, 여러분은 그 치료에 맞는 부가적인 지침을 찾아낼 것이다.

- 일반적으로 근거가 있는 기법을 사용하도록 치료사를 가르치고, 환자 관리에 대한 결정을 내림에 있어, 현재 연구의 솔직하고 현명한 사용도 포함한다(Sackett 1996). 불행하게도 자세를 교정하는 최상의 방법에 대한 정보는 거의 없다.
- 클라이언트의 특별한 요구에 맞게 중재를 맞춘다.
- 가동범위, 사진이나 주관적 피드백 등의 기본 측정을 실시한다. 연구자, 전문가 및 학생에 의해 사용되는 대체요법 중재에 대한 조사에서, 92개의 측정결과가 확인되었다(Verhoef 등 2006). 이들 측정에는 신체적 측정, 심리적 측정, 사회적 측정, 영적 측정, 삶의 질과 전인적 측면 등이 포함되었다. 여러분은 제공하는 치료가 효율적인지를 결정할 수 있어야 하고, 또 그것을 수행하기 위해 효율성을 어떻게 측정할 것인지에 대해서도 결정할 필요가 있다.
- 금기증과 주의사항을 고려해야 한다. 본 책에서 서술되는 대부분의 기법들은 대다수 사람들이 사용하기에 안전하다. 그러나 특정 클라이언트를 치료할 때 특별한 금기증과 주의사항을 고려할 필요가 있다(1장 참고).
- 여러분의 전문 영역내에서 항상 일을 해야 하고, 여러분이 훈련받은 기법을 사용한다. 만약 의심이 든다면, 지침을 따른다.
- 가능하다면, SMART 치료 목표를 설정하고 클라이언트를 치료한다: 여기에서 SMART란 다음의 머리글자이다: Specific(특이적), Measureable(측정가능한), Achievable(달성 가능한), Realistic(현실적)과 Time bound(정해진 시간 안에). 본 장의 후반부에 있는 "교감 형성과 참여 강화"의 단락에서 더 많은 목표 설정이 있다.
- 질적 데이터와 양적 데이터 모두를 이용하여, 여러분의 중재와 클라이언트피드백을 모두 기록한다.
- 만약 여러분이 자세 불균형으로 초래된 문제들 중의 하나에 동의한다면, 통증을 가장 잘 줄일 것 같은 치료 중재로 시작하는 것이 합당할 것이다.
- 중재 후에 자세를 재평가한다.
- 결과에 따라 중재를 조정한다.

교정하는데 있어 빈번한 중재가 더 효과적이다는 것이 타당하게 보이지만, 정기적이든 아니면 아주 가끔이든, 장시간 동안 치료사의 개입이 필요하다는 것은 논리적으로 의문시된다.

어떤 경우에는 특별한 간격의 치료 설정이 필요할 때도 있지만, 많은 경우에는 치료의 빈도가 진전을 좌우할 것이다. 초기에는 클라이언트가 자세교정을 위해 치료적 중재를 요구한다는 것을 부정할 수 없지만, 중재는 클라이언트가 자신을 위해 수행하는 활동(습관 패턴의 변화, 근육을 스트레칭과 근력강화하는 능동적 참여, 다양한 작업 자세를 채택하거나, 또는 골프 클럽을 스윙하는 방법을 변화시키려는 의지)을 지지하는 쪽으로 가중되어야 한다. 바람직한 결과는 5–10회의 치료를 필요로 한다.

초기에는 치료 간격을 짧게 하는 치료 스케줄을 잡지만, 점차적으로 치료 간격을 넓혀서 치료를 한다. 여러분은 모든 것이 잘 되고 있는지를 체크하고, 클라이언트는 자신의 상태를 관리한다. 모든 치료적 중재의 의도는 가능한 가장 이른 시기에 클라이언트가 치료로부터 벗어나는 것이고, 치료를 위해 치료사에 대한 의존을 피하는 것이 바람직하다.

얼마나 오랫동안 자세를 교정해야 하는지는 알려져 있지 않다. Troyanovich 등(1998)은 척추 병리의 치료와 예방을 제시했고, 또 증상을 해결하려면 3–6개월의 집중적인 재활 프로그램이 필요하다고 했고, 더 많은 연구의 필요성을 강조했다. 결합조직의 리모델링은 장기간에 걸쳐 일어나고, 가동범위의 지속적인 향상을 유지하기 위해서는 매일의 스트레칭이 필수적이다(Jacobs & Sciascia 2011); 운동선수를 치료할 때, 자세교정은 수년에 걸친 집중적인 프로그램을 필요로 한다(Bloomfield 등 1994).

습관 원인의 확인과 회피 (Identification and Avoidance of Causal Habits)

습관의 원인을 확인하고 회피하는 것은 치료 기법으로서 포함되는데, 그 이유는 그것이 자세교정에서 중요하기 때문이다. 만약 클라이언트가 원래의 행동으로 되돌아가면, 자세교정의 생리적 효과가 오랫동안 지속되지 않는다. 이런 자세의 영속에 영향을 주는 직업 활동, 스포츠 활동 및 여가 활동을 클라이언트가 수행하고 있는가? 몇몇 경우에서 클라이언트는 이들 행동이 무엇을 의미하는지를 알고 있다. 예를 들어, 그녀는 높은 하이힐을 신는 것이 장딴지 근육을 단축시킴을 알고 있는데, 그 이유는 낮은 굽의 신발을 신었을 때 장딴지 근육에서 통증이나 짧아진 느낌이 나타나기 때문이다. 많은 경우에서 클라이언트는 행동이 특정 자세를 더욱 악화시키고 있음을 알지 못한다. 예를 들어, 무거운 가방을 항상 같은 손으로 들고 다니거나, 무거운 배낭을 항상 같은쪽 어깨로 짊어지게 되면, 반대쪽 어깨보다 동측 어깨의 어깨올림근이 더 많이 수축하게 되는데 그것을 인지하지 못한다.

표 2.3 인성의 2가지 측면과 관련된 4가지 자세 유형

자세	외향성	내향성
이상적인 자세	96%	4%
뒤굽음증-앞굽음증	17%	83%
편평등(flatback)	42%	58%
굽은등(sway back)	26%	74%

출처: Guimond & Massrieh 2012.

Guimond와 Massrieh(2012)는 100명의 참가자를 무작위로 선택하였고, 사람의 인성과 자세 사이의 상관관계(표 2.3)를 발견했다. 이들 연구는 정신적 상태와 정서적 상태에 의해 신체 형태가 다양한 자세로 나타나고 있음을 지지하고 있다. 그들은 Kendall과 McCreary(1983)에 의해 기술된 4 자세로 참여자를 나누었고, 인성을 결정하기 위해 Myers-Briggs 유형의 표시자를 사용했다. 그리고 자세 유형과 2가지 인성(외향성과 내향성) 사이의 관계를 발견했다. 예를 들어, 그들은 이상적인 자세를 가진 사람의 96%가 외향적이고, 4%만이 내향적이었음을 발견했고, 또 역으로 뒤굽음증-앞굽음증 자세를 가진 참여자의 17%만이 외향적이고, 83%가 내향적인 사람이었음도 발견했다. 만약 자세 편위가 순수하게 해부학적인 것이라면, 클라이언트나 치료사에 의한 관절의 도수교정이 나쁜 자세를 예방하고 최소화하고, 제거하기 좋은 출발점이다. 자세를 좋게 만드는데 많은 변수들이 존재한다. 클라이언트의 인성을 자세와 관련시키는 변수를 추가하면, 많은 문제가 야기한다. 예를 들어, Guimond와 Massrieh에 의해 내향적 성격과 관련된 것으로 알려진 클라이언트의 뒤굽음증-앞굽음증 자세를 교정하려고 시도할 때, 외향성 행동을 하는 것에 클라이언트가 동의를 한다면 자세를 성공적으로 교정할 수 있는가? 내향적인 성격을 외향적인 성격으로 바꿀 수 있는가? 이것이 자세에 영향을 줄 수 있는가?

그러나 자세와 정서 사이에 연결이 존재할 수 있다. 여러분이 당황하거나, 쑥스럽거나, 부끄럽거나, 움츠려 듦을 느낄 때, 여러분의 자세에서 어떤 일이 일어나는지를 생각해 보자.

아마 여러분은 척추를 굽힘하고, 머리를 숙이고, 팔꿈치를 굽힘하고, 손을 입이나 턱으로 가져가서 여러분의 몸을 더 작게 만드는 자세를 취할 것이다. 이 자세와 자신감을 갖고 의기양양할 때의 자세를 비교해 보자. 아마 여러분은 척추를 펴고, 머리를 들어올리고, 어깨를 뒤쪽으로 당기는 자세를 취할 것이다. 여러분이 갖는 느낌의 변화가 근긴장과 전반적인 자세에 영향을 줄 것이다. 그래서 생리적 수단을 통하던 정서적 수단을 통하던 간에 자세를 교정하는데 클라이언트의 역할은 아무리 강조해도 지나치지 않다.

클라이언트가 습관의 원인을 확인하고, 제거하고 줄일 수 있도록 돕는다.

■ 주관적 평가 동안 지속적인 질문은 여러분이 자세(교정될 필요가 있는)에 기여하는 요소를 확인하는데 도움을 줄 것이다. 자세의 변화는 급성(예: 골절 이후의 변화된 팔의 자세나 갑작스런 근경련으로 인한 목과 등의 자세)일 수도 있고 잠행성일 수도 있다(예: 무릎관절의 진행성 관절염). 특정 자세를 지속적으로 유지하는지 아니면, 정기적으로 반복 동작을 수행하는지를 클라이언트에게 물어본다. 이들은 신체 불균형에 기여하는 요소가 될 것이다.

■ 자세교정에 클라이언트의 능동적인 참여를 장려한다.

■ 좋은 피드백을 장려한다. 예를 들어, 모든 운동과 스트레칭을 클라이언트가 수행했는가?

■ 클라이언트에게 과하중(너무 많은 운동이나 스트레칭)을 피한다. 그 대신,
한 개 또는 두 개의 운동을 올바르게 수행하는 것에 집중하도록 돕는다.

■ 어떤 경우에는 부정정렬의 정도에 따라 자세를 교정하는데 몇 주나 몇 개월이 걸린다고 클라이언트에게 설명한다. 어떤 경우는 쉽게 교정할 수 있지만, 중요한 것은 교정의 **지속성**이다. 보다 현실적인 기대는 즉각적인 결과를 원하기 보다는 점진적인 진전을 원한다.

■ 클라이언트의 직장 환경이 그의 자세에 영향을 준다고 믿는다면, 여러분은 클라이언트를 그의 직장 작업건강실이나 인간공학사(ergonomist)에게 의뢰해야 할 것이다. 일(work)과 관련된 근육뼈대성 질환에 영향을 미치는 요소들이 복잡하기 때문에, 그에 대한 중재는 맞춤형으로 이루어져야 한다(Panel on Musculoskeletal Disorders and the Workplace Commission on Behavioral and Social Sciences and Education National Research Council and Institute of Medicine 2001). 일과 관련되어 발생한 자세문제는 복잡하고, 또 그렇기 때문에 개별적인 중재 방법이 필요하다는 것은 합리적으로 보인다.

■ 클라이언트가 컴퓨터 앞에 앉아서 일하는 직업을 가지고 있다면, 이상적인 상황은 여러분이 클라이언트의 직장을 방문하여 그가 어떻게 컴퓨터를 사용하고 있는지를 확인하는 것이다. 기본적인 컴퓨터 설치에 대한 조언을 제공하고, 가능하다면 부록(앉은 자세에서 자세성 스트레스를 최소화하기 위한 디스플레이 스크린 장치에 대한 올바른 설치)에서 설명되는 지침을 따른다. 이런 조언을 클라이언트에게 구두로 제공하고, 그 다음 프린트물 형태로 제공한다. 나쁜 습관으로 되돌아가는 클라이언트를 위해 많은 정보의 근원을 이용할 수 있다. 정보의 예로서, ***Working with Display Screen Equipment***(Health &

Safety Executive 2013), ***How to Sit at a Computer***(American Academy of Orthopaedic Surgeons 2007), ***Perfect Posture***(Chartered Society of Physiotherapists 2013)과 ***Ergonomics Program: The Computer Workstation***(National Institutes of Health 2014) 등이 있다.

■ 클라이언트가 장기간 동안 여러분의 중재에 의존하지 않도록 권장한다. 바라건대, 여러분은 클라이언트가 특정 자세를 교정하는데 도움을 주도록 치료하고, 그렇게 함으로써 클라이언트는 나쁜 자세 습관을 깨닫게 될 것이다. 자세교정을 위한 팁을 위해, American Chiropractic Association(2014)과 같은, 많은 전문적인 자원을 이용할 수 있다. 클라이언트는 앉은 자세, 선 자세 및 수면 자세에 대한 암시를 위해 이들로 돌아갈 것이다.

스트레칭 (Stretching)

단축되어 약화된 근육은 관절의 정상 가동범위를 제한하고, 재정렬을 방해한다. 관절은 능동 스트레칭이 달성되기 어려운 위치로 유지될 수 있다. 그래서 여러분은 먼저 단축된 근육을 스트레칭하여 길게 늘일 것인가? 아니면 늘어난 근육을 먼저 단축하여 강화시킬 것인가? 여러분이 타이트한 근육을 먼저 스트레칭하는 것이 중요한지, 아니면, 상호억제를 통해, 작용근의 수축이 대항근의 이완을 이끌어낼 것이라는 희망의 관점에서 약화된 근육을 강화하는 것이 중요한 것인지는 그리 중요하지 않은 것 같다. 그러나 약한 근육의 근력강화를 시작하기 전에 타이트한 근육의 스트레칭과 정상화를 지지하는 임상적이고 과학적인 근거가 있다(Chaitow 2001).

클라이언트나 치료사는 단축된 조직을 스트레칭할 수 있다. 변화를 촉진하려면, 정기적으로 수행되는 중재가 가끔 수행되는 중재보다 더 효과적일 것이다. 그러므로 능동 스트레칭(클라이언트에 의해서만 수행되는)이 수동 스트레칭보다 자세를 교정하는데 있어 더 효율적일 것이다. 능동 스트레칭의 장점은 클라이언트가 매일 수행할 수 있다는 점이고, 반면 수동 스트레칭(대부분의 경우에는 1주일에 한 번만 수행된다)은 치료 회기내에서만 수행된다. 능동 스트레칭의 단점은 스트레칭을 잘못 수행하거나 스트레칭을 수행하는 동기부여를 잃어버릴 수 있다는 점이다. 매우 특별하고 국소적인 스트레칭이 요구될 때는 조직을 확인하고 찾을 수 있는 치료사에 의한 스트레칭이 더 낫다. 어떤 경우에서는 클라이언트가 이들 조직을 찾기가 어렵거나 불가능할 수 있다. 예를 들어, 등뼈 편평등인 경우에는(4장 참고), 클라이언트는 척추의 특정 분절에서 긴장을 가질 것이고, 그들의 등뼈 굽힘은 국소 부위를 스트레칭하기 보다는 전체 근육으로서 척추옆근을 스트레칭하는 것이다.

이 책 전반에 걸쳐 있는 능동 스트레칭의 예는 전통적으로 특정 근육을 늘이기 위해 사용되는 것이다. 많은 경우에는 능동 스트레칭이 한 개 근육을 스트레칭하는 것이 아니라 여러 근육을 스트레칭하는 것이다. 클라이언트가 휴식을 취할 때 물렁조직도 스트레칭될 수 있다. 그러므로 특정한 안정자세는 여러분이 단축된 것으로 확인했던 조직을 늘이는데 도움을 줄 것이다.

다음 정보는 견인, 물렁조직 이완술, 근에너지 기법과 같은 특수한 스트레칭을 포함해 능동 스트레칭과 수동 스트레칭의 사용에 대한 지침을 알려주고 있다. 표 2.4의 권장사항은 건강한 성인을 위한 피트니스 프로그램의 일부로서 스트레칭에 대한 American College of Sports Medicine(2011)에서 나오는 것이다.

능동 스트레칭 프로그램을 위한 지침

- 금기증을 선별한다.
- 능동 스트레칭을 시작할 때는 권장하는 스트레칭의 횟수를 1-2회로 제한한다. 클라이언트는 단순하고 효율적인 계획을 더 많이 고수하는 것 같다.
- 스트레칭의 근거를 설명한다.
- 스트레칭하는 방법을 보여주고, 클라이언트가 그것을 올바르게 수행하는지를 체크한다. 필수 조정을 만든다.
- 각각 스트레칭에 대한 그림을 제공한다. 예를 들어, 교육을 받을 당시에는 클라이언트가 무엇을 해야 하는지를 알지만, 나중에는 그들의 발을 어디에 배치해야 하는지, 무릎을

표 2.4 스트레칭 권장사항

구 성	권장사항
빈 도	1주일에 2일 이상이 관절 가동범위를 향상시키는데 효율적이다.
강 도	타이트한 지점이나 약간의 불편이 있는 지점에서 스트레칭을 그대로 유지하는 것이 효율적이다.
시 간	10-30초 동안 스트레칭을 유지한다; 노인의 경우에는 30-60초 동안 스트레칭을 유지하는 것이 유익하다.
유 형	각각의 주요 근육-힘줄 단위를 위해 운동 시리즈를 수행한다.
체 적	각각의 유연성 운동을 위해 전체 스트레칭 시간은 60초이다.
패 턴	각각의 유연성 운동을 2-4회 반복한다.
강 화	가벼운 유산소 운동에서 중등도 유산소 운동의 이용이나 핫팩이나 목욕과 같은 열의 적용에 의해 근육이 워밍-업 되었을 때 효율성이 향상된다.

굽힘한 채로 지지해야 하는지, 아니면 다리를 통해 체중부하해야 하는지를 잊어버리게 된다.

- 초기에는 스트레칭을 감독한다. 클라이언트가 스트레칭을 올바르게 수행한다는 것을 확신한다면, 여러분이 제공하는 감독의 정도를 감소시킨다.
- 최소 30초 동안 각 스트레칭을 유지하도록 클라이언트를 장려한다.
- 안전성에 대한 조언을 제공한다.
- 통증 없이 얻는 것이 없다는 것을 적극적으로 권장하지 않는다.
- 재평가한다.
- 클라이언트가 스트레칭을 수행하기가 어렵거나, 자세를 변화시키는데 효율적으로 보이지 않으면, 스트레칭을 수정한다.
- 여러분이 달성하고자 하는 것, 여러분이 제공한 스트레칭이 어느 것인지, 그리고 여러분이 클라이언트를 다시 만났을 때 그들에 의해 제공된 피드백 등을 기록한다. 예를 들어, 스트레칭이 얼마나 쉬웠는가 아니면 어려웠는가? 스트레칭을 수행하기 위해 그들은 얼마나 많이 관리했는가? 스트레칭을 얼마나 오랫동안 유지해야 하는가?
- 스트레칭 일지가 유용할 수 있다.
- 그림의 포토폴리오와 다양한 스트레칭을 증가시키는데 도움을 주는 아이디어를 개발한다. 여기에 제공된 것보다 더 많은 스트레칭이 이용될 수 있다. 더 많은 정보를 알고 싶으면, ***Therapeutic Stretching***(Johnson 2014)를 참고하기 바란다.

수동 스트레칭은 많은 형태를 띤다. 양쪽 밖굽이무릎을 가진 클라이언트의 발목을 함께 묶어서, 10분 동안 그대로 두는 방법은 무릎 가쪽에 있는 물렁조직을 부드럽게 신장하는 방법으로서 1944년 Tidy에 의해 지지되었다. 비록 이런 방법이 유용할 것 같지만, 오늘날에는 도덕적인 문제와 안전성 문제를 야기시킨다. 그러나 본 예는 자세를 교정하는데 이용되었던 기발한 스트레칭 방법을 보여주고 있다. 전통적인 수동 스트레칭은 팔다리나 척추에 적용되고, 한 개 이상의 근육을 스트레칭한다. 견인은 자주 사용되지 않는 수동 스트레칭의 한 형태로서, 관절을 부드럽게 지속적으로 당기고, 관절주머니, 인대 및 근육과 그들의 힘줄을 스트레칭한다. 견인은 근경련과 유착을 줄일 수 있다. 대단위 수동 스트레칭과 마찬가지로, 견인도 한 개 이상의 근육을 스트레칭하고, 여러 물렁조직에 영향을 미친다. 드라이 스트레칭(dry stretching)은 도수치료사가 작고 특별한 부위를 치료할 때 자주 사용되는 기법이다. 치료사는 피부를 당기기 위해 손가락이나 엄지를 사용한다. 장벽 지점에서 피부를 유지하는 것은 물렁조직을 늘이는데 도움을 준다. 물렁조직 이완술(STR)은 고정–신장(pin–and–stretching) 기법으로서 물렁조직을 부드럽게 고정한다; 고정을 유지하는 한편, 신체 부위를 신장한다. 근에너지 기법(MET)은 치료사의 저항력에 대항한 근육의 능동 수축이다. 이 기법은 단축된 근육을 길게 하는데 이용되는 스트레칭 기법의 한 형태이다.

수동 스트레칭 프로그램을 위한 지침

■ 금기증을 선별한다. 일반적인 금기증 이외에, 과가동성 클라이언트나 아탈구나 탈구의 병력을 가진 사람에게는 견인을 적용해서는 안 된다. 스트레칭을 수행하는데 요구되는 넓은 잡기가 피부를 손상시킬 것 같으면, 견인을 적용해서는 안 된다.

■ 클라이언트를 편안하게 위치시키고 수동 스트레칭을 시작한다. 여러분이 수행하고 있는 것을 클라이언트하게 설명해 준다.

■ 스트레칭할 때 호흡을 멈추기 보다는 정상 호흡을 하도록 클라이언트를 장려한다.

■ 불편이나 통증을 가지고 있는지를 여러분이 알도록 클라이언트를 장려하고, 또 내성 수준 내에서만 작용하도록 장려한다.

■ 팔다리를 스트레칭할 때, 손으로 어느 부위를 잡을 것인지에 신중해야 한다.

■ 시간적 여유를 가진다. 클라이언트와의 신체조직은 이완될 기회를 필요로 한다. 경험 많은 치료사는 이완이 언제 일어날지를 알 수 있다. 최소 30초간 스트레칭을 유지한다. 장벽 지점을 넘어서 까지 스트레칭을 시도한다.

■ 클라이언트를 처음 치료할 때는 조심스럽게 치료하고, 과도하게 스트레칭하지 않고, 약하게 스트레칭한다. 가끔 변화가 즉각 나타날 수도 있지만, 변화가 일어나는데 오래 걸릴 수도 있다. 어떤 클라이언트에서는 관절의 최소 변화도 신체적으로나 정서적으로 드라마틱한 효과를 가질 수도 있다. 어떤 경우에서는, 클라이언트가 근육통을 가질 수 있다; 여러분은 이것에 대해 클라이언트에게 조언을 해 주어야 하고, 근육통이 약 24시간 이내에 해소되는지를 재평가한다.

■ 중등도 타이트니스를 가진 근육의 가동성을 회복시키는데 수주가 걸린다(Kendall 등 1993).

물렁조직 이완술(Soft Tissue Release)

이런 형태의 스트레칭은 먼저 신장될 근육을 단축하고, 그 다음에 그 근육을 늘이는 방법인데, 그 근육에 고정(잠김)을 적용하면서 이루어진다. 이때 가능하면 이는곳 근처에서 시작한 후, 닿는곳 쪽으로 후속 신장을 진행한다. 물렁조직의 고정(잠김)은 근육이 움직일 수 있는 범위를 제한하고, 그 근육의 특정 부위에 스트레칭을 국소화하는 것 같다. 많은 경우, 이 **물렁조직 이완술** 기법이 유익할 수 있는데, 그 이유는 특정 타이트한 부위나 유착 지점에 여러분이 집중할 수 있기 때문이다. 더 많은 정보를 알고 싶으면, Therapeutic Stretching(Johnson 2014)을 참고하기 바란다. 기법은 간단하다:

1. 신장될 근육을 단축시킨다. 이것은 능동이나 수동으로 수행될 수 있다.
2. 그 근육의 이는곳 근처에 있는 한 지점을 선택하고, 여러분이 신장할 조직을 엄지, 주먹, 아래팔 또는 팔꿈치로 고정한다. 관절이나 림프절과 혈관이 있는 깊은 곳을 압박해서는 안 된다.
3. 고정(잠김)을 유지하면서, 그 근육을 능동이나 수동으로 시작한다.

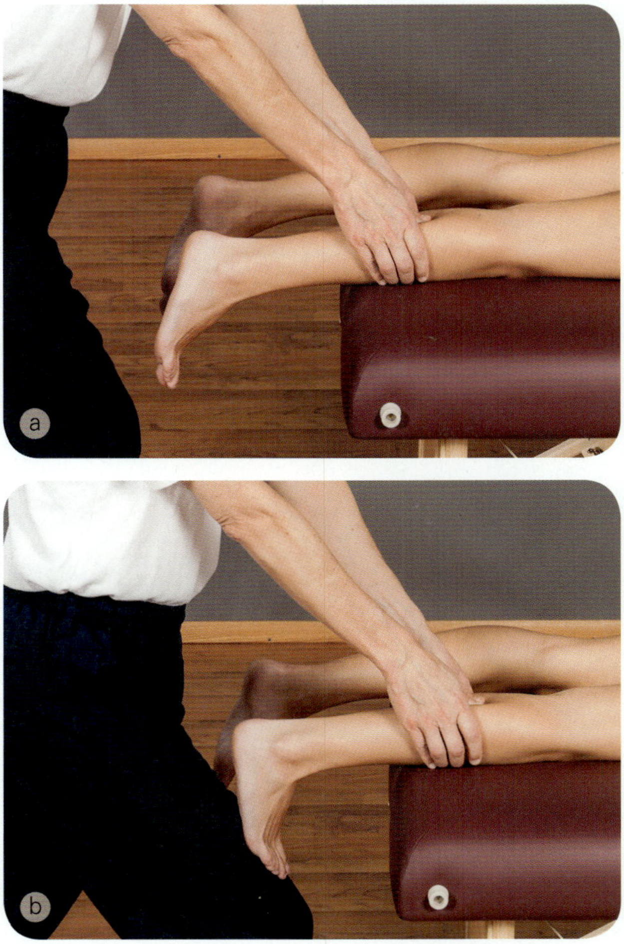

그림 2.1 장딴지의 물렁조직 이완술: (a) 환자는 테이블 위에서 엎드린 자세를 취하고, 테이블 밖으로 발을 내어 놓는다. 이미 약간 단축된 자세로 유지된 근육에 부드러운 고정을 적용한다. (b) 고정을 유지하면서, 당신의 허벅지를 이용하여 클라이언트의 발목을 발등굽힘시킨다.

근에너지 기법(MET)

근에너지 기법은 MET로 널리 불리고 있다. 이 기법은 단축되기 쉬운 자세 근육을 늘이는데 특별히 유용하다. MET는 치료사의 저항에 대항하는 클라이언트의 능동 수축이다. 클라이언트의 능동수축은 근육을 강화하는데 유용할 수 있고, 반대로 대항근의 긴장을 감소시키는데도 유용할 수 있다. 클라이언트가 사용해야 하는 힘의 정도에 대해서는 명확하게 알려져 있지 않지만, 최대수축의 25%를 초과해서는 안 된다. MET에는 많은 버전이 있다. 여기에서는 하나의 프로토콜만 제시할 것이다:

1. 클라이언트와 여러분은 편안한 자세를 취해야 한다. 저항 장벽(여러분과 클라이언트가 저항의 증가를 느끼는 부위)까지 신장하고자 하는 근육을 선택한다. 이런 장벽은 여러분이 신장을 시작하는 지점이다. 매우 약간의 신장을 느낄 수 있는 장벽 지점에 도달했는지를 여러분이 알 수 있도록 클라이언트에게 말해 줄 것을 주문한다. 전반적인 절차를 통한 통증이 발생해서는 안된다.

2. 클라이언트에게 근육(약간 신장을 느끼는 근육)을 최대 수축의 25% 정도로만 수축하도록 주문한다. 이때 클라이언트의 수축에 저항을 가한다. 등척성 수축이 일어날 수 있도록 신장될 신체 분절을 정적 자세로 유지한다. 중요한 것은 클라이언트가 자신의 수축 수준을 설정할 수 있어야 한다. 즉, 여러분의 힘에 저항하는 것이 아니라, 여러분이 클라이언트의 힘에 저항해야 한다.

3. 10초 지난 후, 이완하도록 주문한다; 그 다음 3–5초 이내에 여러분이 찾은 새로운 장벽지점까지 신체를 부드럽게 움직인다. 절차를 다시 반복하기 전 몇 초 동안 이 자세를 유지하고, 절차는 2회 이상 반복한다.

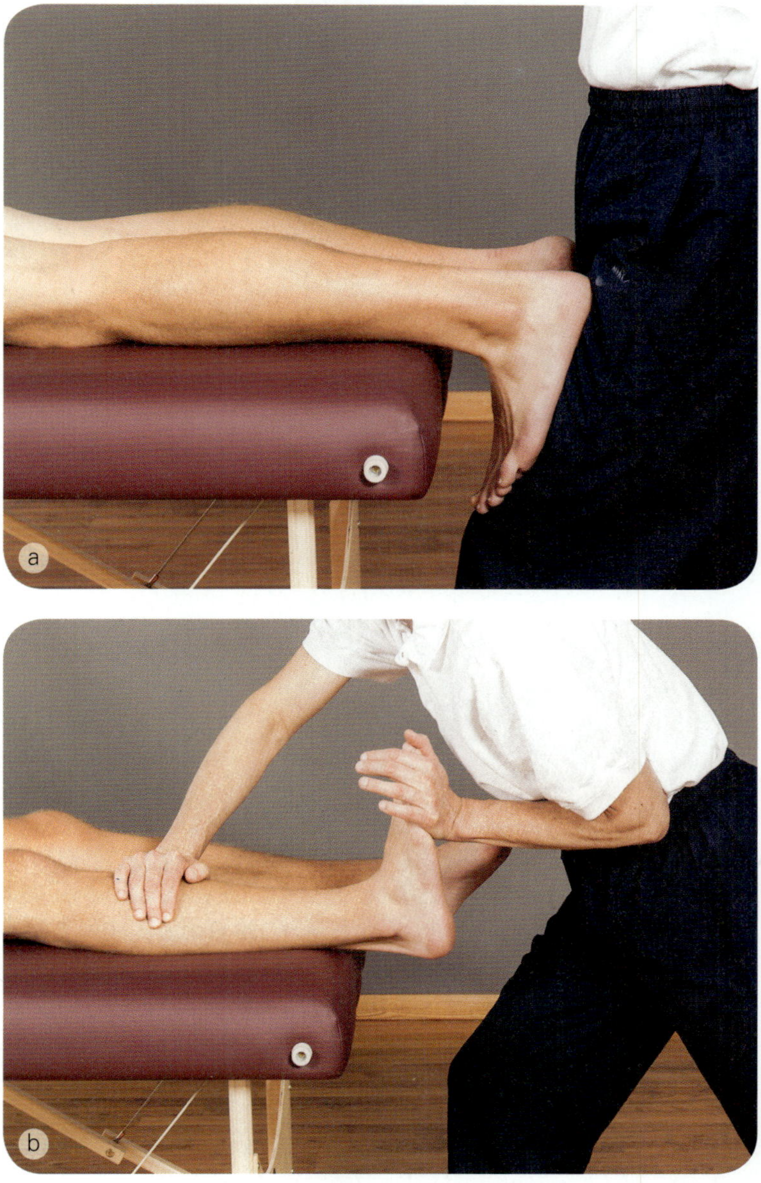

그림 2.2 장딴지에 대한 근에너지 기법: (a) 엎드린 자세를 취한 클라이언트의 장딴지 MET와 (b) 바로누운자세를 취한 클라이언트의 장딴지 MET.

마사지 (Massage)

근긴장의 정도가 근육의 늘어남을 결정하는 요소라면, 근긴장의 감소는 스트레칭이나 마사지에 의해 근육을 늘이는 큰 능력을 증가시킨다. 마사지는 근긴장을 감소시키고, 전반적인 유연성을 증가시킨다. 깊은조직 마사지는 관절 가동범위를 향상시키고, 스트레칭과 압박기법은 통증유발점 비활성화 기법의 일부로서 이용된다. 여러 종류의 마사지로부터 초래된 근긴장의 감소는 스트레칭하기 전에 유용하고, 스트립핑 형태의 기법은 흉터 조직의 고착에 도움을 줄 수 있다. 근력강화운동 이전에 Tapotement 기법이 근육을 자극한다. 사용되는 마사지의 유형이 무엇이든 간에, 자세교정을 목적으로 마사지를 적용할 때, 그 마사지는 ***치료적*** 마사지–'Manipulation of soft tissues of the body by a trained therapist as a component of a holistic therapeutic intervention(Holey & Cook 2003 p.6)'–로 간주될 수 있다.

표 2.5를 볼 때처럼, 자세교정의 목적으로 물렁조직을 늘어나게 하려면, 얼마나 자주 마사지를 해야 하는지, 아니면 단일 마사지를 얼마나 길게 마사지해야 하는지는 명확하게 알려져 있지 않다. 어떤 연구들에 따르면, 마사지 이후 근육길이의 증가로 인해 관절가동범위가 향상되었다고 하지만, 마사지 프로토콜들이 다양해서, 서로 비교하기가 어렵고, 근육을 늘이는 프로토콜에 대한 마사지를 공식화하기가 어려웠다. 깊은조직 마사지에 대해 더 많은 정보를 알고 싶으면, ***Deep Tissue Massage***(Johnson 2014)를 참고하기 바란다.

표 2.5 근육을 늘이기 위한 마사지의 빈도와 타이밍에 대한 제안

구 성	권장사항
깊 이	얕은 압박이나 깊은 압박을 이용하여 마사지를 적용할 때, 근육을 늘이기 위해 고안된 마사지가 더 효율적인지는 알려져 있지 않았다.
기 법	어느 기법(예: 에플루라지, 페트리사지)이 근육을 늘이는데 더 효과적인지는 알려려 있지 않았다. 모든 근육이 동일한 기법으로 쉽게 마사지되지 않기 때문에, 다양한 기법의 마사지가 필수적이다.
기 간	근육을 효율적으로 늘이기 위해 특정 근육에 마사지를 적용할 때 얼마나 오랫동안 적용해야 하는지는 알려져 있지 않다.
빈 도	근육을 늘이는데 도움을 주는 치료로서 마사지를 얼마나 자주 해야 하는지에 대해서는 알려져 있지 않다.
진 전	근육을 늘이는데 도움을 주는 마사지의 이용을 위해 얼마나 많은 치료 회기가 필요한지는 알려져 있지 않다. 이것은 현존하는 근긴장의 상태와 근육이 늘어나는 정도에 좌우되는 것 같고, 또 병리의 존재와 다른 기법(예: 스트레칭과 통증유발점 비활성화 기법)과의 결합에 좌우되는 것 같다.

단축된 근육을 늘이는데 이용되는 마사지의 지침

- 금기증을 위해 클라이언트를 선별한다.
- 늘어날 조직을 확인한다. 치료 전에 기준선 결과를 택한다.
- 여러분의 제안된 치료를 클라이언트에게 설명한다.
- 필요하다면, 조직의 신장성을 증가시키는 치료 이전에 열을 이용한다.
- 마사지할 때 전신적이고 느린 마사지로 시작하고, 그 다음 깊은 마사지로 진행한다.
- 클라이언트의 피드백을 장려한다. 불편이나 통증이 있으면 클라이언트에게 말하도록 주문하고, 내성 수준의 범위 내에서만 마사지한다.
- 한 부위를 과도하게 마사지하지 않아야 하는데, 그 이유는 그것이 근육통을 일으킬 수 있기 때문이다. 가능하다면, 전체 팔다리를 연결하고, 위쪽과 아래쪽으로 마사지한다. 예를 들어, 뒤넙다리근을 늘이는 시도를 할 때, 먼쪽 장딴지 쪽으로 마사지하고, 또 위쪽의 볼기 부위와 등 부위로 마사지를 한다; 엉덩관절 굽힘근을 마사지할 때, 먼쪽 넙다리네갈래근과 앞정강근 쪽으로 마사지하고, 위쪽 복부를 마사지한다.
- 클라이언트를 처음 마사지할 때, 조심스럽게 마사지하고, 너무 과하게 마사지를 하지 않는다.
- 치료 후 근육의 길이를 다시 검사한다.
- 다음 마사지 때 클라이언트의 역반응(예: 멍)을 기록한다.

통증유발점 비활성화 기법(Deactivation of Trigger Points)

통증유발점은 촉지가능한 긴장 부위로서 다른 부위로 통증을 전파하고, 근육내의 국소 민감 부위이다. 통증유발점은 근육의 기능부전으로 간주된다; 또한 통증유발점은 자세 문제와도 관련이 된다(Huguenin 2004). 통증유발점을 가진 근육은 근육의 늘어남을 제한하는 타이트니스를 나타낼 수 있다. 그러므로 통증유발점의 비활성화는 근육의 정상화를 회복하는데 도움을 줄 수 있고, 근육과 관련된 관절의 저가동성을 회복하는데도 도움을 준다. 침, 마취주사, 아이스 마사지, 쿨링(냉각) 이후의 스트레칭, 깊은 마사지, 근막교정술, 등척성 이후의 반사적 억제 및 레이저 치료 등과 같은 많은 기법들이 통증유발점의 치료에 유용한 것으로 하다. 효과적인 통증유발점 치료를 위해, 다양한 접근이 필요할 것 같다(Hertling & Kessler

표 2.6 통증유발점 압박 이완술의 빈도와 타이밍에 대한 제안

구 성	권장사항
반 복	통증유발점을 완화하기 위해 통증유발점을 몇 번 압박해야 하는지는 알려지지 않았다. 어떤 경우에는, 근육이 즉각적으로 반응하기도 한다; 또 다른 경우에는 기법이 비효율적일 수 있고, 여러 번 압박을 적용해도 증상을 완화시키지 못할 수도 있다.
강 도	압박은 불편할 수 있지만, 통증을 유발해서는 안 된다.
시 간	효과를 내기 위해 압박을 얼마 동안 유지해야 하는지는 알려지지 않았다. 1 시간과 같이, 치료 회기에 할당되는 평상시 시간에 의해 시간이 제한되는 것 같다. 그러나 한 근육에 적용되는 통증유발점 압박 이완술은 필요하지도 않고, 또 바람직하지도 않을 것이다. 어떤 경우에는 근육이 즉각적으로 반응하고, 완벽하게 치료될 것이다. 또 다른 경우에는 기법이 비효율적일 수 있고, 어느 시간도 증상을 감소시킬 수 없을 것이다.
진 전	통증유발점과 관련된 징후와 증상을 완화시키는데는 10회의 치료가 필요할 것이다. 그러나 이것은 근육의 만성과 치료에 어떻게 반응하는지에 따라 달라질 수 있다. 다른 요소들이 증상의 해결과 근육의 늘어남을 방해할 수 있다. 만약 클라이언트가 자가 치료하여 치료 후 근육을 스트레칭하는데 실패하면; 클라이언트가 통증유발점을 지속시키는 신체 활동에 참여한다면; 통증유발점의 형성이 명확하지 않기 때문에, 음식이나 약물이 근육 생리 (예: 정서적 스트레스, 호르몬, 수화)에 영향을 줄 수 있는 다른 것처럼 기여요소일 수 있다.

2006). 여기에 서술된 기법은 깊은조직 마사지를 위한 것인데, 그 이유는 그 방법이 통증유발점을 치료하는데 매우 효율적(Chaitow 2001)일 뿐만 아니라, 마사지 치료사의 영역 안에 해당되기 때문이다.

통증유발점을 비활성화시키는 통증유발점 압박 이완술을 이용할 때 통증유발점을 몇 번 압박해야 하는지는 알려져 있지 않고, 또 치료 회기를 얼마나 자주 해야 하는지도 알려지지 않았다(표 2.6 참고). 적용하는 압박의 정도도 알려지지 않았는데, 그 이유는 통증역치가 사람마다 다르기 때문이다. 그러나 과도한 압박은 역효과를 내는데, 그 이유는 통증유발점이 역학적 외상에 더 민감하기 때문이다. 만약 통증이 발생하면, 근경련을 일으켜 근육의 긴장을 유지시킨다.

압박점 이완술을 이용한 통증유발점의 치료 기법

1. 치료될 근육이 길어지고 이완되도록 클라이언트를 배치한다.
2. 촉진을 이용하여, 치료될 통증유발점이 위치한 조직 밴드를 확인한다.
   다음은 Lavelle 등(2007)에 의해 설명된 촉진 방법이다:
   - 플랫(flat) 촉진은 침범된 근육의 피부를 한쪽을 밀고, 먼저 손가락끝으로 한쪽 방향으로 근육을 활주한다. 그 다음 반대 방향으로 가로지른다. 현악기를 연주할 때처럼 스냅핑 촉진이 특별한 통증유발점을 확인하는데 이용된다.
   - 핀처(pincher) 촉진은 엄지와 검지로 피부를 잡은 후, 팽팽한 밴드를 찾기 위해 피부를 롤링한다.
   - 깊은 촉진은 깊은 층에 있는 통증유발점을 확인하기 위해 이용된다. 클라이언트의 증상이 도출될 때까지 하나의 고정된 지점에 압박을 적용한다; 이것이 통증유발점임을 의미한다.
3. 통증유발점을 부드럽게 압박한다. 긴장 이완을 촉진할 수 있을 때까지 점진적으로 압박을 증가시킨다. 압박은 대개 가벼운 불편을 도출하지만, 심한 통증이 발생해서는 안 된다. 촉진할 수 있는 긴장의 감소는 근육 내의 근육원섬유마디 길이를 동등하게 만들고, 증가된 가동범위가 있는지를 확인함으로써 이것을 체크한다.
4. 다른 팽팽한 조직에 이런 과정을 반복한다.
5. 치료 후, 치료해 왔던 근육을 스트레칭한다.

통증유발점 마사지 기법은 수정될 수 있다. 이것은 교대적인 엄지 압박으로 부드럽고 짧게 압박을 적용하는 방법이다. 이 기법은 스트레칭 단락에서 설명된 물렁조직 이완술에 의해 이용된 고정-스트레칭 방법과 결합될 수도 있다. 조직을 고정하기 위해 무작위 지점을 선택하는 것 대신에, 여러분은 의심되는 한 지점에 압박을 유지하는 한편, 통증유발점을 선택하여 부드러운 스트레칭을 적용할 수 있다. 클라이언트는 통증유발점을 비활성화하는데 있어, 능동적인 역할을 할 수 있다. 가정 프로그램은 통증유발점의 허혈성 압박(앞에서 설명되었듯이)과 지속적인 스트레칭(통증유발점을 감소시키는데 효율적인 것으로 확인된)으로 구성된다(Hanten 등 2000). 예를 들어, 통증유발점을 부드럽게 압박하기 위해 클라이언트에게 테니스 공을 사용하도록 조언하고, 관절이나 뼈 위를 너무 길게 압박하지 않도록 조언한다. 통증유발점이 증상임을 기억한다. 만약 원인적 요소를 해결하지 않으면, 통증유발점이 관련되는 긴장의 증가가 지속될 것이다. 성공적인 치료의 열쇠는 클라이언트에게 자극하고 원인이 되는 요소를 알려주는 것이다(Huguenin 2004).

근력강화 (Muscle Strengthening)

프리 웨이트나 멀티짐 장비를 사용하기 위해 운동시설을 방문할 때 여러분이 상상하는 전반적인 근력강화와는 반대로, 자세교정에 사용되는 근력강화의 유형은 매우 특이적이다. 자세 교정을 할 때, 클라이언트는 특정 근육에 집중하고, 그 근육 수축을 실행할 필요가 있다.

Tapotement 기법으로 알려진 마사지 기법은 근긴장의 증가를 촉진시킨다. 초기 단계에서의 tapotement 기법은 클라이언트로 하여금 그 근육에 집중하도록 만들어 근력을 강화하는데 도움을 줄 수 있다. tapotement 기법은 피부를 짧게 그리고 갑작스럽게 때리는 기법으로서, hacking, clapping, beating 처럼 매우 부드럽게 때리는 기법이다. 이런 종류의 기법은 원래 자극 효과를 가지고 있고, 혈관 확장을 증가하고, 조직을 진동시키고 피부반사를 자극한다.

자세교정이라는 특별한 목적으로 근력강화운동을 적용하는 프로토콜은 없다. American College of Sports Medicine(2011)은 건강한 성인의 피트니스 프로그램의 일환으로 사용되는 저항운동에 대한 몇 가지 근거중심의 권장사항을 가지고 있다(표 2.7 참고); 이들 지점은 출발점으로서 이용될 수 있다. 근력강화 훈련이 자세를 교정하는데 이용될 때, 효율적일 것 같은 대부분의 훈련 유형은 지구력 훈련(즉, 장시간 동안 동일 움직임을 수행하는 근육의 훈련)이다. 전신 피트니스를 위해서는, 주요 근육군을 포함하는 저항운동을 권장한다. 그러나 자세 훈련을 위해서는, 훈련받을 근육을 선택하는 것이 중요하다. 왜냐 하면 단축되거나 과긴장된 근육의 지구력 운동은 역효과를 가질 수 있기 때문이다. 자세교정을 돕기 위해 특별하게 지구

표 2.7 저항운동에 대한 근거중심의 권장사항

구성	권장사항
빈 도	근육은 1주당 2-3일 훈련을 받아야 한다.
강 도	근지구력을 향상시키기 위해 1RM의 50% 미만 (가벼운 강도에서 중등도의 강도까지)
시 간	강한 효율적인 훈련 기간은 알려져 있지 않다.
유 형	전신 피트니스를 위해, 각각의 주요 근육군을 대상으로 한 저항운동을 이용한다.
반 복	15-20회 반복이 지구력을 향상시킨다.
세 트	2세트 정도의 운동이 근지구력을 향상시킨다.
패 턴	각 운동세트 사이에 2-3분간 휴식을 취한다. 단일 근육군을 위해 운동 회기 사이에 48시간 이상 휴식을 취한다.
진 전	전신 피트니스를 위해, 더 큰 저항으로, 그리고 세트 당 반복횟수를 증가시키고, 빈도도 증가시키는 쪽으로 진전한다.

력 운동을 사용할 때 근 지구력 운동을 얼마나 잘 진전시키는지를 알지 못한다. 운동세트 당 반복횟수의 증가나 빈도의 증가가 유익할 수 있다. 훈련 받아야 할 근육을 조절하고 그것의 변화를 모니터링하려면, 정기적인 자세 평가가 필수적이다.

자세를 교정할 때 발생하는 문제 중의 하나는 길어지고 약화되었던 근육이 관절의 안정성을 떨어뜨리는 것이다. 그러므로 조심스럽게 근력강화 운동(체중부하나 관절 하중을 일으킬 수 있는)을 수행해야 한다. 길게 늘어난 위치의 근육으로부터 초래된 스트레칭성 약증은 중립위를 넘어서지만, 정상 근육 길이 범위 내에 위치한다. 스트레칭성 약증에 의해 영향을 받는 근육들로는 중간볼기근, 작은볼기근, 엉덩허리근, 엉덩관절 가쪽돌림근, 배근육 및 아래쪽 등세모근 등이 있다(Kendall 등 1993). 근육의 길어짐이 원심성 수축의 결과라면, 섬유 리모델링이나 운동으로도 근육 길이가 감소될 수 없는데, 그 이유는 마이오신 교차결합이 전단력으로 인한 구조적 손상을 당했기 때문이다(Panel on Musculoskeletal Disorders and the Workplace Commission in Behavioral and Social Sciences and Education National Research Council and Instutite of Medicine 2011).

클라이언트에게 근력강화를 가르칠 때 고려해야 할 지침

- 먼저 반대쪽의 타이트 근육부터 해결한다.
- 강화될 근육을 터치하여 확인하도록 클라이언트를 돕는다.
- 문외한적인 관점에서 지시사항을 제공함으로서 클라이언트에게 근육을 수축하도록 주문한다. 예를 들어, 마름근을 뒷당김하도록 지시하기 보다는 클라이언트에게 부드럽게 어깨뼈를 함께 모으도록 주문한다. 클라이언트가 근육을 수축할 때 근육을 촉진하여, 올바르게 수축하고 있는지를 체크한다.
- 근력강화의 목적은 길어진 근육을 단축시켜, 보다 적절한 위치로 관절을 영구적으로 유지시키는 것이다. 그러므로 궁극적인 목적은 새로운 자세가 습관화될 때까지 지구력을 증가시키도록 클라이언트를 운동시키는 것이다. 하나의 방법은 장시간 동안 근수축을 유지할 수 있도록 클라이언트를 장려하는 것이다. 많은 경우, 클라이언트는 빠르게 피로해질 것이다. 최대 근수축을 장려하지 않고, 그 대신 조금씩 자주 수축하도록 제안한다.
- 대부분의 근력강화 운동과 마찬가지로, 초기에는 근육통이 발생할 수 있지만, 대개 24시간 이내 스스로 사라질 것이라고 조언한다.

- 필요하다면, 약한 근육이 근력을 회복할 때까지 정렬을 유지하기 위해 테이핑이나 브레이싱을 사용한다. 스트레칭성 약증을 가진 근육은 회복이 일어나는 동안 충분히 생리적 안정 자세에서 고정되어야 한다(Kendall 등 1993).
- 나쁜 자세 습관이나 작업 습관으로 되돌아가는 것과 특정 근육을 과도하게 사용하지 않도록 하기 위해 획득된 근력을 유지하도록 클라이언트에게 조언을 한다.
- 수영과 같은 전신 신체 활동의 참여는 좌식 작업을 가졌던 많은 클라이언트에게 유용하다. 신체활동이 교정하고자 하는 자세를 악화시키지 않는 한, 그것을 하도록 장려한다. 예를 들어, 평영으로 수영을 하는 동안, 머리 들어올림을 유지할 때 목뼈의 앞굽음증(3장 참고)을 증가시키는 것을 권장하지 않는다; 노젓기가 등뼈 뒤굽음증(4장 참고)을 악화시킬 수 있고, 엉덩관절 굽힘근이 단축된 클라이언트에게 적합하지 않을 수 있다(5장에 있는 증가된 허리뼈 앞굽음증과 7장의 골반 앞쪽경사에 대한 정보를 읽는다).

테이핑 (Taping)

테이핑 요법은 과도하게 스트레칭된 조직의 스트레스를 이완시키고, 물렁조직을 새로운 자세로 안내하거나 행동적 암시로서 긴장을 이용함으로서 자세를 교정할 수 있다(Hertling & Kessler 2006). 클라이언트의 위험은 테이프의 적용에 의지하는 것이고, 테이핑 요법이 자세를 교정하는데 필수적인 것이라고 믿는 것이다. 관절의 자가교정은 테이핑 요법을 선호하는데, 그 이유는 자가교정이 정렬을 유지하는데 필요한 약화된 근육을 강화하고, 효과가 단기적이지만 유용하기 때문이다. 테이프의 종류로는 비탄력 테이프와 탄력 테이프가 있다. 탄력 테이프는 자세교정의 사용에 좋은데, 그 이유는 비탄력 테이프보다 전반적으로 움직임을 덜 제한하고, 더 편안하기 때문이다. 탄력 테이프의 사용은 비탄력 테이프의 사용보다 더 새로운 방법이고, 자세교정 사용에 대한 적용 근거는 부족하다. 그러나 탄력 테이프는 클라이언트에게 좋은 결과를 제공하기 때문에 임상가들에게 인기가 좋은 편이다. Langendosen & Sertel(2011)의 교재처럼, 더 많은 정보에 이용될 수 있는 교재들이 많이 존재한다. 여기에 제시된 지침은 일반적인 지침이다. 여러분이 사용하고 있는 탄력 테이프의 종류를 위한 제조사의 권장사항을 항상 따라야 한다.

테이핑을 위한 지침

- 수동이나 능동으로 테이핑할 관절을 중립위로 재정렬한다.
- 털, 오일, 땀을 제거하여 테이핑할 부위를 확보한다.
- 적용하기 전에 테이프를 약간 신장한다. 적용할 때 그 테이프는 원래 위치로 돌아가면서 피부를 당기고, 중립위로 관절을 유지하는데 도움을 줄 것이다.
- 탄력 테이프를 1주일까지 적용할 수 있고, 최소 3일 정도 적용되어야 한다. 테이프가 물에 젖으면(샤워를 했을 때), 테이프를 제거하도록 클라이언트에게 조언하고, 털이 성장하는 방향으로 테이프를 부드럽게 제거하도록 조언한다.

근막이완술 (Myofascial Release)

근막의 긴장은 움직임을 제한하고, 비정상 자세를 악화시킬 수 있다. 과부하가 근막에 시종일관 가해지면, 그 근막이 자세 불균형을 일으키고, 손상 당시 발생했던 신체 구조물 뿐만 아니라 사고, 기억 및 반응을 제한한다(Duncan 2014). 근막이완술은 근막에 작용하는 독특한 치료기법이고, 조직을 위해 적절한 안정 자세를 촉진시킴으로서 자세를 교정하는데 크게 도움을 준다. 이 기법을 적용하는 동안, 조직의 이완이 일어나고(근막 유지 패턴의 이완), 이런 결과로 근육이 더 잘 정렬될 것이다. 많은 마사지와 스트로크 기법 외에, 다양한 형태의 근막이완술이 있다. 여기에서는 기본적인 크로스 핸드 기법을 설명할 것이다. 더 다양한 기법을 포함해 보다 자세한 정보를 원한다면, 이들 지침의 토대가 되는 Ruth Duncen(2014의 ***Myofascial Release*** 를 참고하기 바란다.

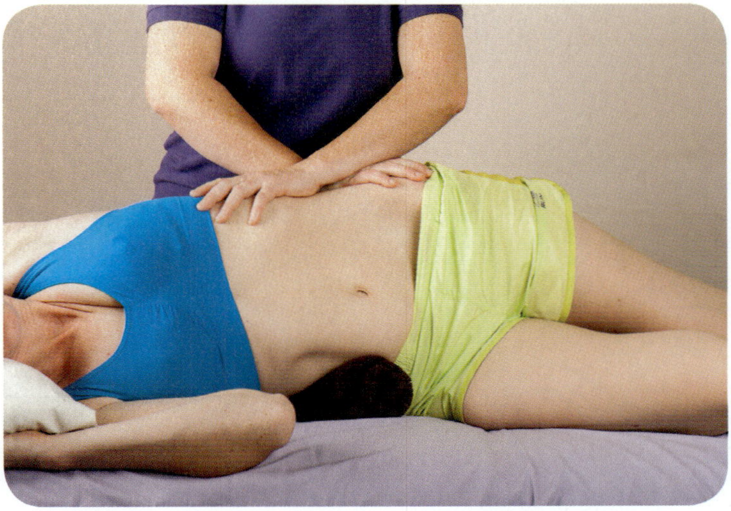

그림 2.3 가쪽 허리 부위를 이완하는 크로스 핸드 이완술을 위한 자세.

크로스 핸드 근막이완술을 위한 지침

- 양 손을 교차하여, 클라이언트의 피부 위에 손바닥을 부드럽게 배치하고, 부드럽고 지속적인 압박을 적용한다.
- 손의 무게에 의해 근막이 순응할 때까지, 여러분의 손바닥에서 일어나는 저항을 느껴본다.
- 이 시점에서 다시 기다려, 조직 장벽을 느껴본다. 여러분의 손이 근막 안으로 약간 가라앉는 느낌을 가져 본다.
- 여러분이 클라이언트 쪽으로 몸을 기울일 때, 손바닥 압박을 그대로 유지하고, 물렁조직이 당겨지도록 양 손의 간격을 벌린다.

이 기법은 최소 5분 동안 적용되고, 근막 이완이 1면, 2면 또는 3면에서 일어날 수 있다.

추후 관리

자세교정을 위해 클라이언트를 치료할 때, 치료 회기 사이의 시간이 더 커지는 것 같다. 부정정렬이 교정되는 단계나 또는 자세의 변화가 더 이상 없는 단계에 도달할 때, 여러분은 클라이언트가 다시 나쁜 습관으로 되돌아가지 않을 것이라고 확신할 필요가 있다. 이미 언급된 "습관 원인을 확인하고, 제거하거나 줄인다"는 항목의 요점들을 다시 생각해 보는 것과 6개월 안에 클라이언트에게 체크-업을 제공하는 것은 가치가 있는 일이다. 여러분은 클라이언트가 주요 기여 요소를 확인하도록 이미 도움을 주었다; 클라이언트의 새로운 신체 자각은 특정의 앉은 자세나 스포츠 활동, 여가 활동이 자세에 나쁜 효과를 줄 것이라는 의문을 일으켰다. 클라이언트의 치료를 끝낼 때쯤, 여러분은 클라이언트가 그들의 자세를 관리하는데 있어서 더 이상 여러분의 조언을 필요하지 않길 바랄 것이다. 클라이언트의 상태에 대한 교육은 치료를 시작할 때부터 중요하다. 어떤 경우에는, 여러분이 할 수 있는 것이 없을 수도 있다. 예를 들어, 발목의 관절염이 악화되어, 발목관절대치술을 기대해야 할 것이다. 여러분이 다리 근육을 위한 스트레칭과 장딴지 근경련을 극복하는 방법을 클라이언트에게 가르쳐 주었는지는 모르지만, 발목관절 자세에 대한 치료이나 조언을 제공하지 않을 수도 있다.

후속의 장에서, 여러분은 치료사가 할 수 있는 것과 클라이언트가 할 수 있는 것에 따라 목록된 치료 아이디어를 언급할 것이다. 클라이언트는 다음과 같은 방법으로 자세교정에 참여할 수 있다:

- 자세에 영향을 주는 요소들을 확인한다.
- 이들 요소를 제거하거나 줄이기 위해 행동을 수정한다.
- 특정 근육의 능동 스트레칭에 대한 여러분의 조언을 따른다.
- 특정 근육의 근력강화에 대한 여러분의 조언을 따른다.
- 근육을 길게 할 목적으로 통증유발점의 비활성화를 위해 테니스 공이나 다른 도구를 사용한다.
- 클라이언트와 토의해 왔던 다른 조언을 따른다(예: 특정의 안정 자세를 채택하는 것, 특정 형태의 신발을 피하는 것, 백팩을 착용하는 방법의 변화, 스포츠 치료사나 족부의사와 같은 다른 전문가와 치료할 것)

여러분은 치료를 끝냈을 때 클라이언트와 마주 앉아 그가 할 수 있는 것에 대한 많은 제안을 제공할 수 있다. 사실, 특정 자세에서 지속될 수 있는 스포츠 활동이나 정기적인 신체 활동의 나쁜 효과를 위해, 많은 클라이언트는 정기적인 스트레칭, 통즈유발점 비활성화, 또는 근력강화 프로그램을 지속할 필요가 있다.

교감 형성과 참여 강화

여러분이 고안한 가정 관리 프로그램을 클라이언트가 수행하는 것은 자세 변화를 일으키는 데 중요하다. 예를 들어, 카이로프랙터에 의해 처방된 운동에 대한 클라이언트의 순응도가 높은 경우에는, 결과가 긍정적이고, 치료 목표를 달성할 수 있지만, 순응도가 낮으면, 치료 결과가 일정하거나 역전될 수 있다(Milroy & O'Neil 2000). 불행하게도, 물리치료에 대한 클라이언트의 순응도는 나쁜 편인데, 그 이유는 너무 광범위하고 다양하기 때문이다. Sluijs, Kok 및 van der Zee(1993)에 의해 밝혀진 운동 감독에 대한 비순응도의 이유는 환자가 인지하는 장벽(시간 부족과 같은), 긍정적인 피드백 부족 및 도움이 안 된다는 느낌(클라이언트가 자신에게 도움을 줄 수 있는 일을 할 수 없다) 등이다. 이들 학자는 비순응성에 대한 이유를 우리가 알도록 장려하고, 습관을 변화시키는 시도를 할 때 그 사람이 직면하는 문제를 간과해서는 안 된다고 한다. Sluijs 등의 소견이 자세교정을 위한 치료의 일부로서 운동을 처방 받은 클라이언트에게 어떤 영향을 주는지는 알려지지 않았다. 클라이언트는 자세교정 프로그램을 고수하도록 강하게 동기부여될 것이다. 또는 대다수의 환자처럼, 클라이언트가 가정운동 프로그램의 참여에 대한 동기 부여가 부족할 수 있다. 그래서 클라이언트와의 교감 형성이 매우 중요하다. 초기 자세평가를 수행할 때, 변화될 필요가 **없는** 특징(클라이언트의 긍정적인 특징을 가르키는)을 확인하는 것은 교감을 형성하는데 도움을 줄 것이다(Earls & Myers 2010). 클라이언트에게 실패보다는 성공을 숙지시키는 것이 유용한데, 그 이유는 이것이 치료 프로그램을 강화시킬 수 있기 때문이다. 예를 들어, 며칠간의 스트레칭이나 근력강화를 수행하지 못했음을 시인하는 것 이외에, 클라이언트가 달성**했다고** 보고한 것은 무엇인가? 그녀는 자신의 사무실 의자를 바꾸었는가? 훈련을 기다리는 동안 무릎이 젖힘되어 잠김되지 않아야 한다는 것을 기억했는가? 1주일 중 며칠을 엎드려서 잠을 자지 않고, 바로 누워 잠을 잤는가?

여러분은 환자 중심 목표를 설정함으로서 참여의 가능성을 증가시킬 수 있다. 환자 중심 관리는 환자 관점의 이해가 동등한 치료적 관계에서 좋은 직무를 지지해야 한다는 것을 옹호한다(Kidd 등 2011). 만약 목표가 그들에게 의미가 있다면, 그 사람은 긍정적인 치료결과를 갖게 될 것이고, 그들은 그들의 삶속에서 긍정적인 변화가 달성될 수 있음을 믿을 수 있다. Randall과 McEwen(2000)은 목표 설정을 위한 다음 단계를 권장한다:

1. 치료에 대해 환자가 원하는 결과를 결정한다.
2. 환자의 자가관리, 일과 여가활동에 대한 이해를 발달시킨다.
3. 환자가 원하는 결과와 관련된 목표를 설정한다.

건강관리 전문가들은 피드백을 제공하고 자가모니터링과 목표설정하는 방법을 교육함으로써 클라이언트가 운동 양상을 유지할 가능성을 향상시킬 수 있다(Woodard & Berry 2001). 클라이언트의 완전한 참여를 위해서는 대면 조언과 대면 치료를 필요로 하는 많은 방법들이 있다. 정보기술은 지속적인 성장과 다양한 의사소통 정보 수단을 클라이언트에게 제공하고, 치료 프로그램을 고수하는데 도움을 준다. ***Personal Health Information Technology-Paradigm for Providers and Patients to Transform Healthcare Through Patient Engagement***에서, Sarasohn-Kahn(2013)은 스카이핑, 모바일 앱, 이메일, 환자 P2P 지지를 위한 사회 네트웍 등을 포함한, 건강정보 기술의 다양한 예를 제공한다. 클라이언트의 재활을 위한 책임이 증가하면, 여러분은 자세교정의 사용을 위해 정보기술을 어떻게 적응할 것인지를 고려할 수 있다. 여러분은 여러분과 클라이언트가 고안한 자세교정 프로그램에 클라이언트가 참여할 가능성을 어떻게 증가시킬 것인가?

다른 전문가에게 의뢰하기

모든 치료사는 다른 건강관리 전문가에게 클라이언트를 의뢰할 필요가 있는데, 그 이유는 의심되는 자세에 원인이 되거나 기여하는 요소의 치료가 그들의 영역 밖에 있거나, 또는 클라이언트가 그들의 치료에 반응하지 않기 때문이다. 어떤 경우에는, 보다 성공적인 결과를 달성하기 위해 클라이언트가 다른 종류의 치료를 받아들이는 것이 더 적절할 수 있다. 예를 들어, 밖굽이무릎을 가진 뚱뚱한 클라이언트가 더 많은 통증을 가졌고, 상담 때 체중을 줄이길 원했고, 현재 많은 노력을 하고 있다면, 무릎 주위의 물렁조직을 마사지하기 보다는 다이어트 전문가의 조언과 지지가 그녀에게 더 유익할 것이다. 반대로, 건강한 식사를 하지 않았고, 무릎 통증과 젖힘된 무릎을 가진 저체중 클라이언트도 다이어트 전문가로부터 도움을 받을 수 있지만, 이 경우에는 다이어트 전문가의 도움을 받기 전에, 무릎 뒤쪽 테이핑의 적용이 비록 일시적이지만 즉각적으로 통증을 완화시켜 클라이언트의 보행을 수월하게 만들 수 있을 것이다. 이들 예에서, 초점은 환자의 체질량지수이고, 비만 환자의 경우는 도수치료 전에 다이어트 전문가의 도움을 받아야 하고, 반면 저체중 환자는 다이어트 전문가의 조언을 받지 않아도 된다는 것이다. 특정의 무릎 자세를 가진 비만 환자는 먼저 체중을 감소하는 것이 유익한데, 그 이유는 물렁조직 치료나 테이핑이 단기적인 치료 효과만을 제공하기 때문이다. 체중부하 시 체중에 의해 밖굽이무릎이 더욱 악화시킬 수 있기 때문이다. 만약 비만환자가 젖힌 무릎을 가졌다면, 일시적인 자세교정 효과를 주기 위해 테이핑 요법의 적용도 가능한데, 그 이유는 밖굽이무릎 때 보다는 체중부하나 보행시 무릎의 젖힘을 의식적으로 더 쉽게 피할 수 있기 때문이다. 언제 의뢰할지에 대한 엄격한 법칙은 없고, 각 경우는 독자적으로 결정되어야 한다. 이것에 대한 하나의 예외는 클라이언트가 확인되지 않은 암과 같은 병리적 문제를 클라이언트가 가진 것으로 의심될 때이다. 이런 경우는 즉각 의사에게 클라이언트를 의뢰해야 한다.

표 2.8은 몇몇 건강관리 제공자들과 언제 의뢰해야 할지에 대한 예를 목록하고 있다. 건강관리 제공자의 목록은 모든 건강관리 제공자를 포함하지 않았다. 의뢰에 대한 이유로서 각각에 대한 더 많은 예가 포함될 수 있다. 만약 여러분이 독립된 치료사로서 업무를 하고 있다면, 클라이언트를 의뢰할 수 있는 같은 생각을 가진 전문가들의 네트웍을 설정하는 것이 유용할 것이다. 누구에게 의뢰할 것인지는 여러분이 알고 있는 전문가에 좌우되거나, 특정 전문가로의 의뢰에 대한 지침과 명확한 의뢰 루트에 좌우될 것이다.

여러분과 같은 업무를 하는 다른 치료사와의 네트웍도 유용할 수 있다. 그 이유는 그들 치료사가 여러분과 공유할 접촉을 가질 수 있기 때문이다. 심지어 여러분이 클라이언트를 의뢰할 전문가와 다양한 접촉을 가지고 있다하더라도, 클라이언트에게 가장 적합한 전문가가 누구인지를 아는 것은 쉬운 일이 아닐 수 있다. 예를 들어, 전문적 기술 측면에서 볼 때 족부의사

표 2.8 건강관리 전문가와 의뢰 이유

전문가	의뢰 이유
카이로포디스트, 족부 전문가	발 자세에 나쁜 영향을 줄 수 있는 클라이언트의 발가락이나 발톱을 관찰할 때; 발에 영향을 줄 수 있는 관절염이나 당뇨병과 같은 병리를 클라이언트가 가지고 있을 때; 발보조기의 사용이 적응적일 때; 굳은살, 티눈, 통증성 사마귀가 체중부하에 영향을 줄 때.
물리치료사, 카이로프랙터, 오스티오패시	이들 전문가는 근육, 관절, 인대, 힘줄 및 신경의 문제를 가진 상태를 진단, 치료 및 관리한다. 여러분이 카이로프랙터, 오스티오패시 또는 물리치료사 등 누구에게 의뢰하는지는 여러분의 선호에 따라 좌우되지만, 어떤 경우나 어떤 나라에서는 보험의 특성에 의해 결정될 수 있다(치료비용을 보험회사가 지불할 때는). 특히 물리치료사는 진보된 재활 지식을 가지고 있고, 특정 분야(여성 건강, 노인 관리 및 신경학)를 전문으로 하고 있다. 그래서 클라이언트가 이들 분야에 해당될 때 물리치료사에게 의뢰한다. 클라이언트가 자세교정에 영향을 줄 것 같은 상태(다발성 경화증과 같은 신경학적 상태)를 가지고 있을 때 의뢰가 적절할 것이다. 손상으로 초래된 자세변형이 있을 때, 그리고 수술적 중재와 재활이 필요할 때; 치료의 일환으로서 가동술이나 교정술이 유익할 수 있을 때; 신경조직의 가동술이 적절할 때.
카운셀러	클라이언트에게 자세가 골칫거리일 때나 신체 이미지에 대해 관심이 있을 때; 정서적 문제가 자세교정에 영향을 줄 때.
치과의사	거북목 자세를 가진 클라이언트가 턱관절 통증을 가지고 있을 때
의사	통증이 자세교정을 제한할 때, 의사가 통증 관리에 대한 조언을 가장 잘 할 수 있다; 다른 전문가에게로의 의뢰가 필요할 때-영국에서는, 환자를 의사에게 의뢰하는 것이 가장 일반적이다. 왜냐하면 의사가 전문가(물리치료사나 족부 전문가)에게로의 의뢰가 가장 호의적인 행동인지를 평가하기 때문이다; 심각한 병리를 의심될 때.
피트니스 전문가, 개인 트레이너	클라이언트가 맞춤형 근력강화 프로그램이나 스트레칭 프로그램을 수행할 때 일대일 감독이 유익하다고 여러분과 클라이언트가 결심할 때; 체중 감소 프로그램의 참여가 자세교정에 영향을 준다는 것에 여러분과 클라이언트가 동의할 때.
마사지 치료사	스트레스의 결과로 근육 과긴장이 있는 것으로 여러분이 추정할 때 그리고 비특이적이고 일반적인 이완 마사지가 유익하다고 추정될 때; 근막이완술이 유익할 때.
스포츠 마사지 치료사	많은 스포츠 마사지 치료사들이 근긴장을 줄이거나 조직을 늘이기 위해 사용하는 부가적인 기술을 여러분이 가지고 있지 않을 때; 그리고 이들 기법(근에너지기법, 물렁조직 이완술, 통증유발점 비활성화 기법, 깊은조직 마사지 등)이 유익할 수 있다고 믿을 때.
스포츠 치료사	클라이언트가 여가활동이나 전문 스포츠 활동과 자세에 참여할 필요가 있을 때; 스포츠 생체역학에 대한 조언이 필요할 때.

와 치과의사의 차이점은 뚜렷하지만, 물렁조직을 다루는 두 전문가의 기술적 차이점은 뚜렷하지 않을 수 있다: 도수치료사는 대개 스웨디시 마사지부터 훈련을 받지만, 대개 다른 도수치료 분야로 영역을 확장한다. 부가적으로 몇몇 분야의 건강관리 제공자들의 기술들이 많이 중첩된다. 예를 들어, 스포츠 마사지는 스포츠 마사지 치료사나 스포츠 치료사들에 의해 수행되고, 물리치료사, 오스티오패시 및 카이로프랙터들도 스포츠 마사지를 훈련들을 받는다. 근막이완술을 훈련받은 마사지 치료사는 물리치료사의 기술을 배우지 않지만, 일부 물리치료사는 근막이완술을 배우고, 다양한 클라이언트 그룹을 치료한다. 클라이언트가 스포츠 활동을 하고 싶어 하거나 이미 정기적인 신체 활동에 참여하고 있다면, 클라이언트를 전무가에게 의뢰하는 것이 더 현명할 것이다. American Physical Therapy Association(APTA)은 특수 분야인 스포츠물리치료(Sports Physiacl Therapy) 분과를 가지고 있고, 그들의 구성원들은 활발한 신체활동자의 예방, 평가, 치료, 재활 및 수행 강화를 전문으로 하고 있고, 또 그들의 검사 일부로서 자세 관찰을 다방면으로 수행하고 있다(Sanders 등 2013). 영국에서는 이들 분야를 Association of Chartered Physiotherapists in Sports and Exercise Medicine 라고 부른다. 영국에서, 이런 종류의 전문가 중재는 스포츠 치료사에 의해 제공된다. 이들 전문가 집단의 각각은 자세 불균형을 악화시킬 것 같은 스포츠 활동에 대해 조언을 할 수 있고, 심지어 자세를 향상시키는 스포츠를 권장할 수 있을 것이다. 여러분이 가장 잘 할 수 있는 것에 초점을 맞추고, 다른 분야의 전문가와 협력할 수 있다는 것에 큰 장점이 있다. 각 조직의 운영은 그들이 표현하는 전문 분야에 대한 정의와 설명을 제공하고 있다; 이것은 여러분이 어느 분야의 전문가가 가장 도움을 줄 수 있는지를 결정하는데 도움을 줄 수 있다. 예를 들어, Society of Sports Therapists(2013)는 스포츠 치료사의 역할과 물리치료사의 역할을 비교했고, 또 Chartered Society of Physiotherapists와 Pitness Industry Association Joint Working Party(2011)는 물리치료사에게로의 의뢰와 피트니스 강사에게로의 의뢰를 선택하고자 할 때의 지침을 제공한다. 어느 조직도 자세교정과 관련된 의뢰를 권장하지 않고 있다. 명심할 것은 여러분과 다른 분야의 전문가에게 반드시 의뢰할 필요는 없다는 것이다. 어떤 경우에는, 여러분이 동료와 함께 클라이언트의 사례를 토의하는 것도 유용할 수 있다. 여러분이 언제 그리고 누구에게 의뢰하던 간에, 여러분은 클라이언트로부터 동의를 얻어야 할 것이다.

맞춤 치료

본 책에 서술된 자세는 다양하고, 어떤 자세는 다른 자세보다 더 많은 교정이 필요하다. 자세가 교정될 수 있는지에 영향을 주는 요소들은 자세의 원인, 기여 요소와 교정 과정에 참여하는 클라이언트의 의지(조언을 따르려는 의지, 운동을 수행하려는 의지, 여러분이 권장하는 스트레칭이나 치료) 등을 포함한다. 변화에 대한 욕구는 클라이언트에 의해 이루어질 때, 결과가 더 좋아질 것이다. 외적 동기부여와 반대로, 내적 동기부여는 더 오래 지속될 것 같다. 궁극적으로 여러분이 제공하는 치료의 빈도는 자세 변화에 참여하는 클라이언트의 내적 동기부여와 그렇게 하려는 인지 능력에 좌우된다.

같은 자세를 가진 5명의 클라이언트(심한 뒤굽음증)를 대상으로 각 클라이언트에게 맞는 여러분의 치료를 어떻게 수정하고 재단하는지를 보여주기 위해 다음과 같이 기술하였다. 치료 접근법의 다양성을 설명해 줄 수 있는 많은 예들이 있다. 이들 예와 반대로, 자세 변화에 대한 욕구은 자세의 변화가 증상을 줄이거나 증상 발달의 가능성을 줄일 것이라고 평가했던 주역인 치료사에 의해 종종 나온다. 모든 사례에서, 교정에 대한 욕구는 클라이언트가 동의하는 목표이어야 한다. 뒤굽음증을 교정하는데 사용되는 실제 기법을 알고 싶으면, 4장을 참고하기 바란다.

뒤굽음증과 관련된 사례 연구

클라이언트 1은 키가 6피트 3인치(190.5㎝)이고, 정기적으로 로잉 활동(취미는 대학 이후로 계속 지속되었다)에 참여했다. 그는 사람과 대화를 할 때 구부정한 자세를 취하는 경향이 있다고 말한다. 직장에서 매우 바쁨에도 불구하고, 그는 치료를 계속 받아 왔는데, 그 이유는 몇 년 전의 사진에 비해 최근에 찍은 사무실 파티의 사진에서 너무 구부정한 자신의 자세를 보고 충격을 받았기 때문이다. 그는 자세가 변화될 수 있는지 아니면 너무 늦었는지를 알고 싶었다. 그는 운동에 익숙해져서 치료사가 제공한 스트레칭이나 근력강화 프로그램을 즐겁게 수행하고 있다. 그는 치료나 조언을 받아들이고 진전을 체크함으로서, 많은 치료 회기 동안 여러분과 만나길 기대하고 있다.

첫 치료 이후, 클라이언트는 구부정한 자세를 변화시키고 싶었고, 치료사의 제안을 따랐고, 또 구부정한 자세를 취할 때 직장 동료들이 그를 환기시켜 주는 것에 동의했다. 그는 뒤굽음증을 교정하는데 도움이 될 수 있고, 또 그가 할 수 있는 것을 분명히 할 수 있는 로잉(노젓기) 기법에 관한 토의를 위해 스포츠 치료사를 만나는데 동의를 했다. 치료사가 2번째와 3번째 치료를 위해 클라이언트를 만날 때, 그는 스트레칭을 올바르게 수행하고 있는지를 물어볼 것이고, 올바르게 수행하길 원한다. 그는 스트레칭 방법을 시전할 수 있고, 정기적으로 수행하고 있음을 보고한다. 그는 행복하게 도수치료를 받고 있다. 그는 첫 번째 치료에서 치료사가 설명했던 근육을 살펴보았고, 치료사의 치료 근거를 이해하고 있다. 전반적으로, 그는 자세교정 과정에 능동적으로 참여하고 있다.

클라이언트 2는 신체적으로 건강하지 못한 편이고, 몇 년 전에 콜 센터의 새로운 직업을 가진 이후로 자세가 더욱 나빠지고 있음을 인지하였다. 그녀는 자신감과 싸우고 있음을 인정하고, 이것이 나쁜 자세가 된 이유 중의 하나라는 느낌을 갖고 있는데, 그 이유는 그녀가 자기를 의식하는 사람과 이야기를 할 때 약간 더 구부정한 자세를 취하는 경향을 갖기 때문이다. 치료사는 치료 선택에 대해 그녀와 토의했다; 그녀는 도수치료를 받을 때 불편함이 있다고 말했지만, 기꺼이 스트레칭을 수행하고 있다.

치료사가 2번째 치료를 위해 클라이언트를 만날 때, 클라이언트는 치료사가 처방했던 스트레칭을 수행하지 않았고, 자세가 전혀 변하지 않았다. 그녀는 사무실에서 사람과 이야기할 때 똑바로 서 있는 것을 난처하게 느꼈고, 집으로 갈 때 너무 피로함을 느꼈다. 몇 가지 예비적인 질문을 하는 동안, 치료사는 클라이언트가 행동 변화를 바꾸는데 전념할 의지가 있지만, 그것에 대한 더 많은 지도가 필요하다는 것을 느낄 것이다. 치료사는 스트레칭할 근육의 그림과 스트레칭을 수행했을 때 체크할 수 있는 상자가 있는 7일간의 일지를 클라이언트에게 제공한다. 클라이언트는 일지를 좋아하고, 그녀의 진전을 모니터하는데 도움을 주기 위해 일지를 부엌에 부착함으로서 매일 일지를 보고 사용할 것이다. 여러분은 매주 그녀를 보게 될 것이고, 그녀가 선호하는 스케줄을 따라야 한다. 치료사는 그녀의 자의식 물음으로 되돌아와서, 대화를 위해 자신감 있게 똑바로

(계속)

선 자세를 취하도록 그녀에게 요구해야 한다: 가족구성원? 친구? 버스정류장의 검표원? 우편배달부? 그녀는 편안하게 똑바로 서서 누군가와의 대화에 참여할 수 있는 많은 기회를 확인하는데 동의하고 또 이것을 기록하는데 동의한다.

클라이언트가 다음 주에 돌아올 때, 그녀는 치료사의 이전 치료 이후 의식적으로 3번 또는 4번 선 자세를 향상시켰다고 보고하고 또 자의식을 덜 느끼도록 노력했다고 말한다. 치료사는 클라이언트가 보다 빈번하게 이것을 계속할 필요가 있다는 것에 동의한다. 그녀는 5번의 치료에서 스트레칭을 수행했고, 이것을 기록했던 일지를 가지고 온다. 그녀는 스트레칭에 대해 몇 가지 의문을 가지고 있다.

뒤이은 주들에서, 클라이언트는 스트레칭에 더욱 자신감을 가졌고, 적어도 매일 한 번씩 그녀의 자세가 향상되고 있음을 보고했다. 그녀는 여전히 도수치료 받는 것을 선호하지 않았기 때문에, 그녀의 자세 변화 프로그램은 스트레칭을 이용하고, 나중에 근력강화 운동을 포함할 것이다. 이때 그녀는 체육관에서 운동하거나 개인 트레이너와 운동할 만큼 자신감을 가지지 않았다. 그러나 그녀는 직장 환경을 평가했다는 것에 대해 매니저에게 물어볼 만큼 치료사의 제안을 좋아하고 있고, 또 하루 종일 직장에 앉아 있는 방법과 컴퓨터 스크린의 높이가 뒤굽음증의 교정을 방해할 수 있음을 잘 알고 있다.

치료사가 클라이언트를 다음 주에 봤을 때, 클라이언트는 회사의 DSE(Display screen equipment) 평가자에 의한 평가를 받았고, 조정이 수행되었다. 분명한 것은 그녀의 의자가 너무 높았고, 스크린이 너무 낮았기 때문에, 스크린을 볼 때 그녀의 등이 더욱 구부정해졌다.

몇 달 이후, 그녀는 몇몇 경우에 이것들을 치료사와 여러 번 수행했고, 집에서 매우 단순한 근력강화 운동을 수행했다(일지에 이들을 다시 기록한다). 그러나 그녀는 공공 체육시설에서 운동하는 것을 더 선호했다. 본 클라이언트는 자신감이 부족했고, 초기에는 치료적 지지를 더 필요로 했지만, 결국에는 치료 빈도를 줄이는 것이 좋았다.

클라이언트 3은 다운증후군 환자이고, 그의 도우미와 함께 치료를 받으려 왔다. 왜냐하면, 복지 미팅 동안 그가 자신의 등이 좋아지는 모습에 흥미를 표현했기 때문이다. 그는 그가 살고 있는 케어 홈의 많은 거주자들이 "둥근 등"을 가지고 있음을 확인했다. 그리고 그는 그가 점차 둥근 등으로 변화가고 있고 그것을 싫어한다고 생각한다. 그는 이미 지역 건강 센터에서 1주일에 한 번 정도 그룹 운동에 참여하고 있었고, 전문 운동 강사에 의해 지도를 받고 있으며, 그것을 즐기고 있다. 치료사가 뒤굽음증을 가진 클라이언트에게 대개 제공하는 스트레칭과 근력강화의 시트(sheet)는 이런 클라이언트에게 적합하지 않는데, 그 이유는 치료사가 선택했던 시트 종류의 크기가 작아서, 그것을 보기 어렵기 때문이다. 치료사, 클라이언트및 도우미 모두는 선 자세에서 한번, 그리고 누운 자세에서 한 번 가슴 스트레칭을 수행한다. 클라이언트는 운동 때 어떤 스트레칭을 하는지를 치료사에게 말한다. 만약 강사가 이것이 전반적으로 운동에 적합하다고 생각했다면, 하나의 선택은 프로그램 안에 가슴 스트레칭을 첨가할 것인지 마름근 뒷당김 운동을 할 것인지를 운동 강사에게 물어보는 것이다. 클라이언트는 둥근 등을 예방하는데 도움을 줄 수 있는 것이 무엇인지를 알고 싶어 한다. 치료사에 의해 제공되는 가슴 스트레칭이 도움을 줄 것이라고 설명한다. 클라이언트를 도와주는 도우미의 승낙이 있으면, 치료사는 도우미에게 근에너지 기법을 시전해 가르쳐 준다. 클라이언트는 근에너지 기법을 받고 싶어 하지만, 이완하기 어려움을 알게 될 것이고, 치료사의 교육이 명확하지 않음을 깨닫게 되는데, 그 이유는 클라이언트가 신장된 자세에서, 클라이언트가 스트레칭을 받기 보다는 치료사에게 스트레칭을 시도하기 때문이다. 도우미는 치료사가 매달 웰니스 치료를 위해 집을 방문하는 것을 고려하고 있는지를 물어볼 것이다; 매달 다양한 주제와 시전이 있고, 클라이언트는 자세, 마사지 및 스트레칭의 주제에 치료사가 기여한다는 것에 놀라워할 것이다. 클라이언트는 이것이 이런 치료를 계속하는 좋은 방법일 수 있음에 동의하는데, 그 이유는 다음 치료를 받기 위해 클라이언트가 클리닉을 방문하는 것이 아니라, 치료사가 케어홈을 방문하기 때문이다.

클라이언트 4는 안정적인 손으로 장시간 동안 마굿간을 청소하는 일을 하고 한다. 친구가 그녀에게 전에 없었던 혹이 자신의 등에서 자라고 있다고 말했다. 그녀는 최근에 승마를 배웠는데, 그 이유는 승마가 자세를 향상시킬 수 있다고 생각했기 때문이다. 그녀는 혹이 심각하지 않고 필요한 권장사항이 있는지를 알아보기 위해 그녀의 자세를 치료사가 완벽하게 체크하도록 요청하였다. 치료사는 평가를 통해 배근육과 엉덩관절 굽힘근이 단축되어 있고, 또 한쪽 어깨의 마름근이 과긴장되어 있음을 알아냈고, 또 윗등뼈의 뒤굽음증이 증가하고 있음을 밝혀냈다. 특히 어깨관절 모음근(넓은등근)이 타이트했다. 클라이언트는 이런 불균형의 교정에 대한 조언을 대부분 좋아하지만, 정기적인 치료에는 전념할 수 없다고 말한다. 그 이유는 그녀가 장시간 일을 해야 하고, 또 치료사의 치료로부터 멀리 떨어져 살고 있기 때문이다. 마사지 치료사는 그녀가 살고 있는 마을에 치료의 기회를 주려는 생각을 하고 있다. 그래서 그녀가 치료실에 오기 보다는 치료사가 그녀를 만나러 갈 것이다. 그러나 필요하다면 약 3개월 안에 일회성 체크를 받기 위해 치료실을 방문해야 할 것이다. 그 때 그녀는 여러분이 제공했던 스트레칭과 모든 운동을 수행해야 한다. 치료사는 클라이언트를 안심시키고, 뒤굽음증 교정에 대한 필요한 조언을 제공해야 한다. 부가적으로, 여러분은 클라이언트가 엉덩관절 굽힘근과 어깨관절 모음근의 스트레칭을 미래의 프로그램 안에 포함시키길 원한다고 언급하고, 이것에 대한 근거를 설명했다. 치료사는 12주보다 6주 안에 다시 치료받는 것을 권장하는데, 그 이유는 그녀가 스트레칭을 올바르게 수행하고 있는지를 체크하는 것이 중요하기 때문이다. 그녀는 한 달 간격으로 3번의 치료를 받는 것에 동의했고, 그녀의 자세를 재평가하는 동안, 치료사는 마사지와 수동 스트레칭을 제공한다. 그녀는 뚜렷한 자세 향상을 확인했다. 그녀의 자세 향상이 도수치료의 중재 때문인지, 아니면 그녀의 능동 스트레칭이나 정기적인 승마운동 참여 때문인지는 명확하지 않다.

(계속)

클라이언트 5는 파킨슨병 환자이고, 남편의 악화된 자세와 균형을 걱정하는 그의 아내와 함께 치료를 받으려 왔다. 클라이언트는 기꺼이 스트레칭을 수행하고 있지만, 잊어버린다. 그의 말에 따르면, 그와 아내는 수년 동안 해외에서 살아왔고, 매주 마사지를 받아왔다고 한다. 그는 자세교정에 순종하고 있는 것처럼 보이지만, 초기 치료에서 그는 운동 수행에 동기부여가 되어 있는지 아니면, 마사지 받는 것에만 선호하는지를 확신할 수 없다. 여러분이 일하는 곳에 물리치료사와 오스티오패시가 있고, 어느 누구든지 균형을 유지하고 향상시키는 특별한 운동에 대한 지도를 제공할 수 있다. 자세의 변화는 파킨슨병과 관련되어 있는 것 같고, 시간이 경과할수록 뒤굽음증이 악화되지만, 특별한 운동과 스트레칭이 이런 과정을 지연시킬 것이다. 자세 향상이 균형을 향상하는데 도움이 될 것이고, 후만 자세 때 보다 갈비뼈 올림을 유지하는데 도움이 되고, 보다 잘 기능할 것이다.

후속 치료에서, 클라이언트는 물리치료사와의 균형 훈련 이후 피로감을 느낄 것이다. 치료사 자신의 치료에서, 클라이언트의 능동 스트레칭과 수동 스트레칭의 수행을 시도했다. 그러나 클라이언트는 전신 이완 마사지를 받길 원하기 때문에, 치료사는 마사지가 여러분의 치료 목표가 될 것이라는데 동의하고 있다. 그럼에도 불구하고, 치료사는 단축된 근육의 긴장을 감소하는데 초점을 맞추고 있지만, 이것을 전신 마사지와 합동시킨다. 클라이언트는 집에서 아내의 지도하에서 매일 자신의 스트레칭을 계속 수행하고 있다.

표 2.9는 목 돌림을 가진 클라이언트의 사례를 보여주고 있다. 본 예는 신체의 특정한 부분에 대한 자세교정이 5번의 치료 동안 어떻게 치료될 수 있는지를 보여주고 있다. 이런 특정의 예에서, 클라이언트 증상은 이런 목 돌림을 야기하는 근육의 긴장 때문에 일어난 것이다. 정보의 기록 방법은 치료사에 따라 다양하다. 여러분은 주관적 증상을 기록하기 위한 악화 요소와 완화 요소의 표제 사용에 익숙해질 것이고, 증상의 기록은 신체 차트나 척도가 될 수 있다. 본 예는 SOAP 노트를 이용한다.

SOAP 노트는 임상 정보를 기록하는 하나의 방법이다:

- 주관적: 클라이언트가 문제나 중재에 대해 말하는 것
- 객관적: 여러분의 객관적 관찰과 치료 검사법
- 평　가: 다양한 평가 요소에 대한 여러분의 분석
- 계　획: 목표나 목적에 도달하기 위해 치료가 어떻게 발달될 것인가

오직 상세한 요약만이 제공된다. 본 예는 8주에 걸쳐 5번의 치료를 받았다.

표 2.9 5회 치료 시리즈의 SOAP 노트

SOAP 노트	1번째 치료
주관적 단락	**문제:** 직장의 책상 위치 변화로 인해 오른쪽 목 통증(잠행성)이 4개월간 지속되었다. 통증은 처음에는 간헐적으로 발생했지만, 현재에는 지속적으로 5점 또는 6점의 통증이 발생하고 있다. 1시간 동안 책상에서 일할 때 더욱 악화되었다. 일할 때 목 통증의 발생 시간은 점차 감소하고 있다; 현재는 앉은 후 40분 이후에 통증이 발생하고 있다. 날이 지나갈수록 통증이 악화되고 있다. 하루 8시간 일하고 나면, 오른쪽 팔까지 통증이 진행되었다. 뜨거운 물로 목욕하면 통증이 완화되었지만, 목통증이 저녁까지 지속되고 있다. **현재까지의 치료:** 의사는 자세성 스트레인이라고 진단을 내렸고, pain killer와 휴식을 처방했다. 열치료가 이전에 도움이 되었지만, 현재는 도움이 되지 못한다. 진통제가 통증을 둔감시키지만, 통증을 해결하지 못했다. 통증 이외에는 모든 것이 좋은 편이다; 다른 의학적 문제가 없다. **환자의 기대:** pain killer와 휴식 이외에 목 통증을 가라 앉히기 위해 수행될 수 있는 것이 무엇인지를 알고 싶어한다.
객관적 단락	▪ 앞쪽과 뒤쪽에서 관찰할 때 머리와 목이 오른쪽으로 2–5° 돌림되어 있다. ▪ 목의 능동가동범위는 완전하지만, 머리를 왼쪽으로 돌림하고 옆굽함할 때 목의 오른쪽에서 당김이 느껴진다. ▪ 오른쪽 목갈비근과 위등세모근에서 과긴장이 나타나고, 통증유발점이 존재한다. ▪ 오른쪽 어깨올림근이 단축되어 있다. ▪ 왼쪽 목빗근을 촉진할 때 약간의 압통이 느껴진다. ▪ 어깨의 가동범위는 정상이다.
평가	▪ 목 돌림근의 불균형으로 인해 목의 오른쪽에서 통증이 발생한다. 일을 할 때 더욱 악화된다. ▪ **목표:** 초기에는 마사지와 매일의 스트레칭 프로그램을 이용하여 7일 안에 5점이나 6점이나 되는 지속적인 목 통증의 심각도와 강도를 2점의 통증을 감소시킨다. ▪ 필요하다면 작업 환경 평가를 수행하고 조정한다. ▪ **치료:** 환자에게 치료의 근거를 설명하고 동의를 얻는다. ▪ 위등세모근과 어깨올림근에 등급 1의 에플루라지 기법을 5분간 적용하고, 그 다음, 5분간 페트리사지를 적용한다. 압통이 발생한다고 클라이언트가 말한다. 목의 능동가동범위 재검사 때 당김의 느낌이 감소했다. 목 통증이 2점 또는 3점으로 줄어들었다. 마사지 이후에 발생하는 근육통에 대해 조언을 해 주었다. ▪ 클라이언트에게 어깨올림근과 위등세모근의 스트레칭 방법을 설명해 준다. 각 지침을 그림으로 제공한다. ▪ 테니스 공을 이용해 통증유발점의 비활성화 기법을 어떻게 수행하는지를 설명해 준다.
계획	▪ 클라이언트는 작업 환경 평가를 요청한다. ▪ 클라이언트는 각 지침을 1주일 동안 매일 스트레칭을 수행한다. ▪ 클라이언트는 지침을 위해 통증유발점 이완술을 수행한다. ▪ 1주일 안에 환자를 다시 치료한다.

(계속)

표 2.9 계속

2번째 치료	
주관적 단락	1번째 치료의 목 마사지 이후에 나쁜 반응이 일어나지 않았다. 목 통증은 1번째 치료날의 밤에 2점으로 감소되었다. 그러나 오른쪽 목 통증은 다음날 다시 원래대로 나빠졌고, 책상에서 40분간 일한 후에 5점과 6점의 통증이 계속 발생했다. 그날 동안 스트레칭을 관리했고, 통증이 되돌아올 때까지 약 10분 동안 통증이 일시적으로 2점으로 감소되었다. 날이 지나갈수록 통증이 여전히 악화되어 있다. 의사가 처방한 진통제를 계속 사용한다. 손상된 근육의 자가-통증유발을 수행하지 않는다. 작업환경 평가를 요청했고, 이것을 조직하는데 동의했다.
객관적 단락	■ 앞쪽과 뒤쪽에서 관찰했을 때 머리와 목이 오른쪽으로 돌림되어 있다. ■ 목의 능동가동범위는 완전하지만, 머리를 왼쪽으로 돌림하고 옆굽힘할 때 목의 오른쪽에서 당김이 느껴진다. ■ 오른쪽 목갈비근과 위등세모근에서 과긴장이 나타나고, 통증유발점이 존재한다. ■ 오른쪽 어깨올림근이 단축되어 있다. ■ 왼쪽 목빗근을 촉진할 때 약간의 압통이 느껴진다.
평가	■ 목 돌림근의 불균형으로 인해 목의 오른쪽에서 통증이 계속 발생한다. 일을 할 때 더욱 악화된다. 환자는 자가관리에 도움이 되는 부가적인 지지를 원한다. ■ **목표:** 7일 안에 5점이나 6점이나 되는 지속적인 목 통증의 심각도와 강도를 2점의 간헐적인 통증을 감소시킨다. ■ 필요하다면 작업 환경 평가를 수행하고 조정한다. ■ **치료:** 환자에게 치료의 근거를 설명하고 동의를 얻는다. ■ 위등세모근과 어깨올림근에 등급 1의 에플루라지 기법을 5분간 적용하고, 그 다음, 5분간 페트리사지를 적용한다. 압통이 클라이언트에 의해 보고된다. 3개의 통증유발점이 오른쪽 어깨올림근에서 발견되고 치료되었다. 누운 자세에서, 수동의 어깨올림근 스트레칭이 적용되었다; 누운 자세에서, 위등세모근의 수동 스트레칭이 수행되었다. 목의 능동 가동범위 재검사 때 당김 느낌이 사라졌다. 치료 후 목 통증은 0점이 되었다. ■ 통증유발점의 자가-비활성화에 대한 가치를 토의했다. 클라이언트는 통증 감소에 유용하다는 것에 동의했다. ■ 스트레칭을 시도하는 클라이언트를 높이 평가했다. ■ 작업 환경 평가를 요청하는 클라이언트를 높이 평가했다.
계획	■ 클라이언트는 2주일 동안 스트레칭을 수행한다. ■ 클라이언트는 매주 마다 3번의 자가-통증유발을 시도했다. ■ 2주일 안에 다시 환자를 치료한다.

3번째 치료	
주관적 단락	2번째 치료인 목 마사지나 스트레칭 이후에 나쁜 반응은 일어나지 않았다. 밤에 2점의 통증이 발생했고, 정상으로부터 많이 줄었다. 그 다음날 오른쪽 목 통증은 원래대로 다시 나빠졌고, 책상에서 40분간 일한 후에 5점과 6점의 통증이 계속 발생했다. 하루에 2번 정기적으로 스트레칭하는 것을 관리했고, 통증이 되돌아올 때까지 약 10분 동안 통증이 일시적으로 2점으로 감소되었다. 날이 지나갈수록 통증이 여전히 악화되어 있다. 작업 환경 평가가 수행되었고, 평가자는 책상의 오른쪽에서 중앙 부위로 컴퓨터 모니터를 이동하는 것을 권장했다. 주중에 이런 변화를 만들었던 관리를 촉진한다. 주중에, 목 통증은 간헐적으로 발생했다. 스트레칭으로 장시간 통증 이완 효과가 있었고, 30분까지 통증이 2점으로 감소했다. 주말에 자가-통증유발을 수행했고, 이 시기에 통증이 사라졌다. 진통제를 중단했다. 주말 이후 직장으로 복귀했을 때, 목 통증이 감소했지만, 3일 동안에는 통증이 3점이나 4점 정도의 통증이 발생했다.
객관적 단락	자세 소견은 변하지 않았다. ■ 앞쪽과 뒤쪽에서 관찰했을 때, 머리와 목이 오른쪽으로 돌림되어 있다. 다른 소견: ■ 목의 능동가동범위는 완전하지만, 머리를 왼쪽으로 돌릴 때 목의 오른쪽에서 당김이 느껴진다; 왼쪽 옆굽힘 시 클라이언트는 정상보다 목 당김이 덜 하다고 한다. ■ 오른쪽 목갈비근과 위등세모근에서 과긴장이 나타난다. ■ 오른쪽 어깨올림근이 단축되어 있다. ■ 왼쪽 목빗근을 촉진할 때 약간의 압통이 느껴지지만, 지난 주보다 감소되었다.
평가	목 돌림근의 불균형으로 인해 목의 오른쪽에서 통증이 계속 발생한다. 일하는 자세가 기여 요소인 것 같다. 증상은 감소했지만, 자세 변화는 없다. ■ **목표**: 7일 안에 3점이나 4점에서 0점으로 간헐적인 목 통증의 심각도와 강도를 2점의 통증을 감소시킨다. ■ **치료**: 환자에게 치료의 근거를 설명하고 동의를 얻는다. ■ 위등세모근과 어깨올림근에 등급 1의 에플루라지 기법을 5분간 적용하고, 그 다음, 5분간 페트리사지를 적용한다. 압통이 클라이언트에 의해 보고된다. 목 통증은 1점으로 감소되었다. ■ 클라이언트가 수행하는 어깨올림근과 위등세모근의 스트레칭을 관찰했다. 어떻게 스트레칭하는 것이 더 좋은지에 대해 의논을 했다. 클라이언트는 오전, 점심 때, 오후에 각각 스트레칭을 시도하는 것에 동의했다. ■ 어깨올림근과 위등세모근에 있는 통증유발점의 비활성화를 위해 클라이언트가 테니스 공을 이용하는 것을 관찰했다. 이것의 중요성을 강조했고, 근거를 다시 제공했다. ■ 지지와 스트레칭을 위해 책을 이용하여 머리를 왼쪽으로 돌림하고 휴식을 취하는 방법을 가르쳤다.

(계속)

표 2.9 계속

평가	▪ 작업 환경 평가를 했던 클라이언트를 높이 평가했다. 컴퓨터 스크린 중심화의 중요성을 토의했다. 환자는 집 공간의 한쪽에 위치한 TV를 가지고 있다고 했다. 머리를 오른쪽으로 돌림하고 TV 시청하는 것을 조언했다. 환자는 TV의 위치 이동이나 앉는 위치의 변경에 동의했다.
계획	▪ 클라이언트는 1주일 동안 스트레칭을 수행한다. ▪ 클라이언트는 매주 마다 3번의 자가-통증유발을 시도했다. ▪ TV를 시청할 때 집의 TV의 위치나 자신의 위치를 재배치한다. ▪ 4주일 안에 다시 환자를 치료한다.
4번째 치료	
주관적 단락	3번째 치료인 목 마사지나 스트레칭 이후에 나쁜 반응은 일어나지 않았다. 밤에 통증이 발생하지 않았다. 그날의 지난 몇 시간까지 목 통증이 발생하지 않았고, 통증은 1점이나 2점 정도 발생했다. 하루에 3번 정도 스트레칭을 했다. 2주 동안 매주 2번 자가-통증유발을 관리했다. 책을 이용하여 목 스트레칭을 즐겼고, 이것이 도움된다고 느낀다. 오른쪽으로 TV를 시청하지 않고 정중앙에서 TV를 시청하도록 집에서 TV를 보는 위치를 변경했다.
객관적 단락	자세소견은 변하지 않았다. ▪ 앞쪽과 뒤쪽에서 관찰했을 때 머리와 목이 오른쪽으로 돌림되어 있다. 다른 소견: ▪ 목의 능동가동범위는 완전하고, 증상은 없었다. ▪ 오른쪽 목갈비근과 위등세모근의 이전 과긴장이 감소되었다. ▪ 양쪽 어깨올림근의 길이가 동등하다. ▪ 왼쪽 목빗근을 촉진할 때 압통이 없었다.
평가	▪ 목 돌림근의 불균형으로 인해 목의 오른쪽에서 통증이 크게 감소되었다. 즉, 5점이나 6점의 간헐적 통증이 1점이나 2점의 통증으로 감소되었다. 환자는 증상을 줄이는 습관으로 생활양식을 바꾸었다. 환자는 계속 좋아지는 것에 행복을 느꼈고, 목의 돌림이 증상을 일으키는 원인임을 알았다. 똑바른 목 정렬을 유지하고 싶어한다. ▪ **목표:** 7일 안에 1점이나 2점의 간헐적 목 통증의 심각도와 강도를 0점으로 감소시킨다. ▪ **치료:** 환자에게 치료의 근거를 설명하고 동의를 얻는다. ▪ 에플루라지 기법을 5분간 적용한 후, 오른쪽 목갈비근에 3번의 물렁조직 이완술을 수행했다. 오른쪽 어깨올림근에 있는 3개의 통증유발점에 통증유발점 이완술을 적용했다. 어깨올림근을 수동 스트레칭했다.

평가	압통이 클라이언트에 의해 보고된다. 3개의 통증유발점이 오른쪽 어깨올림근에서 발견되고 치료되었다. 누운 자세에서, 수동의 어깨올림근 스트레칭이 적용되었다; 누운 자세에서, 위등세모근의 수동 스트레칭이 수행되었다. 목의 능동 가동범위 재검사 때 당김 느낌이 사라졌다. 치료 후 목 통증은 0점이 되었다. ■ 긴장성을 결정하기 위해 목갈비근의 촉진방법을 가르쳤고, 이에 대한 근거를 설명했다. 목갈비근의 능동 물렁조직 이완술을 가르쳤다. ■ 직장에서 스크린 장비의 디스플레이에서 올 수 있는 미세-파괴의 중요성에 대해 설명했다.
계획	■ 클라이언트는 지침대로 어깨올림근, 위등세모근, 안정 시 목 스트레칭을 계속할 것이고, 또 통증유발점 이완술을 계속할 것이다. ■ 클라이언트는 목갈비근의 물렁조직 이완술을 수행할 것이다. ■ 매일 일률적인 방법으로 미세-파괴를 수행할 것이다. ■ 4주일 안에 다시 환자를 치료한다.
5번째 치료	
주관적 단락	4번째 치료의 목 마사지 또는 스트레칭 이후에 역반응이 없다. 일할 때 더 이상 목 통증이 없다. 오전과 오후에 스트레칭을 주기적으로 수행하고, 미세한 파괴를 얻었다. 중심화된 컴퓨터 스크린을 계속 사용한다. TV를 시청할 때 TV를 정면으로 마주보고 앉는다. 월요일, 수요일, 금요일에 통증유발점 이완술을 계속 수행하지만, 더 이상 통증유발점을 느낄 수 없다. 목갈비근에다 물렁조직 이완술을 시도했지만, 목 앞 부위에서 스트레칭 느낌이 좋지 않았다. 그래서 물렁조직 이완술을 중단했다. 통증이 없기 때문에, 더 이상의 치료가 필요하지 않다.
객관적 단락	■ 목 자세가 정상처럼 보인다. ■ 목의 능동가동범귀가 완전하고 통증이 없다. ■ 위등세모근과 어깨올림근의 긴장이 감소되었다. ■ 양쪽 어깨올림근의 길이가 동등하다. ■ 목빗근에 통증이 없다.
평가	■ 목 돌림근의 불균형으로 인한 오른쪽 목 통증이 8주간의 자가관리 프로그램과 4번의 치료에 의해 해결되었다. 환자의 생활양식이 변했고, 스트레칭과 통증유발점 이완술과 함께, 이런 방법에서 계속 행복하다.
계획	■ 환자의 증상이 발생하지 않으면, 퇴원을 계획한다.

맺음말

본 장은 자세교정을 촉진하는 5 단계를 제안하였다. 여러분은 자세교정을 위한 원인 요소와 지속 요소의 확인이 왜 중요하고, 또한 클라이언트 주도 교정이 치료사에 의한 교정보다 왜 더 큰 효과를 갖는지가 왜 중요한지를 배웠다. 스트레칭, 마사지, 근력강화, 통증유발점 비활성화, 테이핑 요법 등의 사용에 대한 근거가 거론되었고, 각 기법에 대한 지침이 제공되었다. 치료와 함께 교감 형성과 참여 강화의 중요성이 다루어졌다. 여러분은 예를 통해 다른 건강관리 전문가에게 언제 클라이언트를 의뢰해야 하는지를 배웠다. 동일한 뒤굽음증을 가진 5명의 클라이언트를 대상으로 한 작은 사례 연구는 각 클라이언트에게 알맞은 독특한 치료법이 어떻게 필요한지를 잘 보여주고 있다. 치료 노트의 예는 5주간에 걸쳐 진전된 치료를 보여주고 있다.

단원 II

척추 교정

Correcting the Spine

단원 II에서, 여러분은 척추의 특정 영역에 국한된 약 10개의 자세를 배울 것이고, 이들이 어떻게 서로 연관되어 있는지를 다룰 것이다. 3장인 목뼈에서 다루어지는 자세는 앞굽음증 증가, 옆굽힘, 거북목 자세 및 돌림된 머리와 목이다. 등뼈인 4장은 뒤굽음증, 편평등, 돌림된 가슴우리 등을 다룰 것이고, 5장인 허리뼈는 앞굽음증 증가와 앞굽음증 감소를 다룰 것이다. 6장은 옆굽음증을 다룬다; 옆굽음증은 척추의 다방면에 영향을 줄 것이고, 다른 자세보다 치료하기가 어렵다.

제 3 장

목뼈

Cervical Spine

학습 목표

본 장을 공부한 후, 여러분은 다음을 할 수 있어야 한다:

- 목뼈에서 흔하게 발생하는 4가지 자세를 나열할 수 있어야 한다.
- 이들 각 자세의 해부학적 특징을 설명할 수 있어야 한다.
- 클라이언트에게 이들 자세를 인지시킬 수 있어야 한다.
- 각 자세의 해부학적 결과에 대한 예를 제공할 수 있어야 한다.
- 각 자세에서 단축되거나 길어지는 근육들을 나열할 수 있어야 한다.
- 각 자세의 교정에 대한 적절한 치료의 예를 제공할 수 있어야 한다.
- 그런 치료에 대한 근거를 제공할 수 있어야 하고, 특정 치료가 어떤 클라이언트에게 금기증인지를 설명하고 왜 그런지를 설명할 수 있어야 한다.
- 목의 특정 자세를 가진 클라이언트에게 알맞은 스트레칭, 운동 및 활동의 예를 제공할 수 있어야 하고, 이들 자가-관리 도구가 어떤 클라이언트에게 금기증인지를 설명할 수 있어야 한다.

본 장에서 설명되는 4가지 자세는 앞굽음증 증가, 옆굽힘, 거북목 자세 및 돌림된 머리와 목이다. 다소 덜 관찰되는 자세들(거북목 자세와 관련이 없는 목의 앞굽음증 감소와 같은)은 여기에 포함시키지 않았다. 여러분이 클라이언트를 관찰할 때, 본 장에서 제시하는 4가지 자세가 단독으로 발생하지 않는다는 것을 알고 있을 것이다; 예를 들어, 목의 옆굽힘과 돌림이 결합된 클라이언트를 관찰할 수 있을 것이다.

뒤쪽에서 관찰할 때 목뼈는 수직이고, 옆에서 관찰할 때 앞쪽으로 볼록하고 뒤쪽으로 오목한 형태를 띤 앞굽음 형태를 보인다. 이런 정상적인 앞굽음은 축성 압박에 대한 목뼈의 저항 능력을 증가시킨다. 약 10파운드(4.5kg) 무게인 머리와 머리 움직임과 관련된 힘이 목뼈몸통, 척추사이원반 및 후관절을 통해 전달된다. 머리 위치가 척추의 위치에 크게 영향을 주고, 정상 자세로부터 목뼈의 장기간 변화는 목의 하중부하 능력에 영향을 준다. 비중립위의 척추 자세는 목 근육을 피로하게 만들고, 또 어깨 안정화에도 나쁜 영향을 줄 것이다. 머리와 목의 자세 변화도 등뼈와 어깨의 기능에 영향을 줄 것이다. 앉은 자세에서의 등허리 자세와 머리와 목의 자세 사이에 명확한 연결이 되었다(Caneiro 등 2010). 변화를 야기하기 위해서는 본 장에서 설명되는 머리와 목 영역이외에, 등뼈와 허리뼈의 조정도 부가적으로 필요할 것이다.

앞굽음증 증가 (Increased Lordosis)

목뼈의 앞굽음 증가는 하나의 척추뼈가 다른 척추뼈를 압박하는 것처럼, 목을 아래쪽으로 짓누르는 형태를 띤다. 가끔 앞굽음증이 증가된 환자를 뒤쪽에서 관찰할 때 여러분은 목 뒤쪽의 주름이 뚜렷한 것을 보일 수 있을 것이다.

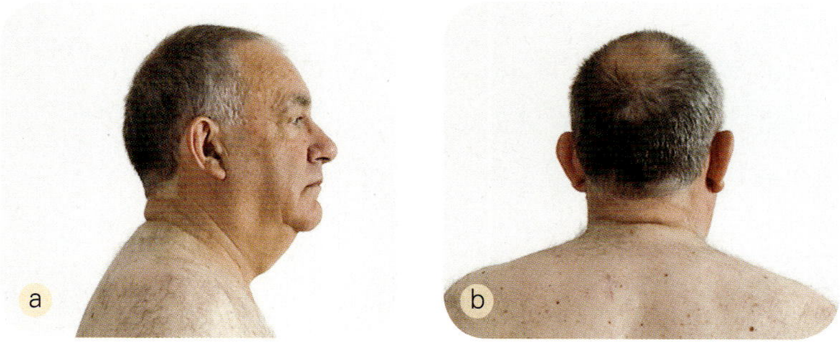

그림 3.1 (a) 목뼈의 정상 앞굽음 증가는 측면에서 관찰할 때 목의 짓눌림처럼 보일 것이다; (b) 어떤 경우에는, 환자가 머리를 시계방향으로 돌림할 때처럼, 수평 주름이 목 뒤쪽에서 나타난다.

표 3.1 목뼈의 앞굽음증 증가와 관련된 근육 길이

	단축된 근육	늘어난 근육
영역	목 뒤쪽	목 앞쪽
얕은층 근육	위등세모근(upper fibres of trapezius) 어깨올림근(levator scapulae)	목빗근(sternocleidomastoid) 목갈비근(scalenes)
깊은층 근육	목반가시근(semispinalis colli) 머리반가시근(semispinalis capitis) 목널판근(splenius colli) 머리널판근(splenius capitis)	머리긴근(longus capitis) 목긴근(longus colli)

앞굽음증 증가의 결과

이 자세에서, 목 뒤쪽의 물렁조직은 압박되고, 앞쪽 조직은 늘어난다. 척추사이원반의 뒤쪽 부분이 앞쪽 부분보다 더 큰 압박이 가해지고, 후관절의 방향이 바뀐다. 뒤세로인대와 앞세로인대도 영향을 받는데, 뒤세로인대는 압박되고, 앞세로인대는 늘어난다. 대개 뒤쪽 인대는 목 굽힘을 체크하는데 도움을 주고, 동맥, 정맥 및 림프관을 덮고 있다(목뼈몸통의 해면뼈 안으로 들어가는). 굽힘 시, 뒤쪽 인대는 당기게 되고, 해면뼈 안에 체액을 가두고, 압박을 이겨낼 수 있는 뼈의 능력을 촉진한다. 목의 앞굽음 자세에서 일어나는 뒤쪽 인대의 장시간 압박은 뼈의 혈관화에 악영향을 줄 수 있다. 앞세로인대는 대개 목의 폄을 제한한다. 앞세로인대와 뒤세로인대가 함께 작용하여 목뼈에 약간의 압박을 가하고, 머리와 목이 움직일 때 그들을 안정화시킨다. 이론적으로, 받침 밧줄(guy-rope) 기전의 한쪽이 길어지고, 다른 쪽이 짧아지는 것은 이런 안정화 기능에 나쁜 영향을 줄 것이다.

또한 목의 앞굽음 증가는 깊은 목 굽힘근의 근력을 감소시키는 것으로 가정되고 있다. 목 통증을 가진 환자는 종종 나쁜 목뼈 자세를 가지게 되는데, 그 환자가 목을 굽힘할 때 얕은 목 굽힘근의 활성이 증가하고 깊은 목 굽힘근의 활성이 감소된다(Falla, Jull, and Hodges 2004).

팁 [TIP] 목 뒤쪽의 근막과 피부에 압박이 가해진다. "dowager's bump"이라고 불리는 혹이 목뼈-등뼈 이음부에서 종종 관찰된다. 이것은 복장뼈의 조직이 긴장되어 있고 가로막이 너무 낮게 위치함(적절한 안정 위치에 비해)을 의미한다. 복장뼈와 목까지 붙어 있는 심막과 가로막의 근막 긴장은 목빗근을 당겨 비정상적인 목 자세를 초래한다. 그러므로 가슴과 배의 긴장을 이완시키는 것은 정당한 방법이다.

팁 [TIP] 등허리 자세를 검사하고 치료하는 것이 중요하다.

치료사로서 여러분이 할 수 있는 것

- 여러분은 클라이트가 앉은 자세나 선 자세를 취할 때 척추에 특별히 집중하게 함으로써 그들이 자세를 교정하도록 장려한다. 클라이언트에게 보다 정상적인 목 자세를 갖는 것이 무엇인지를 그들 스스로 자각할 수 있도록 하기 위해, 여러분은 목을 부드럽게 수동 스트레칭할 수 있다. 어떤 치료사는 누운 자세의 클라이언트에게 이런 수동 스트레칭을 수행할 때 한 손을 턱밑에, 그리고 다른 손을 머리에 배치하고 수행하기도 하는데, 이런 방법은 클라이언트에게 불편을 제공할 뿐만 아니라, 조직을 너무 과도하게 스트레칭하고, 턱밑의 여러 샘들을 압박하고, 머리와 목을 심하게 당길 수 있다. 유용한 수동

스트레칭의 다른 방법은 한 손을 뒤통수 밑에, 그리고 다른 손을 어깨 위에 배치한 후, 머리를 부드럽게 견인하거나, 어깨를 부드럽게 누르거나, 양쪽 모두를 동시에 수행하는 방법이다(그림 3.2a).

다른 방법은 타월 가장자리를 갈고리처럼 뒤통수 밑에 걸어서 배치한 후 부드럽게 견인하는 것이다(그림 3.2b). 이런 방법은 타월의 배치가 머리와 목을 폄할 수 있기 때문에 비효율적일 수 있다. 여러분은 견인을 적용할 때 타월의 배치가 목의 중립위를 촉진하는 것을 알게 될 것이다.

■ 단축된 조직, 본 사례에는 목의 폄근을 마사지한다. 목 폄근의 마사지는 누운 자세와 엎드린 자세에서 수행될 수 있다. 여러분의 양 손을 목의 바닥지점(기저부)에서 머리까지 배치한 후, 목이 어떻게 늘어나는지를 알 수 있도록 클라이언트를 장려한다. 손가락끝에 머리뼈 바닥이 안착되도록 하고, 클라이언트에게 매우 적게 머리를 끄덕이도록 주문한다. 왜냐하면 이런 끄덕임이 목 폄근을 늘이는데 도움을 주기 때문이다(그림 3.2c). 이런 끄덕임은 매우 작게 일어나야 하고, 목의 굽힘과는 다르다는 것을 알아야 한다.

엎드린 자세에서도, 머리뼈바닥을 부드럽게 견인함으로써 이런 끄덕임과 뒤쪽 조직의 스트레칭을 장려할 수 있다. 클라이언트에게 턱을 당기도록 주문하는데, 이것은 목 뒤쪽 접근을 용이하게 하며, 특히 목 뒤쪽에 지방조직이 많은 사람을 치료할 때 유용하다.

■ 뒤통수밑근에 있는 통증유발점을 압박한다. 여러분은 뒤쪽 조직을 마사지하고 부드럽게 스트레칭할 때, 통증유발점을 찾을 수 있을 것이다. 통증유발점은 부드러운 압박으로 치료될 수 있다(그림 3.2d).

■ 목 뒤쪽에 근막이완술을 적용한다. 하나의 기법은 뒤통수 밑에 한 손을 배치하고(그림 3.2a에서처럼), 다른 손의 손바닥을 복장뼈 위에 올려놓고, 이완될 때까지 기다린다. 만약 필요하다면 여러분의 손과 클라이언트의 머리를 움직여도 된다.

■ 클라이언트에게 목 뒤쪽 근육을 어떻게 스트레칭하는지를 가르쳐 준다.

■ 머리와 목의 능동 뒷당김을 어떻게 수행하는지를 클라이언트에게 가르쳐준다.

■ 목 굽힘근의 근력을 검사한다. 만약 여러분이 목 굽힘근이 약하다는 것을 발견했다면, 적절한 근력강화 방법을 가르쳐 준다. 목뼈의 앞굽음이 증가되면 짧은 목 굽힘근의 지구력 감소가 나타나기도 한다(Grimmer & Trott 1998); 목 굽힘근의 근력을 검사하는 하나의 방법은 환자를 누운 자세로 취하게 한 후, 테이블로부터 머리를 들어올리도록 주문하는 것이다. 대부분의 사람들은 머리를 잘 유지할 수 있다. 목 굽힘근이 약한 사람은 이 자세를 잘 유지할 수 없다. 이들 근육을 평가하는 다양한 방법들이 Jull 등(2008)에 의해 제시되었다.

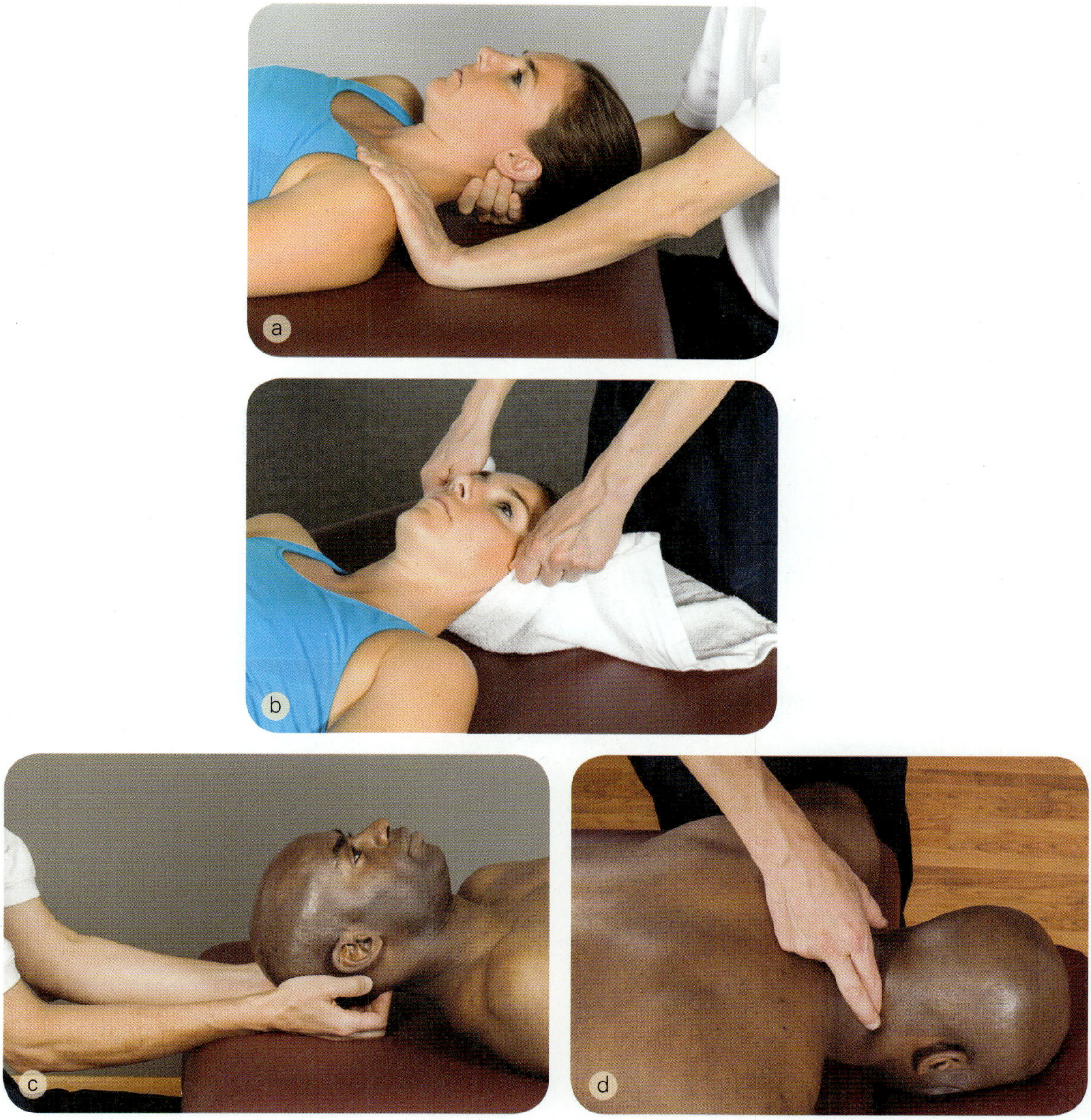

그림 3.2 목뼈 앞굽음을 위한 치료 기법. (a) 손과 (b) 타월, (c) 마사지를 이용하여 목 뒤쪽 조직의 작은 목 폄근을 부드럽게 수동 스트레칭한다. (d) 부드러운 압박으로 통증유발점을 비활성화시킨다.

- DSE 사용(부록 참고), 드라이브, 독서, TV 시청 등을 위해, 올바른 앉은 자세에 대한 조언을 클라이언트에게 해준다.
- 4장과 5장의 정보를 이용하여 등허리 부위의 자세에 대해 설명해 준다. 목 폄근의 활성화 증가가 구부정한 앉은 자세에서 나타난다. 구부정한 앉은 자세는 골반이 뒤쪽경사되

고, 정면을 쳐다볼 때 가슴우리가 이완된다(Caneiro 등 2010). 목 폄근의 활성화 증가는 목뼈 앞굽음 증가를 가진 환자의 결정요소이다.

- 의뢰가 적절하다고 생각되면, 물리치료사, 오스티오패시, 카이로프랙터에게 클라이언트를 의뢰한다.

클라이언트가 할 수 있는 것

- 목의 앞굽음 증가를 유지하는데 영향을 주는 활동을 확인하고, 이들을 피한다. 모든 기여요소가 피할 수 있는 것은 아니다. 예를 들어, 목뼈의 퇴행은 피할 수 없는 기여요소이고, 반면 대부분의 사람들은 컴퓨터나 운전할 때 목의 나쁜 자세를 교정할 수 있다.

- 앉은 자세나 선 자세를 취할 때 척추뼈에 집중함으로써 목을 똑바르게 한다. 증가된 앞굽음을 상쇄시키기 위해서는, 목의 늘어남을 상상할 수 있는 영상을 클라이언트에게 제공하는 것도 도움이 된다. 그런 영상 중의 하나는 머리 위에 줄이 달린 인형극 인형처럼 신체를 상상하는 것이다. 공연을 안 할 때는 인형의 머리는 자신의 몸통이나 어깨 위에 놓이게 되고, 인형의 몸통은 중력에 의해 구겨지게 될 것이다. 공연을 할 때는 인형극의 줄이 팽팽해져, 머리와 목을 위쪽으로 당기고, 가슴이 들어올려지고 척추가 길어진다. 인형의 팔은 아래쪽으로 매달리고, 몸통 옆에서 앞뒤로 팔을 흔든다. 이와 비슷하게, 클라이언트의 어깨와 팔도 이완되어야 하고, 어깨와 머리 사이의 간격도 증가되어야 한다.

- 목 뒤쪽의 얕은층 근육을 스트레칭한다. 이것은 목을 굽힘할 때처럼 간단하게 수행될 수 있다. 스트레칭을 강화하는 방법으로 2가지가 있다. 일단 목을 굽힘한 후, 클라이언트는 한 손을 머리 뒤쪽에 배치하고, 매우 부드러운 과압박을 적용한다. 이것은 가동범위를 증가시킬 뿐만 아니라, 목 뒤쪽 근육을 스트레칭하는 것이다. 그러나 이런 방법은 조심스럽게 수행되어야 하는데, 그 이유는 위쪽목뼈에 커다란 스트레스를 줄 수 있고, 골다공증 환자에게 금기증이기 때문이다. 또한 척추동맥을 악화시킬 수 있는 상태를 가진 클라이언트에게도 주의를 해야 한다. 다른 방법은 목을 굽힘한 상태에서 어깨를 내림하도록 클라이언트를 가르치는 것이다. 어깨내림근의 활성화는 위등세모근과 어깨올림근을 늘인다. 목 뒤쪽 근육을 스트레칭하는 다른 방법은 책이나 접은 타월 위에 머리를 올려놓는 것이다(그림 3.3a). 일단 이런 자세를 취하고, 머리를 그대로 유지한 채, 목을 늘이기 위해 그리고 몸통을 꼬리쪽으로 움직이기 위해 클라이언트는 발꿈치나 궁둥이를 이용할 수 있다.

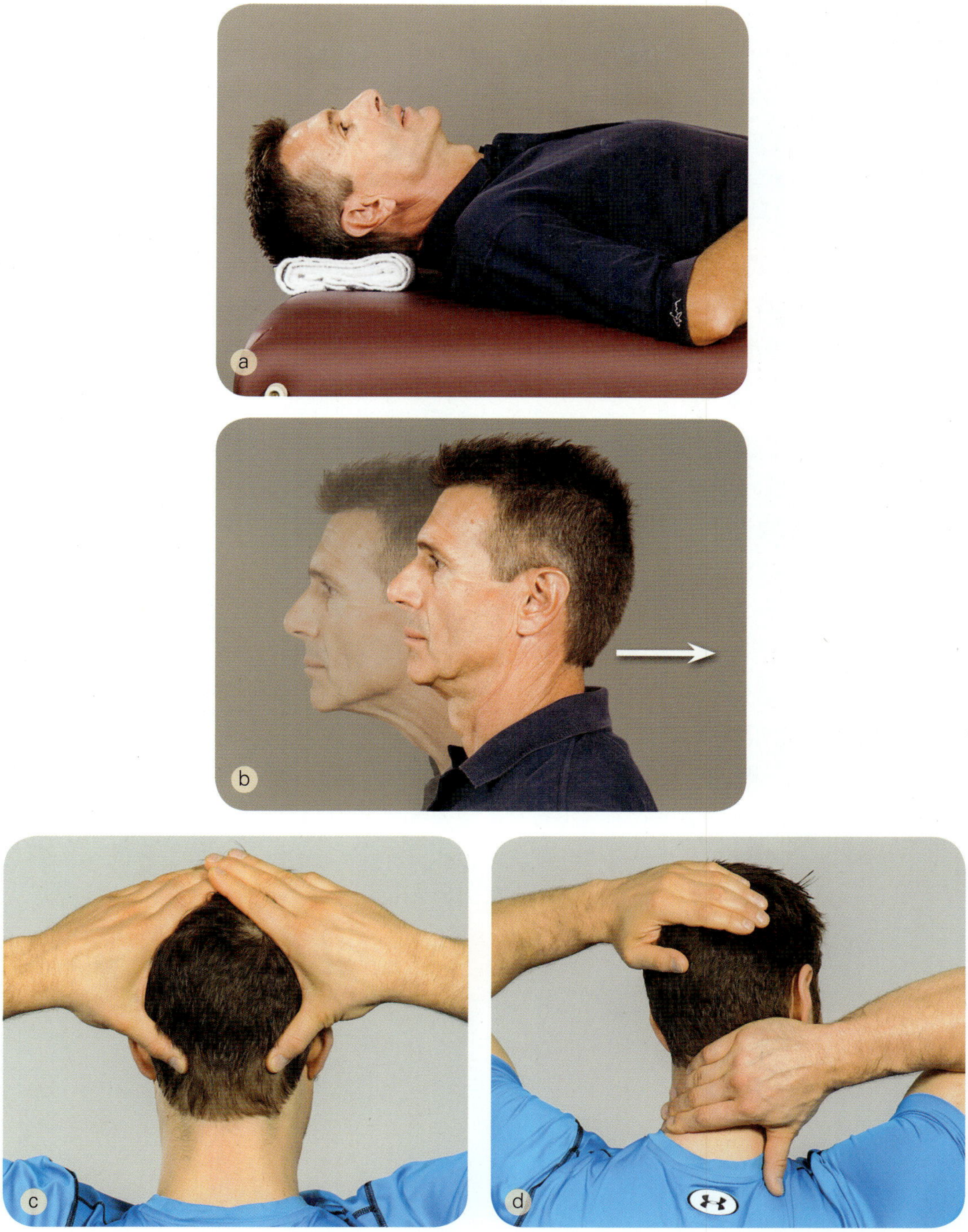

그림 3.3 목뼈 앞굽음 증가를 위한 클라이언트의 기법들로는 (a) 뒤통수 밑에 타월의 배치, (b) 머리와 목의 뒷당김 수행, (c) 뒤통수밑근의 확인과 마사지, 그리고 (d) 가로 스트레칭을 위한 손가락의 부드러운 당김과 머리와 목의 돌림 결합 등이 있다.

- 클라이언트는 머리와 목을 뒷당김함으로써, 깊은 목 폄근을 스트레칭할 수 있다. 클라이언트에게 턱을 선반 위에 올려놓고, 자신 쪽으로 턱을 당기는 것을 상상하도록 주문한다. 이때 머리와 목을 폄해서는 안된다(그림 3.3b). 거울을 쳐다보는 것도 이중턱을 만드는 것도 같은 움직임이기 때문에 도움이 된다. 만약 클라이언트가 이런 움직임을 하기 어려워하면, 클라이언트를 누운 자세로 취하게 하고, 목 뒤에 여러분의 손가락을 배치하여 그 손가락을 목으로 누르도록 클라이언트에게 주문한다. 클라이언트가 손가락을 누를 때, 천천히 손가락을 활주시킨다. 이런 방법은 머리와 목의 뒷당김을 촉진하는 것이다. 뒷당김을 수행할 때 어떤 환자들은 머리와 목을 폄하는데, 이런 폄은 클라이언트가 스트레칭하고자 하는 매우 작은 근육에 의해 야기되기 때문에, 비생산적인 결과를 초래한다. 누운 자세를 취하면, 그 환자는 보다 정확한 움직임을 수행할 수 있는데, 그 이유는 테이블이 머리와 목의 폄을 제한하기 때문이다.
- 목 뒤쪽을 마사지한다. 목 뒤쪽 마사지 방법을 가르쳐 주는 것은 목 긴장의 증가를 클라이언트가 확인하는데 도움을 주기도 한다. 여러분의 양쪽 엄지를 뒤통수 아래쪽에 배치하고(그림 3.3c), 목 폄근을 촉진할 수 있다. 목을 뒷당김할 때 이들 근육의 이완을 느낄 수 있다. 반면이 목이 폄되면, 목 폄근의 수축을 느낄 수 있을 것이다. 이 자세는 목의 올바른 뒷당김을 어떻게 수행하는지를 클라이언트에게 가르쳐줄 때 도움이 된다. 목을 가로질러 놓인 손가락의 부드러운 당김은 조직의 마사지나 스트레칭을 촉진시키기 위해 머리 돌림과 결합될 수 있다. 여러분 스스로 이것을 시도해 본다: 오른손의 손가락을 목의 왼쪽 측면인 머리 뒤에 배치하고, 목 뒤를 가로질러 당긴다. 머리를 오른쪽으로 돌림할 때 손가락을 왼쪽에서 오른쪽으로 움직인다(그림 3.3d). 머리를 오른쪽으로 돌릴 때 목 뒤쪽은 왼쪽으로 움직이고 손가락을 피부를 가로질러 횡단으로 활주하기 때문에, 마사지가 이루어진다. 또한 여러분은 물렁조직을 부드럽게 압박하고 마사지하기 위해 치료용 공이나 테니스공을 이용할 수 있다.
- 목 굽힘근을 강화한다. 목 굽힘근을 강화하는 하나의 방법은 목 굽힘의 등척성 수축이다. 누운 자세를 취하고, 목 굽힘근의 근력을 검사하는 방법과 동일하게, 머리를 테이블로부터 약간 들어올리고 그 자세를 유지하도록 클라이언트에게 지시하는 것이다. 클라이언트는 호흡을 정상적으로 수행하고, 약 5초 동안 그 자세를 유지하여 등척성 수축을 한다. 매일 이런 운동을 수행하여 수축하는 시간을 늘려 지구력을 향상시킬 수 있다. 예를 들어, 3초 동안 유지하고, 그 다음에는 7초 동안 유지하고, 12초 동안 유지한다. 이 운동 방법은 매우 힘든 운동이기 때문에, 고혈압을 가진 환자는 이 운동을 피해야 한다.
- 등허리자세를 교정한다. 나쁜 등허리 자세(구부정한 앉은 자세)의 교정은 목 자세의 교정에 좋은 영향을 준다.

옆굽힘된 목(Lateral Neck Flexion)

옆굽힘된 목뼈는 여러 이유 때문에 일어날 수 있다. 목의 옆굽힘은 장시간의 작업과 여가 활동으로 인한 습관적인 자세 때문일 수 있다. 또는 다리길이 차이나 옆굽음증의 결과로도 발생할 수 있다. 등뼈 부위의 옆굽음증은 반대 방향의 목뼈의 보상 만곡을 초래할 수 있다. 옆굽힘은 뒤쪽과 앞쪽 모두에서 관찰될 수 있다.

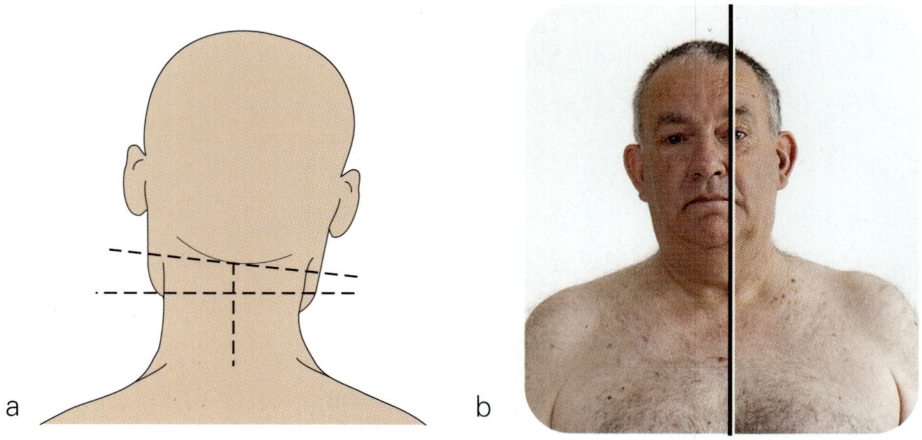

그림 3.4 목의 옆굽힘은 (a) 뒤쪽과 (b) 앞쪽에서 관찰될 수 있다. 이 환자는 오른쪽으로 옆굽힘되어 있다.

목 옆굽힘의 결과

옆굽힘 시 옆굽힘하는 쪽의 물렁조직은 압박되고, 반대쪽 물렁조직은 늘어난다. 옆굽힘하는 쪽의 척추사이원반은 후관절과 마찬가지로, 머리가 굽힘되는 쪽으로 압박된다. 한쪽의 후관절이 장시간 압박되면, 후관절의 기능이 악화될 수 있다. 양쪽 눈의 높이가 더 이상 수평을 이루지 못해, 시야의 문제가 초래될 수 있다. 그리고 목과 어깨에 걸쳐 있는 물렁조직도 어깨 기능에 악영향을 미칠 것이다.

팁 [TIP] 목이 옆굽힘된 클라이언트의 빗장뼈를 관찰한다. 대개 목이 옆굽힘된 쪽의 빗장뼈가 올라간다. 그러므로 그쪽 빗장뼈 주변의 물렁조직이 치료되어야 한다.

치료사로서 여러분이 할 수 있는 것

- 목의 옆굽힘이 다리길이 차이, 옆굽음증, 또는 옆굽힘된 등뼈의 결과로 인한 경우에는 중재가 제한될 수 있음을 확인한다. 만약 이런 사례라면, 여러분의 치료가 통증과 같은 증상을 감소시키는데 유용할 수 있을지도 모르지만, 이런 목의 옆굽힘 자세를 교정할 수 없을 지도 모른다.

- 이런 자세에 영향을 미칠 수 있는 활동을 클라이언트가 확인하는데 도움을 준다. 한쪽 어깨에 무거운 가방을 매거나, 운전할 때 단축된 쪽의 팔을 자동차 창문 위에 올려놓거나, 또는 너무 짧은 팔걸이(arm sling)을 착용할 때와 같이, 목이 옆굽힘된 쪽의 어깨를 올림하는 활동이 이런 활동에 포함된다.

- 부드럽게 스트레칭할 때 목의 왼쪽과 오른쪽에서 어떤 느낌이 드는지를 클라이언트가 비교하도록 돕고, 한쪽의 어떤 조직이 다른쪽의 조직보다 더 긴장되는지를 확인하도록 돕는다. 이것을 수행하는 간단한 방법으로는 2가지가 있다. 첫 번째 방법은 클라이언트에게 정상적인 앉은 자세를 취하도록 하고, 어깨를 이완시키도록 요구하는 것이다. 여러분이 한쪽 어깨를 부드럽게 내림한 후 다른쪽 어깨를 내림할 때, 클라이언트에게 양쪽 어깨에서 느껴지는 느낌을 비교하도록 요구한다. 비록 어깨를 내림하는데 매우 작은 힘이 요구될지라도, 만약 클라이언트가 옆굽음증을 가지고 있거나 최근에 외상을 입었다면 어깨 내림을 하지 않아야 한다. 왜냐하면, 척추를 통한 편측 압박에 의해 증상이 더욱 악화될 수 있기 때문이다. 다른 방법인 두 번째 방법은 클라이언트를 눕힌 자세로 하고 동일한 움직임을 수행하는 것이다: 치료사는 테이블의 머리쪽에서 무릎꿇기나 쭈그려 앉은 자세를 취하고, 한쪽 어깨를 부드럽게 내림한 후 다른 쪽 어깨를 내림한다(올림된 어깨뼈 단락을 참고한다. 그림 9.11). 이 자세에서는 매우 작은 힘이 척추를 통해 전달되기 때문에, 대부분의 클라이언트에게 있어서 이 자세는 안전하다. 클라이언트가 스스로 목의 긴장 부위를 조율하는 것은 매우 유용한데, 그 이유는 클라이언트가 능동적으로 스트레칭을 수행할 때 진전의 모니터링에 도움을 주기 때문이다.

- 클라이언트가 앉거나 선 자세를 취할 때 자세 교정에 도움을 준다. 클라이언트가 자신의 목이 옆굽힘된 것을 인지한다면, 옆굽힘된 목의 자세를 교정할 수 있을 것이다.

- 단축된 조직을 수동으로 스트레칭한다. 클라이언트가 목의 왼쪽과 오른쪽을 비교하고, 앉은 자세와 누운 자세를 비교하는데 도움을 주기 위해, 여러분은 12–15초 동안 끝범위를 유지하는 위의 기법들을 이용하여 시작할 수 있다. 또는 치료사는 단축된 쪽의 위팔을 부드럽게 견인함으로써 수동–보조 스트레칭을 수행할 수 있다. 클라이언트의 머리를 중립위로 배치하고 시작한다. 여러분의 양 손을 팔꿉관절 위쪽에 배치하고,

표 3.2 오른쪽 목 옆굽힘과 관련된 근육 길이

	단축된 근육	길어진 근육
영역	목 옆굽힘 근육	목 옆굽힘 근육
뒤쪽	오른쪽 어깨올림근 오른쪽 위등세모근	왼쪽 어깨올림근 왼쪽 위등세모근
앞쪽	오른쪽 목갈비근 오른쪽 목빗근	왼쪽 목갈비근 왼쪽 목빗근

옆굽힘된 쪽 어깨를 매우 부드럽게 견인한다. 여러분이 이런 견인을 유지할 때, 여러분은 클라이언트에게 여러분으로부터 멀어지는 옆굽힘을 천천히 수행하도록 주문한다. 그림 3.5a은 환자의 오른쪽 옆굽힘을 치료하는 것이다. 여러분은 앉은 자세(그림 3.5b)나 누운 자세의 클라이언트자세에서 어깨, 머리 또는 양쪽 모두를 부드럽게 과압박을 적용할 수 있다.

- 단축된 쪽의 물렁조직–특정 구조물(앞쪽의 목갈비근과 뒤쪽의 어깨올림근과 등세모근)–을 이완한다. 예를 들어, 이런 기법으로 위등세모근을 스트레칭하기 하려면, 그쪽 목의 조직을 부드럽게 내림한다. 이때 빗장뼈나 봉우리빗장관절에 너무 강한 압박을 적용해서는 안 된다. 어떤 치료사는 조직을 내림하기 위해 손가락을 사용하기도 한다; 다른 치료사는 아래팔을 사용한다. 손상되기 쉬운 조직이라면, 치료사는 그 조직을 부드럽게 잡는 것이 좋다. 여러분이 그 조직을 고정시켰다면, 머리를 반대쪽으로 굽힘하도록 클라이언트에게 주문하여 부드러운 스트레칭을 일으킨다(그림 3.5c).
- 타이트한 목갈비근의 부위를 여러분이 확인했다면, 여러분은 클라이언트가 중립위를 유지하는 동안, 손가락 1개나 2개를 이용하여 오목한 쪽 목의 그 조직을 부드럽게 고정하고, 동일한 기법을 사용할 수 있다. 그런 다음 클라이언트에게 반대쪽으로 목을 옆굽힘하도록 주문한다. 몇몇 클라이언트는 옆굽힘이 어렵다는 것을 알 수 있고, 또 여러분으로부터 멀어지는 쪽으로 머리의 돌림이 쉽게 일어남을 알 수 있을 것이다.
- 단축된 조직을 마사지한다. 본 사례의 경우, 엎드린 자세, 누운 자세 또는 옆으로 누운 자세에서 오목한 쪽 목에 마사지를 적용한다.
- 옆으로 누운 클라이언트의 경우에는 머리를 베개로 받치고 옆굽힘된 목에 수동 스트레칭을 적용한다. 클라이언트가 서거나 무릎꿇은 자세를 취하고 있다면, 치료사는 클라이언트의 어깨 위에 양 손을 올려놓고 부드럽게 어깨를 내림한다. 이때 위등세모

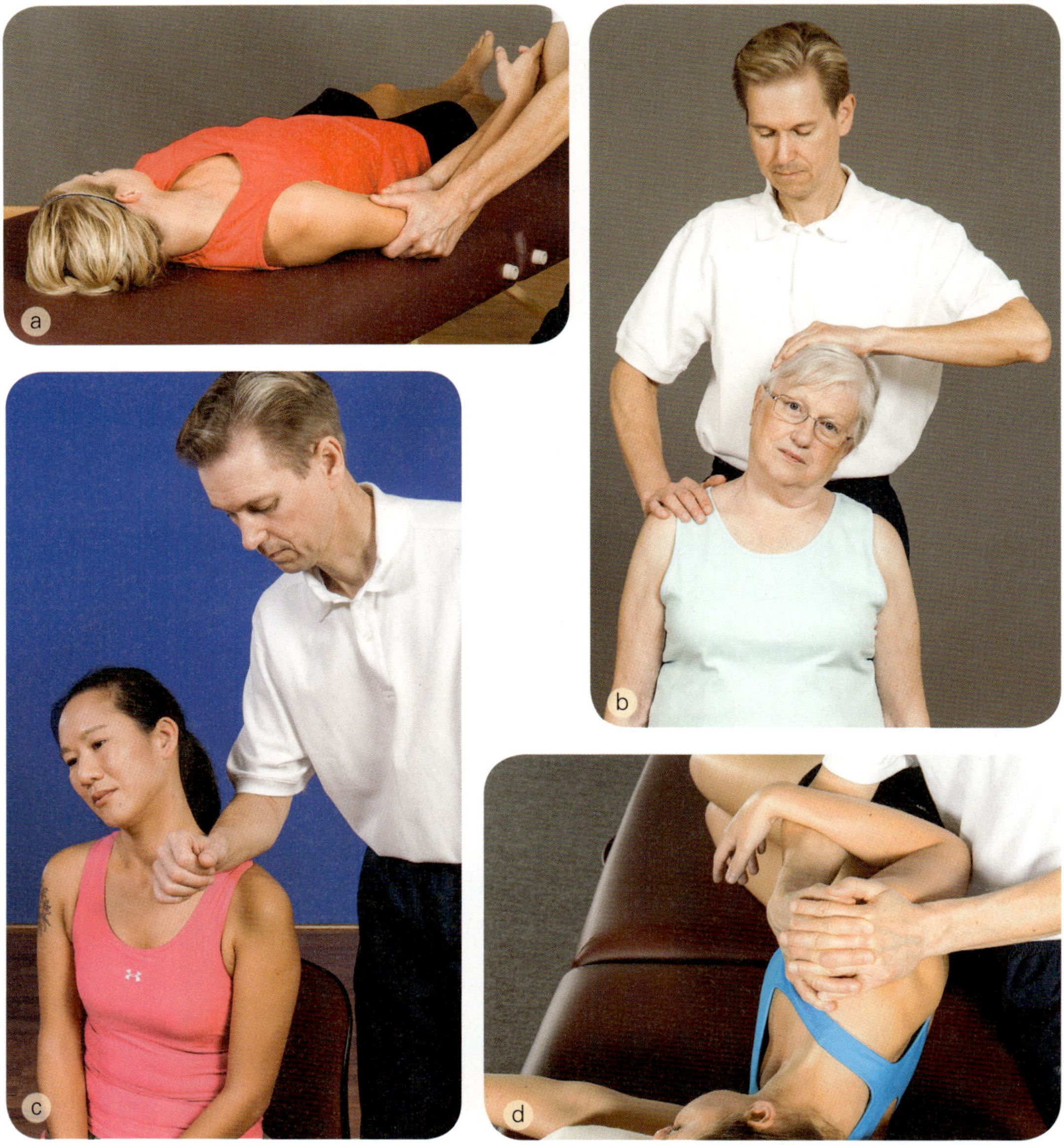

그림 3.5 목 옆굽힘을 위한 치료사의 기법들로는 (a) 목의 옆굽힘과 결합된 오목위팔관절의 부드러운 수동 견인; (b) 어깨 내림을 동반한 통제된 수동의 목 옆굽힘; (c) 단축된 근육의 물렁조직 이완술; (d) 옆으로 누운 자세에서의 수동 스트레칭 등이 있다.

근 위에 양 손을 올려놓아서는 안 된다. 어깨를 내림하는 여러분 쪽으로 클라이언트의 어깨를 부드럽게 당길 때, 머리 무게로 인해 머리가 움직이지 않아 목 측면에 있는 물렁조직의 통제된 스트레칭을 촉진시킨다(그림 3.5d). 만약 클라이언트가 더 많은 스트레칭을 원한다면, 베개를 사용하지 않는 것이 좋다. 약간의 머리 위치 변화(예:

머리를 여러분 반대쪽으로 돌림하는)에 따라, 어느 조직이 스트레칭되는지를 클라이언트가 인지하는지를 확인한다.

- 클라이언트에게 굽힘된 쪽의 목 근육을 어떻게 스트레칭하는지를 가르쳐준다.
- 단축된 목(옆굽힘된 쪽)의 측면에 근막이완술을 적용한다.
- 목 옆굽힘 근육의 근력을 검사한다; 만약 굽힘근이 약하다면, 그 근육을 강화하도록 클라이언트에게 조언한다.
- 필요하다면, 물리치료사, 오스티오패시, 카이로프랙터에게 클라이언트를 의뢰한다.

클라이언트가 할 수 있는 것

- 특히 물건을 운반하거나 앉을 때 문제를 일으키는 요소를 확인하고 피한다.
- 단축된 근육을 스트레칭한다. 스트레칭은 옆굽힘된 쪽 근육에 적용된다. 스트레칭을 수행하기 위해, 클라이언트는 반대쪽으로 목을 간단하게 옆굽힘한다. 그리고 스트레칭을 강화하기 위해서, 어깨를 내림할 때처럼 한 손으로 부드럽게 과압박을 적용한다(그림 3.6a). 부가적으로 팔을 몸 뒤로 가져가는 것도 스트레칭의 한 방법이다(그림 3.6b). 이런 자세를 취할 때 몇몇 클라이언트는 목의 앞쪽 부분이 당겨지는 느낌을 가질 수 있는데, 그 원인은 어깨관절의 폄에 의해 목 앞부분이 긴장 되기 때문이다.
- 만약 목 옆굽힘근이 약하다는 것을 발견했다면, 이들 근육을 강화하는 간단한 방법은 약한 쪽을 위쪽으로 배치하여 바닥으로부터 머리를 들어올리는 방법이다. 이때 머리는 중립위로 위치시켜야 한다. 왼쪽이든 오른쪽이든 이런 자세를 동등하게 유지할 수 있을 때까지 클라이언트는 몇 초간 머리를 등척성으로 유지한다. 또는 클라이언트는 앉은 자세나 선 자세 동안 손으로 저항을 주면서 옆굽힘 근육의 등척성 수축을 단순하게 수행할 수도 있다(그림 3.6c).
- 잠자는 자세를 고려해 본다. 목을 한쪽으로 옆굽힘하고 잠자는 것도 자세 불균형에 영향을 미치는 요소가 될 수 있다. 과도하게 두껍거나 너무 높은 베개는 목의 위쪽 부분을 단축되게 만들고, 매트리스에 놓인 목의 물렁조직을 늘어나게 만든다. 너무 얇거나 낮은 베개는 반대로 매트리스에 놓인 목의 물렁조직을 단축시키고, 목의 위쪽 물렁조직을 늘어나게 만든다. 어깨와 머리 사이의 틈을 메우는 것은 목의 중립위로 유지하는데 도움을 주어, 목의 어느 한쪽이 길어지거나 짧아지지 않도록 잘 정렬된 자세를 만든다.

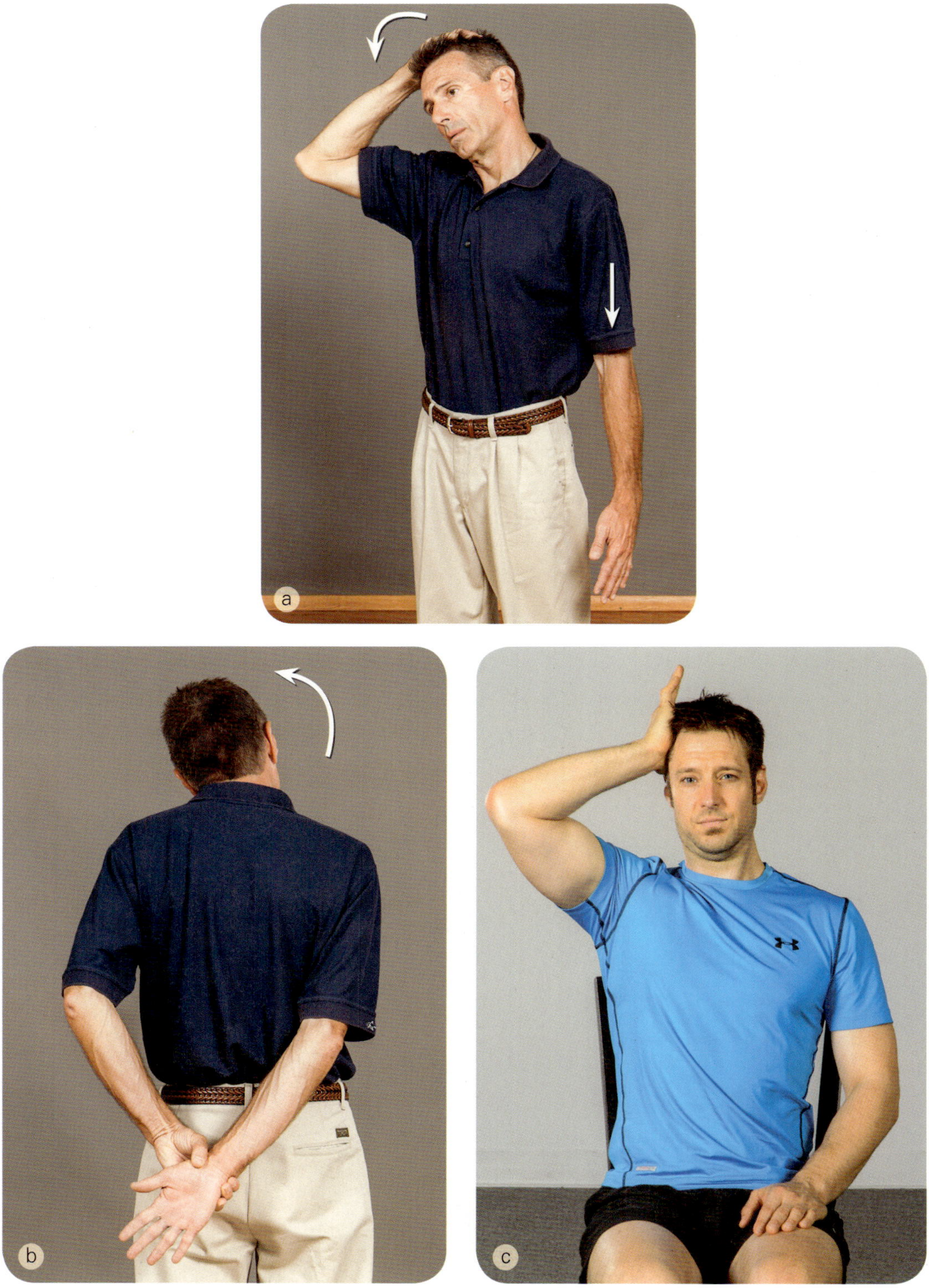

그림 3.6 목 옆굽힘을 위한 클라이언트의 기법들로는 (a) 머리에 부드러운 과압박의 적용과 어깨의 내림; (b) 단축된 쪽의 팔을 몸 뒤쪽으로 가져가는 방법; (c) 옆굽힘 근육이 약화되었다면, 옆굽힘 근육을 강화시키는 등척성 운동 등이 있다.

거북목 자세 (Forward Head Posture)

이 자세에서는 목의 정상 만곡이 소실되고, X-선 상에서 목뼈가 일자 형태를 띤다. 자세의 이름이 의미하듯이, 머리가 앞쪽으로 나온 형태이다. 시상면 상으로 신체를 이등분하는 가상의 수직선보다 머리가 앞쪽으로 나온 것을 관찰할 수 있다(그림 3.7b).

머리, 어깨 및 등뼈 사이의 관계를 측정할 때, Raine과 Twomey(1994)는 거북목 자세를 시각화하는데 도움을 주는 그림을 제공했다. 시상면에서, 귓구멍의 윗면을 통과하는 수평선(이 선은 Frankfurt 면으로도 불린다)과 C7 척추원반을 통과하는 가상의 다른 선을 상상해 보자. 그런 다음 C7과 귓구멍 윗면을 연결하는 선을 그린다. 이런 연결선은 머리와 목 사이의 관계를 나타낸다(그림 3.7a). 머리가 몸 앞쪽으로 움직일 때, C7 수평선과 연결선 사이에 형성된 각도가 감소할 것이다(그림 3.7b).

정면응시의 머리 자세를 유지하려면, 머리가 C1에서 뒤쪽경사되어야 하고, 목의 고리중쇠관절 부위가 젖힘되어야 한다. 젖힘(폄)의 정도는 종종 진폭각도로 불린다(그림 3.8). 사진

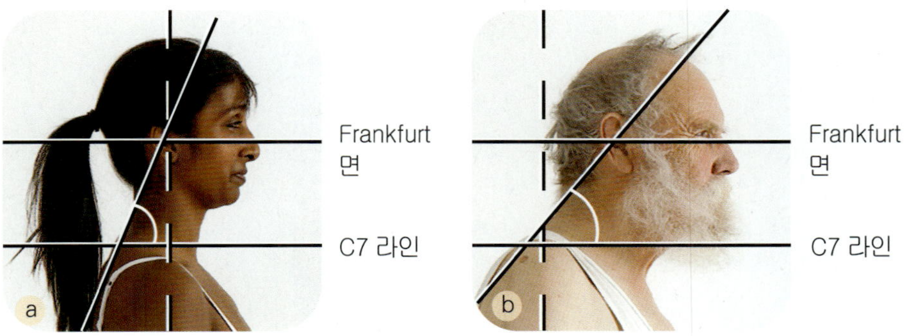

그림 3.7 시상면 상에 신체를 이등분하는 수직선의 관점에서 본 (a) 중립위의 머리 자세와 (b) 거북목 자세. 머리가 앞쪽으로 이동할 때 각도가 감소된다.

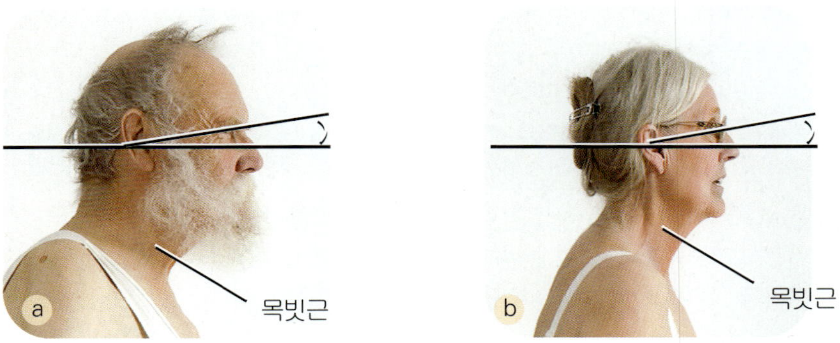

그림 3.8 거북목 자세를 가진 사진 위에 진폭각도를 겹쳐 놓는다. (a) 남성 환자는 (b) 여성 환자보다 작은 진폭각도를 가지고 있다.

에 이런 선을 포개놓거나 클라이언트를 살펴봄으로써, 여러분은 클라이언트가 거북목 자세를 가졌는지를 더 잘 판단할 수 있다.

드문 경우지만, 어떤 환자는 통증을 완화하기 위해 거북목 자세를 일시적으로 취하기도 한다. 이런 현상이 일어나는 하나의 예는 목뼈-등뼈 가시돌기사이에 발생하는 윤활주머니염이다. 이것은 페인트칠을 하기 위해 천장을 쳐다볼 때 일어나는 것처럼, 장기간의 머리와 목의 폄 결과이다(Waldman 2008).

거북목 자세의 결과

깊고 짧은 목 굽힘근의 약화가 있다. Grimmer와 Trott(1998)는 위쪽 목뼈의 진폭 각도가 커서, 목에 대한 머리의 자세에 문제를 일으킬 수 있음을 발견했다. 머리와 목이 거북목 자세가 될 때, 머리가 폄되는 경향이 있고, 진폭 각도가 증가한다. 그런 자세는 깊은 굽힘근을 길게 만들어, 근육을 약시킨다.

그림 3.8b의 여성 환자는 남성 환자(그림 3.8a) 보다 더 큰 진폭 각도를 가지고 있으므로, 더 약화된 깊은 목 굽힘근을 가지고 있는 것 같다. 이것은 목빗근의 비대에 의해 확인되고, 사진 상에서 그녀의 오른쪽 목빗근의 비대를 볼 수 있다. 깊은 목 굽힘근의 약화가 뚜렷한데, 그 이유는 이들 근육이 목의 안정화에 기여하고 고유수용성 감각을 제공하기 때문이다. 목긴근은 목뼈의 굽힘근일 뿐만 아니라, 목긴근이 가지고 있는 많은 숫자의 근방추가 고유수용성 감각에서도 중요한 역할을 제공하고 있다. 또한 말하고, 기침하고 삼키기를 할 때도 목긴근이 목의 안정근으로 작용한다. 목긴근의 약화 결과는 특히 중력에 대항하면서(예: 베개로부터 머리를 들어올릴 때) 목을 굽힘하는 능력의 감소와 말하고, 기침하고, 삼키기할 때의 목 안정화 능력의 감소이다. 이것이 턱 근육에 도미노 효과를 가지고 있고, 턱관절 문제를 일으킬 수 있다고 주장하는 사람도 있다.

거북목 자세는 다른 문제점도 가지고 있다. 거북목 자세일 때 목갈비근의 비대와 경련이 있을 수 있고, 이로 인해 빗장밑동맥과 빗장밑정맥이 압박될 수 있고, 또 C5-T1이 목갈비근과 중간목갈비근 사이와 1번 갈비뼈 위를 지나기 때문에, C5-T1의 앞쪽 신경뿌리가 압박될 수 있다. 그런 압박은 가슴문 증후군으로 불리는 통증과 기능부전을 초래한다. 목빗근에 대한 부가적인 효과도 있다. 양쪽 목빗근이 작용하여 목을 굽힘하려면, 협력근들이 목뼈를 고정해야 한다. 목의 굽힘이 일어나지 않을 때-거북목 자세와 목긴근과 목갈비근의 약화에서처럼-양쪽 목빗근의 수축은 목의 폄(굽힘이 아니라)을 일으키고, 앞굽음의 만곡을 증가시킨다.

거북목을 가진 사람은 머리널판근과 등세모근의 활성화 증가도 가지는데(Noh 등 2013), 이것은 목 통증과 어깨 통증 모두와 관련되기도 한다.

끝으로, 위쪽 목뼈의 폄 증가는 폄을 일으키는 근육(뒤통수밑근)에 영향을 미친다. 뒤통수밑근이 고유수용성 감각에 기여하므로, 거북목 자세가 균형에 부정적인 효과를 가지는 것으로 믿겨지고 있다.

표 3.3 거북목 자세와 관련된 근육 길이

영역	단축된 근육	길어진 근육
목 앞쪽	머리긴근(longus capitis) 목긴근(longus colli) 위목뿔근(suprahyoid)	아래목뿔근(infrahyoid)
목 뒤쪽	뒤통수밑근(suboccipitals)	어깨올림근(levator scapulae)

이들 근육은 위쪽 목뼈와의 상관관계를 제외하고, 단축된다. 위쪽 목뼈에서 진폭 증가가 있는 부위에서 깊은 목 굽힘근이 길어진다.

팁 [TIP] 거북목 자세는 아래턱의 재위치와 관련되고, 씹는 근육의 활성을 증가시킨다.

팁 [TIP] C1과 C2와 관련된 신경의 뒤쪽 압박(진폭 각도의 증가에서처럼)은 머리얼굴 통증을 일으킬 수 있다.

치료사로서 여러분이 할 수 있는 것

- 클라이언트에게 머리를 재위치시키는 교정운동을 조언한다. 그림 3.9를 살펴보고, 거북목 자세에 대한 앉기 자세의 효과를 고려해 본다. 3가지의 앉기 자세에서, 머리 무게가 척주의 앞에 위치하는지를 관찰할 수 있지만, 그림 3.9c가 앞쪽으로 머리와 목을 쭉 빼는 경향이 가장 크다. 클라이언트가 일을 하거나, 운전을 할 때 습관적으로 취하는 앉는 자세를 관찰한다. 클라이언트에게 똑바르게 앉는 자세를 어떤 방법으로 장려

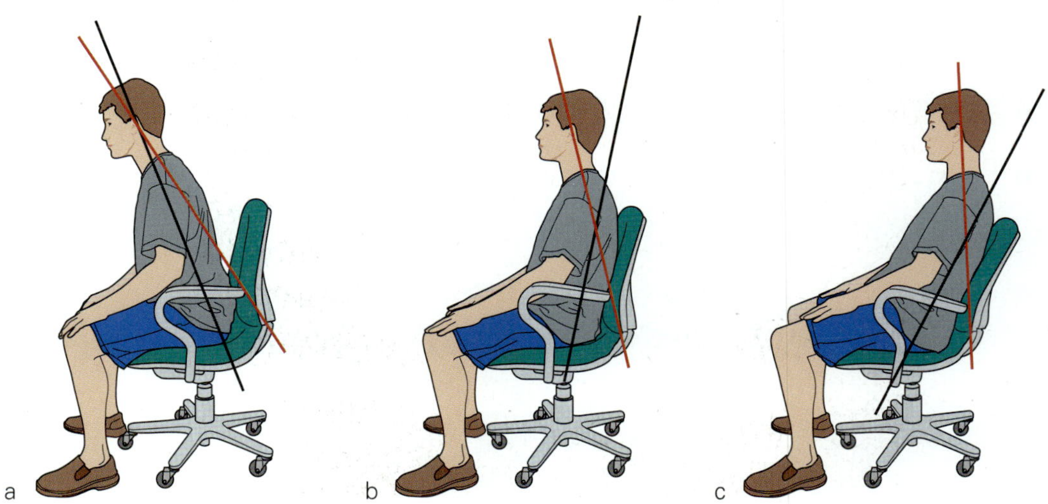

그림 3.9 앉기 자세: (a) 강제적인 똑바른 앉기 자세; (b) 중립 앉기 자세; (c) 구부정한 앉기 자세.

할 수 있는가? 하나의 팁은 허리뼈에 작은 쿠션을 배치하는 것이다. 쿠션(또는 허리뼈 지지대)을 사용할 때, 등뼈, 그리고 머리와 목이 자세를 바꾸고, 올림되는지를 확인한다. 여러분은 스스로를 위해 이것을 시도할 수 있다. 구부정한 앉은 자세를 취했을 때, 여러분의 목 자세를 확인하고, 그런 다음 허리 뒤에 쿠션을 배치한다. 여러분의 목 자세에 무슨 일이 일어났는가? 만약 클라이언트의 앉는 방법이 거북목 자세에 영향을 주는지를 여러분이 느낀다면, DSE 장비의 사용(부록 참고), 운전, 독서 및 TV 시청을 위해 올바른 앉기 자세에 대한 조언을 제공한다.

- 단축된 조직을 마사지한다. 이 경우에는 위쪽 목 폄근을 마사지한다. 이것은 누운 자세(그림 3.2c)이나 엎드린 자세에서 수행될 수 있다. 누운 자세가 마사지하는데 유용하다. 여러분이 양 손을 목의 바닥에서 머리 쪽으로 당길 때, 클라이언트에게 부드러운 머리의 끄덕임 움직임을 수행하도록 장려할 수 있다. 여러분의 손가락끝을 머리뼈바닥에 배치하는 것은 이런 끄덕임 움직임으로 짧은 목 폄근을 신장하는데 도움을 주고, 깊은 목 굽힘근을 활성화하는데도 필요하다. 이런 끄덕임 움직임이 목의 굽힘과 다르다는 것을 인지한다.

  비록 엎드린 자세에서 클라이언트가 끄덕임 움직임을 수행하기 어렵지만, 여러분은 머리뼈 바닥에 부드러운 견인을 적용하여 부드러운 끄덕임 움직임을 일으킬 수 있고, 뒤쪽 조직을 스트레칭할 수도 있다(그림 3.10a). 클라이언트에게 턱을 당기도록 주문하는 것은 깊은 목 굽힘근의 수축을 장려하고, 위쪽 목 폄근의 긴장을 감소시키는 하나의 방법이다. 턱 당김 자세는 목 뒤에 지방조직이 있는 클라이언트를 치료할 때 특히 유용하다. 엎드린 자세에서는 목 뒤쪽의 물렁조직이 잘 늘어나지 않는다.

- 뒤통수밑근과 기타 근육의 통증유발점을 치료한다. 이런 기법은 부드러운 압박으로 이루어질 수 있다(그림 3.2d).

- 목 뒤쪽 근육을 어떻게 스트레칭하는지를 클라이언트에게 가르쳐 준다.

- 머리와 목의 능동 뒷당김을 어떻게 수행하는지를 클라이언트에게 가르쳐 준다 (그림 3.3b).

- 클라이언트의 목 굽힘근 근력을 검사한다; 만약 여러분이 이들 근육의 약증을 발견했다면, 적절한 근력강화 방법에 대한 조언을 제공한다. 목 굽힘근의 근력을 검사하는 하나의 방법은 클라이언트를 눕게 하고 머리를 테이블로부터 들어올리도록 주문하는 것이다. 대부분의 사람은 중력을 이기고 머리를 들어올릴 수 있다. 목 굽힘근이 약한 환자는 이런 머리의 굽힘 자세를 유지할 수 없을 것이다. 이 방법은 머리목 굽힘 검사로 불리고, 광범위한 연구가 이루어졌다(예: Falla 등 2004; Jull 등 2008).

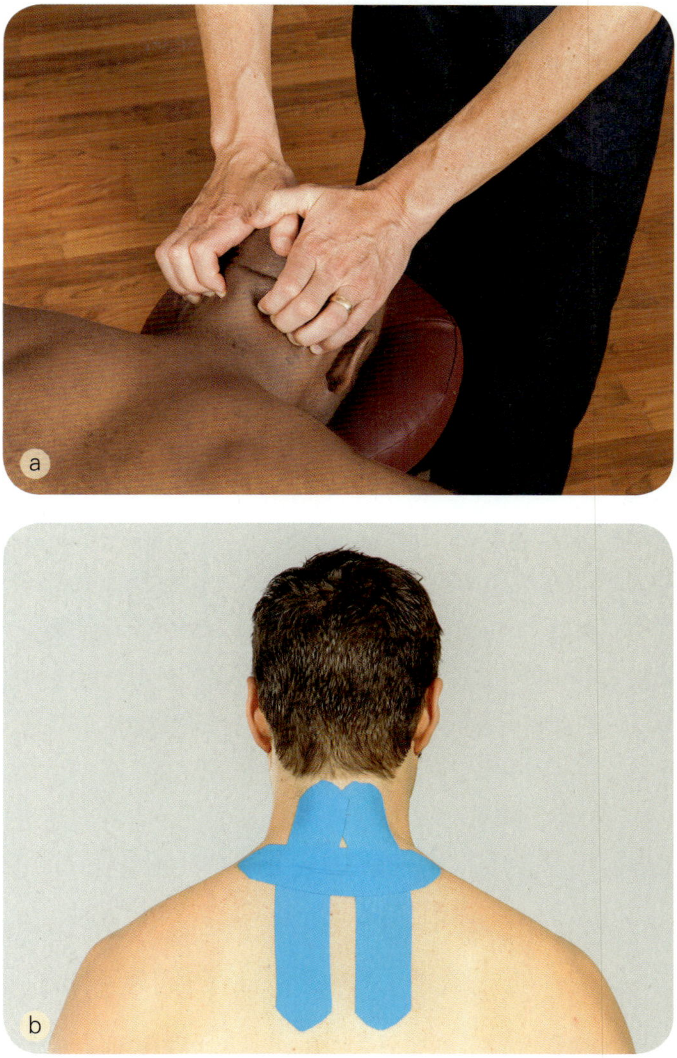

그림 3.10 거북목 자세를 위한 치료사 기법으로는 (a) 엎드린 자세에서 짧은 목 폄근의 마사지와 (b) 테이핑 요법이 있다.

- 교정 방법으로서 테이핑 요법을 고려해 본다. 적용된 테이핑의 장력(tension)은 거북목 자세를 예방하는 역학적 효과를 제공할 수 있고, 자세교정 수단으로써 목 뒷당김 운동을 수행하는 환자에게 유용할 수 있다. 그림 3.10b처럼, 다양한 테이핑 요법을 적용한다.
- 등뼈와 허리뼈의 자세를 치료한다. 왜냐하면, 부적절한 등허리 자세가 거북목 자세와 관련이 있기 때문이다.

■ 관자근과 같은 씹는 근육을 검사한다. 왜냐하면 이들 근육의 과긴장으로 턱과 머리의 통증이 발생하기 때문이다.

■ 필요하면, 물리치료사, 오스티오패시, 또는 카이로프랙터에게 클라이언트를 의뢰한다.

클라이언트가 할 수 있는 것

■ 거북목 자세의 유지에 영향을 주는 요소를 확인하고, 그 요소를 피한다. 컴퓨터를 하거나, 운전을 하거나 또는 TV를 시청할 때 머리와 목의 자세에 집중한다. 무거운 백팩을 운반하는 것은 거북목 자세를 더욱 악화시키기 때문에, 무거운 백팩을 드는 것을 피한다(Chansirinukor 등 2001).

■ 앉거나 선 자세를 취할 때 목의 자세를 교정한다. 거북목 자세가 목 뒤쪽 근육에 스트레인을 가하는지를 확인하는 하나의 방법으로는, 머리가 앞쪽으로 위치했을 때 고삐를 당겨 말머리를 몸통 뒤쪽으로 당김하듯이 목 뒤쪽 근육이 작용하는 것을 상상하는 것이다. 머리를 더 많이 앞쪽으로 내밀수록, 그 자세를 유지하는데 더 많이 힘이 든다. 거북목 자세는 종종 등뼈 뒤굽음증과 관련이 있다. 구부정한 자세를 피하고, 어깨뼈와 등뼈에 집중하는 것이 거북목 자세를 교정하는 중요한 요소인 것 같다. 어깨를 뒷당김하고 내림한 똑바른 앉은 자세가 거북목 자세를 교정하는 좋은 출발점이다. 뒤굽음증 자세의 교정에 대해 자세히 알고 싶으면, 4장을 참고하기 바란다.

■ 머리를 접은 타월이나 책 위에 올려놓고 위쪽의 목 뒤쪽 조직을 스트레칭한다 (그림 3.3a). 이것은 다음 단락에서 거론될 머리 뒷당김의 수행에 유용한 자세이다.

■ 깊은 목 폄근을 스트레칭하고, 머리와 목의 뒷당김 수행을 배움으로써 깊은 목 굽힘근을 강화한다. Gupta 등(2013)은 이런 방법이 전통적인 등척성 훈련보다 거북목 자세를 교정하는데 도움이 된다고 제안했다. 클라이언트에게 턱을 선반 위에 올려놓고 자신 쪽으로 턱을 당기는 것을 상상하도록 주문한다(그림 3.3b). 이때 머리와 목이 폄되어서는 안된다. 클라이언트에게 거울을 보고 이중턱을 만들도록 주문하는 것도 매우 유용하다. 만약 클라이언트가 이중턱 만들기를 할 수 없다면, 클라이언트를 테이블 위에 눕게 한 후, 클라이언트의 목과 테이블 사이에 치료사의 손가락을 넣고, 클라이언트에게 자신의 목으로 손가락을 압박하도록 주문한다. 클라이언트가 이것을 수행할 때, 여러분의 손가락을 천천히 부드럽게 목으로부터 뺀다. 이런 방법은 머리와 목의 뒷당김을 강화한다. 뒷당김을 수행할 때 어떤 클라이언트는 머리와 목을 폄한다. 머리와 목의 폄은 클라이언트에게 스트레칭을 장려하는 근육에 의해 야기되기 때문에, 잘못된 움직임이다. 누

운 자세를 취했을 때 클라이언트가 교정 운동을 더 잘 수행할 수 있는데, 그 이유는 그 이유는 목의 폄이 테이블에 의해 제한되기 때문이다.

- 대단위 목 굽힘근을 강화한다. 이것을 수행하는 하나의 방법은 등척성 목 굽힘의 수행이다. 누운 자세를 취한 후, 클라이언트는 목 굽힘근의 근력을 검사할 때처럼 테이블로부터 머리를 들어올리고, 약 5초 동안 머리를 들어올린 상태로 유지한다. 지구력은 날이 갈수록 증가될 수 있고, 초 단위로 측정된다. 예를 들어, 3초에서 7초, 다시 12초까지 이 자세를 유지하는 것을 목표로 둘 수 있다. 비록 이 운동이 목 자세 교정의 가장 유용한 방법인지는 명확하지 않지만, 깊은 목 굽힘근(목긴근과 머리긴근)과 얕은 목 굽힘근(목빗근과 목갈비근) 모두의 훈련이 목 통증을 감소시키는데 유용하다는 증거의 제시가 있다(Falla 2004). 만약 클라이언트의 통증이 나쁜 목 자세로부터 야기된다고 여러분이 믿는다면, 목의 근력강화 운동이 유익할 수 있다.
- 뒤통수밑근을 마사지한다. 이것을 수행하는 방법은 엄지를 이용한다 (그림 3.3c).
- 목 앞굽음증의 증가와 마찬가지로, 등허리 자세를 치료하는 것이 중요한데, 그 이유는 거북목 자세의 교정에 대한 유익한 효과를 가지기 때문이다.

돌림된 머리와 목(Rotation of the Head and Neck)

클라이언트를 뒤쪽에서 살펴볼 때, 여러분은 종종 턱이 한쪽으로 돌림된 것을 관찰할 수 있다. 본 예에서, 클라이언트는 반시계방향으로 돌림된 것을 보여주고 있다(그림 3.11b). 돌림은 많은 요소의 결과이고, 등뼈의 돌림, 빗장뼈의 돌림과 어깨뼈의 내밈과 관련이 있다.

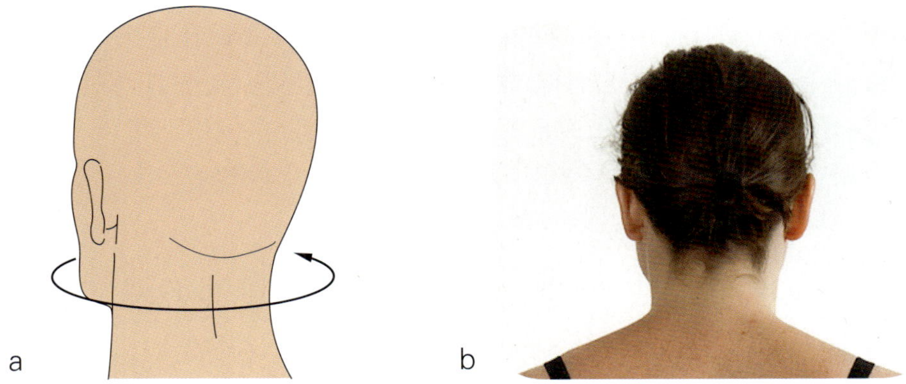

그림 3.11 머리의 반시계방향 돌림.

팁 [TIP] 예를 들어, 머리의 반시계방향(왼쪽) 돌림은 오른쪽 빗장뼈의 앞쪽돌림, 왼쪽 빗장뼈의 뒤쪽돌림, 오른쪽 2번과 3번 갈비뼈의 앞쪽돌림과 왼쪽 2번과 3번 갈비뼈의 뒤쪽돌림과 관련이 있다. 그리고 이들 뼈와 관절에 관련된 물렁조직도 변화될 수 있다. 이것은 복합 요소의 한 예이고, 사람마다 요소가 달라질 수 있다.

치료사로서 여러분이 할 수 있는 것

- 긴장된 조직을 확인하는데 도움을 얻기 위해 클라이언트에게 머리 돌림을 수행하도록 요구한다. 이것을 수행하는 하나의 방법은 클라이언트에게 그가 할 수 있는 만큼 좌우 어깨 넘어로 쳐다보고, 제한이 있는 쪽을 확인하도록 주문한다. 만약 오른쪽으로 돌림하여 목의 왼쪽에서 제한이 있음을 느꼈다면, 오른쪽으로 돌림하여 스트레칭을 수행해야 한다.
- 클라이언트가 자세를 교정하도록 장려하고, 또 머리 돌림에 영향을 줄 수 있는 활동이나 자세에 집중하도록 장려한다. 돌림된 머리 자세를 가진 클라이언트는 모니터나 TV를

돌림된 머리와 목의 결과

머리의 돌림은 매우 작게 일어나며, 모든 머리와 목의 자세에 큰 문제를 야기시키지 않는다. 본 책에 기술된 다른 자세와 마찬가지로, 표 3.4에 기술된 것처럼, 어떤 근육은 단축되고, 또 다른 근육은 길어지게 될 것이다. 머리가 돌림된 쪽의 어깨올림근의 닿는곳과 목갈비근에서 근육통이 종종 발생했다; 목빗근의 경우는 돌림된 반대쪽에서 과긴장된다. 혈관 구조물의 위치가 머리의 돌림과 관련되어 변하지만(Wang 등 2006), 돌림의 정도가 매우 작기 때문에 이 자세에서 기술되었듯이 머리 돌림이 어떤 효과도 가지지 못하는 것 같다. 본 단락에 언급된 목의 자세는 목의 근긴장 이상증으로 인한 자세와 다른 것이다. 목의 근긴장 이상증(dystonia)은 머리의 불수의적 돌림과 관련이 있어, 전문가의 치료를 필요로 한다. 더 많은 정보가 필요하다면, National Institute of Neurological Disorders and Stroke(2014)을 참고하기 바란다.

표 3.4 돌림된 머리와 목과 관련된 근육 길이

영역	단축된 근육	길어진 근육
오른쪽 돌림 (시계방향 돌림)	왼쪽 목빗근 왼쪽 목갈비근 오른쪽 어깨올림근 왼쪽 머리널판근 왼쪽 목널판근	오른쪽 목빗근 오른쪽 목갈비근 왼른쪽 어깨올림근 오른쪽 머리널판근 오른쪽 목널판근
왼돌림 (반시계방향 돌림)	오른쪽 목빗근 오른쪽 목갈비근 왼른쪽 어깨올림근 오른쪽 머리널판근 오른쪽 목널판근	왼쪽 목빗근 왼쪽 목갈비근 오른쪽 어깨올림근 왼쪽 머리널판근 왼쪽 목널판근

이 자세와 관련된 근육의 단축과 길어짐은 매우 작은 편이다.

클라이언트의 시선에 일치되지 않게 배치하거나 한쪽으로 치우쳐 배치하고 장시간 동안 컴퓨터를 사용하거나, TV를 시청한 경우가 많다. 어깨 너머로 쳐다보고 자동차를 자주 후진하는 운전자들이 여러분의 클라이언트가 될 수 있다.

■ 대단위 스트레칭을 이용하여 단축된 조직을 수동으로 스트레칭한다. 가동범위의 끝범위로 목을 수동으로 돌림할 때나 조직 긴장이 느낄 때는 조심을 해야 한다. 환자의 머리를 왼쪽에서 오른쪽으로 부드럽게 돌림할 때 타월을 사용하는 것이 안전하게 스트레칭하

는 방법이다(그림 3.12a). 이 기법의 장점은 조직을 과도하게 스트레칭하지 않는 것이다. 그 이유는 치료사로서 여러분이 손으로 머리를 유지할 때보다 타월을 사용할 때 적은 지렛대를 가지기 때문이다. 또 다른 장점은 여러분이 손으로 머리를 유지할 때보다 많은 클라이언트가 머리와 목을 더 많이 이완할 수 있다. 왜냐하면, 클라이언트가 머리 밑에서 테이블을 느껴 스트레칭을 촉진하기 때문이다. 이것이 특별한 스트레칭이기 보다는 대단위 스트레칭이기 때문에, 긴장된 국소 부위를 표적으로 하지 않는다. 메니에르병 환자에게 이런 움직임을 수행할 때 조심해야 한다.

- 여러분의 가이드로서 표 3.4를 이용하고, 마사지를 이용하여 국소 긴장의 특정 부위를 스트레칭한다. 목의 뒤쪽(그림 3.2d)과 앞쪽(그림 3.12b)에 있는 모든 목 돌림근을 스트레칭한다.

- 물렁조직 이완술과 같은 기법을 이용하여, 특정 근육을 길게 늘인다.
  목갈비근을 치료한다면, 머리를 반대쪽으로 천천히 돌림하도록 클라이언트에게 요구하기 전에 손가락 1개 또는 2개를 이용한 부드러운 압박이 조직을 고정하기 위해 요구된다(그림 3.12c). 앉은 자세의 클라이언트를 치료하는 기법의 효과는 누운 자세의 클라이언트를 치료할 때와 동등한 효과를 가질 것이다. 이 부위를 치료할 때, 혈관 구조물을 압박해서는 안된다. 만약 여러분이 맥박뛰는 것을 느낀다면 여러분의 손가락을 그 부위에서 뗀다. 클라이언트에게 머리를 돌림하도록 요구하기 전에, 여러분의 손가락을 아래쪽으로 부드럽게 당김으로서 피부가 견인되도록 스트레칭을 강화한다.

- 적절한 근육을 어떻게 스트레칭하는지를 클라이언트에게 가르쳐 준다. 본 예에서 이것은 클라이언트에게 능동의 목 돌림을 수행하도록 장려하는 것이다.

- 필요하면, 물리치료사, 오스티오패시, 또는 카이로프랙터에게 클라이언트를 의뢰한다.

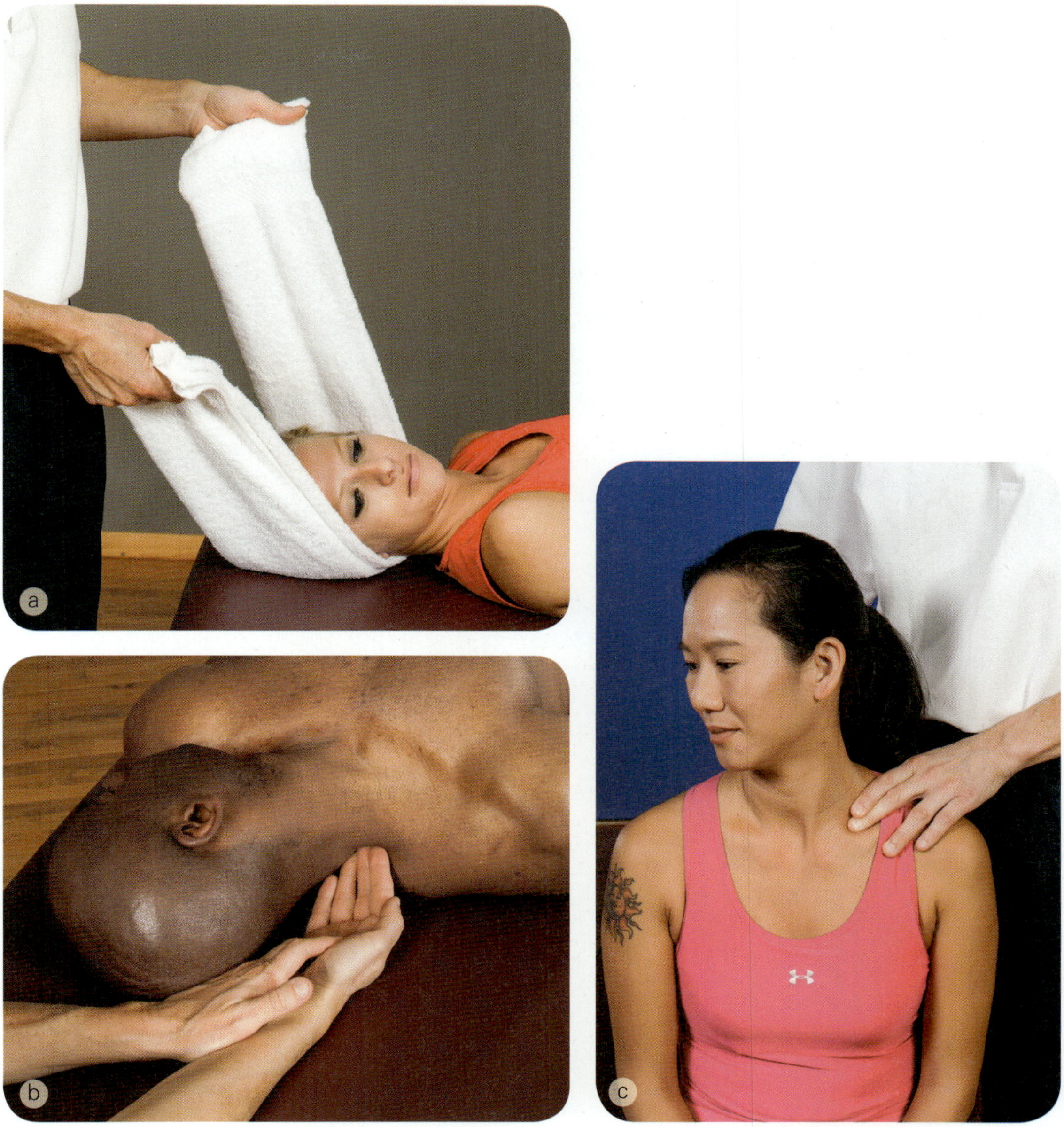

그림 3.12 돌림된 머리 자세를 위한 치료사의 기법으로는 (a) 수동 스트레칭, (b) 목 앞쪽에 있는 돌림근의 마사지, (c) 물렁조직 이완술과 같은 기법의 특정한 스트레칭 기법(예: 클라이언트가 근육을 능동적으로 스트레칭할 때 부드러운 고정이 목갈비근의 근섬유에 적용되고 유지되고 있다) 등이 있다.

클라이언트가 할 수 있는 것

- 돌림된 머리와 목 자세의 유지에 영향을 주는 요소를 확인하고, 가능하면 그 요소를 피한다. 예를 들어, 특정의 워크 스테이션 장비를 구입하거나, 자동차를 후진할 때 머리를 좌우로 교대로 돌리는 습관을 갖거나, 잠을 잘 때 매일 같은 쪽으로 머리를 돌리는 것을 피한다.
- 머리와 목을 돌림된 반대쪽으로 돌림함으로써 목 돌림근을 스트레칭한다. 범위의 증가를 장려하는 하나의 방법은 매일 동일한 앉은 자세를 취하게 하고 클라이언트에게 스트레칭을 수행하도록 요구하고, 또 매일 조금씩 더 많이 어깨너머로 머리를 돌림하도록 요구하는 것이다. 또 다른 방법은 한 손을 이용하여 부드러운 과압박을 적용하는 것이다(그림 3.13a). 그러나 류마티스성 관절염이나 목뼈의 척추증과 같은 질환이 있는 경우에는 금기증이다.
- 돌림된 자세를 완화시킬 수 있는 안정자세를 취한다. 예를 들어, 만약 환자가 반시계 방향(왼쪽)으로 돌림되어 있다면, 엎드린 자세이던 누운 자세이던 간에 환자에게 자신의 머리를 오른쪽으로 돌림하여 휴식을 취하도록 장려한다. 만약 누운 자세로 휴식을 취한다면, 부드러운 목의 견인을 동시에 얻을 수 있도록 타월이나 책을 이용하는 것이 클라이언트에게 도움을 준다(그림 3.13b).
- 클라이언트가 목 앞쪽의 물렁조직에서 이완이 일어남을 느꼈다면(그림 3.12c), 클라이언트는 이 기법들의 자가 수행 방법을 배울 수 있다.

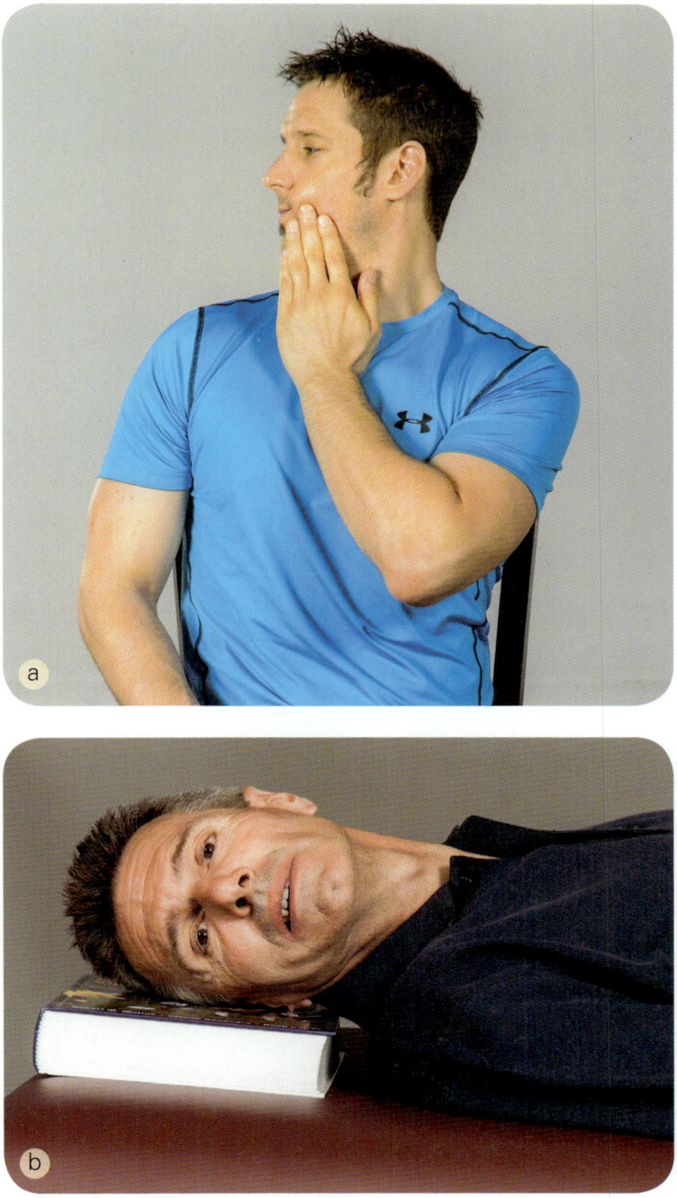

그림 3.13 돌림된 머리 자세를 위한 기법으로는 (a) 단축된 조직의 능동 스트레칭(부드러운 과압박을 적용하면서)과 (b) 스트레칭을 촉진하는 조직의 안정자세(동시에 목의 부드러운 견인을 돕기 위해 책을 이용한다) 등이 있다.

맺음말

본 장에서, 여러분은 흔하게 발생하는 4가지 목 자세를 배웠다: 앞굽음증 증가, 목의 옆굽힘, 거북목 자세 및 돌림된 머리와 목. 각 자세의 해부학적 특징은 사진이나 그림으로 명시되었다. 각 자세의 결과가 설명되었고, 각 병리를 설명하는 표는 치료를 계획하는데 도움을 줄 수 있는 단축된 근육과 길어진 근육이 포함되었다. 치료사로서 여러분이 할 수 있는 것과 각 자세의 교정에 도움을 주는 클라이언트가 할 수 있는 것들이 치료의 아이디어로서 제공되었다.

제 4 장

등뼈

Thoracic Spine

학습 목표

본 장을 공부한 후, 여러분은 다음을 할 수 있어야 한다:

- 등뼈에서 흔하게 발생하는 3가지 자세를 나열할 수 있어야 한다.
- 이들 각 자세의 해부학적 특징을 설명할 수 있어야 한다.
- 클라이언트에게 이들 자세를 인지시킬 수 있어야 한다.
- 각 자세의 해부학적 결과에 대한 예를 제공할 수 있어야 한다.
- 각 자세에서 단축되거나 길어지는 근육들을 나열할 수 있어야 한다.
- 각 자세의 교정에 대한 적절한 치료의 예를 제공할 수 있어야 한다.
- 그런 치료에 대한 근거를 제공할 수 있어야 하고, 특정 치료가 어떤 클라이언트에게 금기증인지를 설명하고 왜 그런지를 설명할 수 있어야 한다.
- 등뼈의 특정 자세를 가진 클라이언트에게 알맞은 스트레칭, 운동 및 활동의 예를 제공할 수 있어야 하고, 자가-관리 도구가 어떤 클라이언트에게 금기증인지를 설명할 수 있어야 한다.

본 장에서 설명되는 3가지 자세는 뒤굽음증, 편평등, 돌림된 가슴우리이다. 뒤쪽에서 관찰할 때, 등뼈는 수직이고, 옆에서 관찰할 때 등뼈는 앞쪽으로 오목하고 뒤쪽으로 볼록하다. 목뼈와 허리뼈와 함께, 이런 정상적인 뒤굽음은 축성 압박에 대한 등뼈의 저항을 증가시킨다. 머리 무게중심이 등뼈의 오목한 쪽에 떨어지기 때문에, 임상에서 흔하게 볼 수 있는 등뼈의 뒤굽음이 이상한 것은 아니다. 반대로, 만곡의 소실, 즉 편평등은 흔하지 않다. 뒤굽음증은 과가동성을 가진 환자에게서 더 흔하게 발생하고, 등뼈 관절의 가동성 증가는 일반인보다 더 똑바른 자세를 허용한다. 이들 각 자세는 통증과 관련될 수 있다. 추가로, 뒤굽음 자세는 비정상적인 어깨 역학과 비정상의 척추사이원반 하중과 관련된다. 4번째 자세인 등뼈의 옆굽음증은 6장에서 다루어지게 되는데, 그 이유는 옆굽음증이 다른 신체 부위의 변화와 관련되는 복잡한 자세이기 때문이다.

뒤굽음증 자세 (Kyphosis)

환자가 등뼈 만곡의 증가를 가진 것으로 관찰될 때, 그 환자는 뒤굽음증 자세를 가진 것으로 간주된다. 뒤굽음 자세는 측면에서 클라이언트를 관찰했을 때 가장 쉽게 확인된다. 목뼈-등뼈 이음부에서 지방조직의 과대 성장이 종종 나타나는데, 그것은 뒤굽음증 자세와 물렁조직 불균형의 반응일 것이다. 뒤굽음증은 노화와 관련된 자세로서 주로 나이가 많은 노인층에서 자주 관찰된다. 50대 이후에 뒤굽음 각도의 증가가 뚜렷해진다(O'Gorman과 Jull 1987). 과대 뒤굽음증은 40° 이상의 뒤굽음 각도를 가진 경우이다. 뒤굽음증과 관련된 건강 결과로는 등통증, 척추 가동범위 제한, 기능적 제한, 호흡 문제 및 골다공성 골절 등이 있다(Greendale 등 2009).

머리 자세와 가슴우리 사이의 관계가 연구되었고, 몇몇 연구자들은 머리가 앞쪽으로 이동할 때, C7에서 T6까지 만곡이 증가되었음을 발견했다(Raine과 Twomey 1994). 책상 앞에 앉거나 운전을 할 때, 또는 머리를 앞쪽으로 내밀도록 만드는 과제를 수행할 때 정적 작업 자세를 유지하는 사람들은 종종 뒤굽음된 등뼈 자세를 보인다.

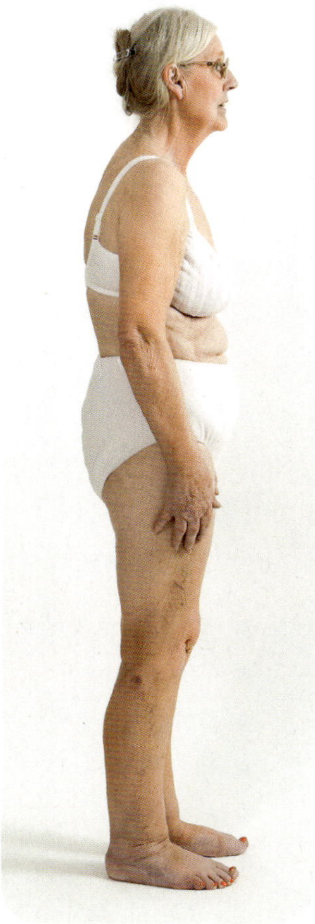

그림 4.1 등뼈의 만곡이 증가된 뒤굽음증 자세.

팁 [TIP] 많은 뒤굽음증의 경우, 거북목 자세가 나타나기 때문에, 관련된 근육 불균형을 치료하는 것이 중요하다. 그리고 어깨뼈 내밈처럼 위팔뼈머리의 안쪽돌림도 나타나고, 관절오목 내의 위팔뼈머리 안착 지점이 바뀌게 된다. 이런 자세를 위한 치료를 알고 싶으면, 9장을 참고하기 바란다.

치료 전에, 특정 클라이언트그룹의 뒤굽음증을 치료할 때 주의가 필요함을 인지한다:

- 골다공증을 가졌거나 위험이 있는 클라이언트(예: 노인 또는 식욕부진 환자, 또는 ***과거에*** 식욕부진이나 과식증을 경험한 클라이언트). 척추 폄을 자극하는 몇몇 활동은 척추에 스트레스를 가하기 때문에 뼈가 취약한 사람에게 잠재적으로 유해할 수 있다.
- 가슴이나 배의 수술을 최근에 받았던 클라이언트. 등뼈의 폄은 신체의 앞쪽 조직을 길게 늘이고, 상처 치유에도 나쁜 영향을 줄 수 있다.

뒤굽음증 자세의 결과

앞세로인대의 짧아짐과 뒤세로인대의 길어짐이 일어나고, 척추사이원반의 앞쪽 부분이 압박된다. 등쪽에 있는 근육과 물렁조직(척추세움근과 등세모근의 중간섬유와 아래섬유)은 길어지고, 앞쪽 부위의 근육(가슴근과 배근육)과 물렁조직은 짧아진다. L5-S1 원반의 뚜렷한 하중 증가는 허리뼈 원반 병리의 원인이 되고, L5-S1의 척추전방전위증으로 진전되고, 또 수술 후의 나쁜 결과를 초래할 수 있다고 주장되어 왔다(Harrison 등 2005). 등뼈 폄근의 활동 증가가 근육의 피로와 등의 통증에 영향을 줄 수 있다. 이 자세는 어깨의 움직임에도 영향을 주는 것 같다. 예를 들어, 심한 뒤굽음증은 노인 환자의 팔 올림 감소와도 관련된다(Crawford와 Jull 1993).

표 4.1 뒤굽음증 자세와 관련된 근육 길이

단축된 근육	길어진 근육
큰가슴근 (pectoralis major) 작은가슴근 (pectoralis minor) 배곧은근 (rectus abdominis)	등세모근의 중간섬유와 아래섬유 등엉덩갈비근

- 정서적 자극(예: 공포, 불안, 수줍음, 우울증)에 의식적으로나 무의식적으로 반응하여 보호 자세를 취하는 클라이언트. 등뼈의 폄은 가슴을 위쪽으로 펼치는 것이고, 어떤 클라이언트는 자신감을 가질 수 있다.

치료사로서 여러분이 할 수 있는 것

- 뒤굽음이 구부정한 자세와 관련된 나쁜 자세가 아니라, 퇴행성 변화의 결과로 일어난 경우라면, 중재가 제한될 수 있음을 확인한다.
- 클라이언트가 문제 요소를 확인하는데 도움을 주고, 자신의 자세를 교정하는데 도움을 준다. 이런 자세에 영향을 주는 활동들은 정원일, 책상 앞에서 일하고, 운전하고, 로잉(노젓기)하고, 컴퓨터 게임을 하며, 그리고 그림, 바느질 등과 같은 작업을 할 때 구부정한 자세를 장시간 취하는 것이다.
- 단축된 조직을 수동 스트레칭한다(본 예서는 가슴근이다). 여러분은 이런 스트레칭을 수행하는 클라이언트를 바라볼 수 있고, 또 큰 지렛 작용을 위해 여러분은 그림 4.2a 에서처럼 서로 등을 대고 서 있을 수도 있다. 클라이언트의 척추를 너무 과도하게 펴하지

않도록 한다; 등을 활처럼 굽히기보다는 클라이언트의 폄을 뻗도록 한다. 척추의 폄이 중요하지만, 가슴근육이 과도하게 스트레칭되지 않도록 하면서, 척추의 폄을 촉진해야 한다. 이런 기회를 줄이고 안전하게 스트레칭하는 하나의 방법은 클라이언트 뒤에 베개를 배치하는 것이다. 어깨를 너무 과도하게 폄해서는 안 된다.

- 누운 자세의 클라이언트를 스트레칭한다면, 어깨를 약간 폄하기 위해 가슴우리에 베개나 볼스터를 세로로 배치한다. 이것은 클라이언트에게 더 큰 스트레칭을 촉진한다. 그림 4.2b에서처럼, 머리와 목에 지지를 적용한다. 만약 볼스터가 너무 딱딱하다면, 클라이언트가 그 부위에서 편안한 자세를 유지할 수 없을 것이다. 왜냐하면, 동등한 압박이 양쪽 어깨에 균등히 적용되지 않으면, 한쪽으로 롤링할 수 있기 때문이다.
- 침범된 어깨의 내림이 불편한 어깨 문제나 금기증인 어깨 문제를 가진 클라이언트를 치료할 때는, 누운 자세에서 이루어지는 가슴 스트레칭을 편측으로 수행할 수 있다. 이것을 수행하려면, 클라이언트는 스트레칭되는 가슴 측면 쪽의 어깨가 폄될 수 있도록 테이블 위에 대각선으로 누울 필요가 있다. 이런 특정의 예에서는 클라이언트가 손을 머리 뒤에 배치했고, 여러분은 팔 위치의 변화가 가슴근의 다양한 부위를 특정하게 스트레칭할 수 있음을 알게 될 것이다(그림 4.2c).
- 여러분은 근육을 수동으로 스트레칭하는 것과 동일한 자세를 이용하여 근에너지 기법을 적용할 수 있다.
- 단축된 조직을 마사지한다. 클라이언트는 누운 자세를 취할 수 있는데, 이 자세는 조직에 커다란 지렛 작용을 한다. 가슴 전체를 마사지할 때, 정상보다 마사지 매개물질을 덜 사용함으로서 복장뼈에서 어깨까지 이루어지는 스트레칭 조직에 집중한다(그림 4.2d).
- 가슴 조직의 스트레칭을 강화하기 위해, 여러분은 물렁조직 이완술을 사용할 수 있다. 어깨관절이 약 90°로 굽힘되게 클라이언트의 팔을 잡고, 손가락이나 주먹으로 가슴 조직을 고정한 후, 여러분으로부터 멀어지도록 부드럽게 조직을 민다. 압박을 유지하면서 천천히 클라이언트의 팔을 벌림하여 조직을 수동으로 스트레칭한다. 치료사가 클라이언트의 팔을 어떻게 수동으로 벌림하는지를 알고 싶으면, 그림 4.2e를 참고한다. 클라이언트가 자신의 팔을 벌림한다면, 이 기법이 동등하게 잘 작용한다. 벌림의 정도를 변화시킴으로서 가슴 근육의 여러 부위에 스트레칭을 적용할 수 있다.
- 뒤굽음증과 관련된 다른 상체 부위의 위치에 변화를 준다. 이 경우는 거북목 자세(3장), 내밈된 어깨뼈와 위팔뼈의 안쪽돌림(9장)이 함께 일어났다.

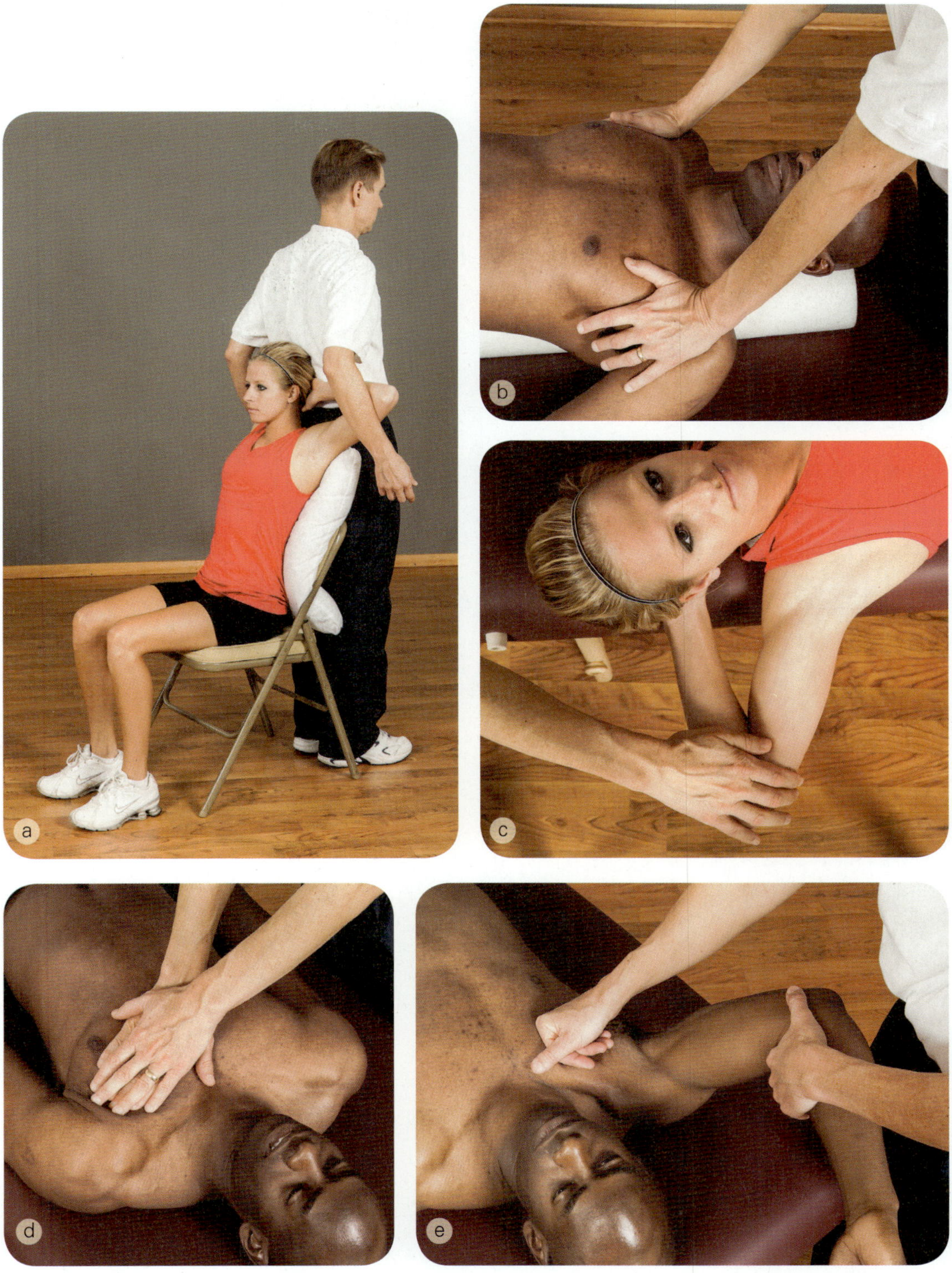

그림 4.2 뒤굽음 자세를 위한 치료사의 기법으로는 (a) 앉은 자세와 (b) 누운 자세에서 이루어지는 가슴근의 수동 스트레칭, (c) 한쪽 가슴근만의 수동 스트레칭, (d) 가슴 물렁조직의 마사지 및 (e) 가슴근을 위한 물렁조직 이완술 등이 있다.

■ 위쪽 등에 테이핑을 적용한다. 등뼈 뒤굽음의 감소를 일으키는 하나의 방법은 Lewis 등(2005)에 의해 이용되었고, 다음 상자에 설명되었다.

클라이언트가 할 수 있는 것

■ 뒤굽음 자세를 유지하는데 영향을 줄 수 있는 문제 요소를 확인하고, 가능하면 그것을 피한다. 모든 문제 요소를 피할 수는 없다. 예를 들어, 척추의 퇴행성 변화이다. TV를 시청할 때 자세에 집중하고, 구부정한 자세를 피한다. 조정석이나 책상 위로 몸을 숙이는 자세를 피한다. 노트북을 이용할 때 구부정한 자세를 피하기 위해 이런 자세를 취하고, 가능하다면 분리가능한 키보드를 사용한다. 전자 디스플레이 스크린 장비의 올바른 설치를 위한 조언을 따른다(부록 참고).

■ 단축된 근육을 능동적으로 스트레칭한다. 본 예서는 가슴근이다. 마름근의 수축은 가슴근을 스트레칭하는 간단한 방법이고, 어느 장소에서나 쉽게 적용할 수 있는 장점을 가진다.

■ 가슴 스트레칭이 불편한 것으로 판명될 때는, 클라이언트는 가슴우리에 볼스터나 베개를 세로로 배치하여 눕고(그림 4.4b), 팔을 이완하도록 한다. 어깨뼈를 중립위나 뒷당김 자세로 이완할 때, 가슴 앞쪽의 조직이 스트레칭된다. 뚜렷한 뒤굽음을 가진 클라이언트가 이런 안정자세를 취하면, 불편함을 느낄 것이다. 왜냐하면 이런 자세는 척추의 폄(정상이나 악화된 뒤굽음으로부터)어깨뼈의 뒷당김을 장려하기 때문이다. 그런 경우에서는, 이것이 해부학적인 고정이 아닌 한, 바닥에 누운 안정자세가 척추의 교정을 촉진한다.

■ 어떤 클라이언트는 작은 타월의 사용이 유용하다는 것을 알게 될 것이고, 어깨관절의 앞쪽 부위가 스트레칭된다(그림 4.4c).

■ 벽이나 문틀이 어깨 문제를 가진 클라이언트의 가슴 스트레칭을 촉진할 수 있지만, 양쪽 어깨와 양쪽 가슴을 동시에 스트레칭할 수 없다. 자신을 위해 이것을 시도해 본다. 여러분이 벽에 손을 배치한다면, 팔꿈치를 폄해서 벽으로부터 멀어지도록 몸통을 돌림한다. 스트레칭을 시작하기 전에 팔을 벽에 붙어 들어올림으로써 가슴의 다양한 부위에 초점을 맞춰 스트레칭할 수 있다. 어떤 클라이언트에게서는 이런 방법이 너무 강한 스트레칭이 될 수 있다. 수직 막대를 잡는 것(벽을 잡는 것보다)은 스트레칭을 감소시키는데, 그 이유는 막대를 잡을 때, 손가락이 굽힘되고 손목이 중립위를 취하지만, 벽에 손바닥을 닿을 때는 손목과 손가락이 폄되기 때문이다.

Lewis 테이핑 요법

1. 등뼈를 어떻게 폄하는지를 클라이언트에게 시범해 보여주고, 클라이언트에게 이런 동작을 여러 번 하도록 주문한다.
2. 척추를 폄한 채로, T1-T12까지 양쪽으로 테이핑을 적용한다(그림 4.3). Lewis 등은 폭이 1.5인치(3.8 ㎝)되는 루코테이프(leukotape)를 사용했다.
3. 클라이언트에게 뒷당김과 어깨 내림을 완전히 하도록 주문하고, 그 자세에서 테이프를 어깨뼈가시의 중앙에서 T12의 가시돌기까지 양쪽으로 적용하여, "V"자 모양을 만든다(그림 4.3).

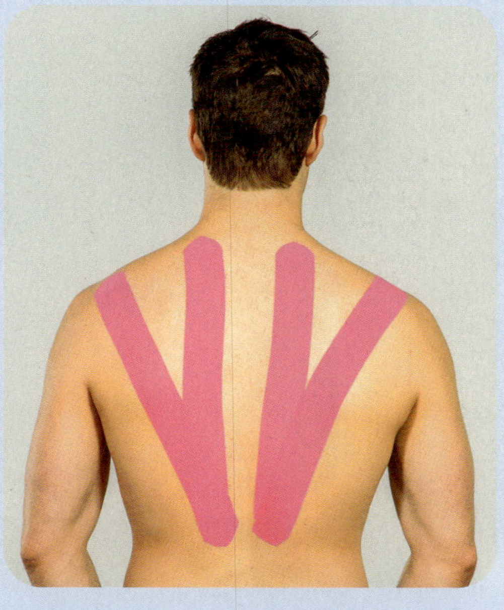

그림 4.3 등 테이핑. T1에서 T12까지 양측으로 테이핑을 길게 적용하고, 어깨뼈가시 중앙에서 T12까지 "V" 모양을 적용한다.

Lewis 등은 그들의 테이핑 요법이 척추를 폄과 뒷당김하는 반면, 어깨뼈를 내림과 뒤쪽 경사지게 만든다는 중요한 코멘트를 했다. 어떤 환자에서는, 이것이 어깨 가동범위에 중요한 효과를 가졌고, 그들의 결론 중 하나를 지지한다. 즉, 역학적으로도 자세 교정이 반드시 기능을 향상 시키고 통증을 감소 시키지 않는다는 것이다.

장기간적으로 볼 때, 테이프의 탄성을 자극하기 보다는 자신의 근육 강화를 통해 자세 교정을 더 잘 촉진하도록 클라이언트를 장려하고, 또 테이프의 효과가 짧아질 수 있음을 고려해 본다. 등세모근의 중간섬유와 아래섬유를 강화하기 위해 다트 운동이나 엎드린 자세에서의 마름근 뒷당김과 같은 운동을 이용하여 약화된 근육을 강화시키는 방법을 클라이언트에게 가르쳐 주어, 어깨뼈를 뒷당김하는데 도움을 준다.

- 다트 운동과 엎드린 자세의 마름근 뒷당김과 같은 운동을 이용하여, 어깨뼈 뒷당김에 도움을 주는 등세모근의 중간섬유와 아래섬유, 그리고 마름근을 근력강화한다. 근력 강화의 목적은 클라이언트가 각 운동 자세를 유지할 수 있는 기간을 증가시키는 것이다. 엎드린 자세의 마름근 뒷당김을 위해, 클라이언트에게 엎드린 자세를 취하도록 주문하고, 또 양 팔을 90°로 벌림하도록 주문한다. 그 다음, 클라이언트에게 양 팔을 바닥으로 부드럽게 들어올리도록 주문한다. 이때 클라이언트의 엄지는 위쪽으로 향한다.

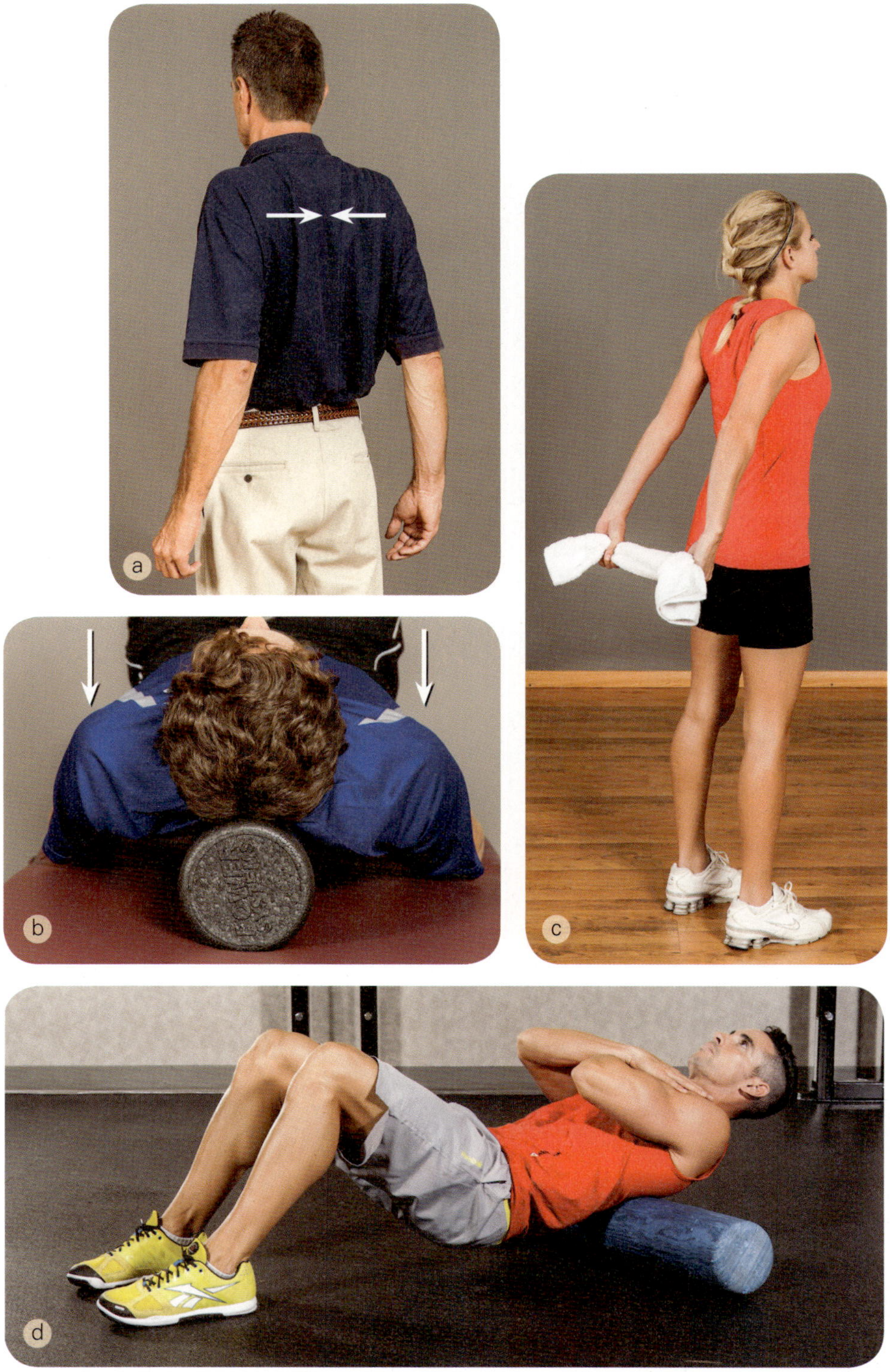

그림 4.4 뒤굽음 자세를 위한 클라이언트의 기법으로는 (a) 마름근을 수축함으로써 가슴근을 스트레칭하는 법; (b) 볼스터 위에 눕는다; (c) 타월을 사용하는 방법; (d) 폼롤러를 포함한 어떤 수단을 통해 등뼈의 폄을 증가시키는 방법 등이 있다.

■ 척추 폄을 촉진하기 위해 폼 롤러를 사용한다(그림 4.4d). 폼 롤러가 딱딱한 스티로폼으로 만들어지기 때문에 주의가 필요하다; 이런 폼 롤러를 사용할 때, 상당한 압박이 개별 척추뼈에 가해진다. 골다공증 환자나 등뼈 병리(관절 아탈구나 원반 탈출과 같은)를 가진 환자에게는 폼 롤러가 금기시 된다. 염증을 가진 클라이언트는 주의를 해야 한다.

■ 앉기 과제를 수행할 때 똑바로 앉도록 연습한다. 많은 사람들이 등뼈 만곡을 증가시키는 구부정한 자세를 취한다는 것이 놀라운 일이 아닌데, 그 이유는 등뼈 폄근의 활성화 증가에 의해 나타나듯이, 다른 앉기 자세보다 똑바른 앉기 자세가 더 많은 노력을 필요로 하기 때문이다(Caneiro 등 2010).

■ 클라이언트의 이들 신체 부위가 침범되었다면 목의 앞굽음증(3장)과 위팔뼈의 안쪽 돌림(9장)을 치료한다.

■ 요가 수행은 뒤굽음증을 교정하는데 도움을 줄 수 있다. 마운틴 요가 자세를 취하는 사람이 올바른 서기 자세를 취하는 것으로 밝혀졌다. 즉, 이완된 자세보다 더욱 대칭성 자세(이마면과 가로면 모두)를 취한다. 그들이 더 좋은 대칭성을 장시간 그리고 자주 취하는 것은 놀라운 일이 아니다(Grabara와 Szopa 2011). 마운틴 자세는 척추를 시상면으로 길게 늘이는 자세이고, 이 자세는 척추를 수직으로 폄하는 근육을 길게 늘임으로서 정상적인 허리뼈 만곡과 등뼈 뒤굽음을 감소시킨다. 뒤굽음의 각도는 대조군에 비해 24주 동안 주당 3일씩 1시간 요가를 수행했던 60대 사람과 과도한 뒤굽음(40° 이상되는 각도를 가진 뒤굽음)을 가진 노인에게서 감소되었다(Greendale 등 2009).

다트 운동

1. 클라이언트를 앉은 자세나 선 자세를 취하게 하고, 어깨뼈의 아래각을 촉진함으로써 아래등세모근을 찾고, 아래등세모근의 위치에 근접한다.
2. 여러분이 근섬유를 부드럽게 자극함으로써 클라이언트가 그 부위에 집중하도록 주문한다.
3. 그런 다음, 클라이언트에게 부드럽게 뒷당김하도록 주문하고, 어깨뼈를 내림하도록 주문한다. 엎드린 자세에서의 이런 수행은 어려울 수 있는데, 그 이유는 어깨뼈가 중력에 대항해 뒷당김해야 하기 때문이다.

편평등 자세 (Flatback)

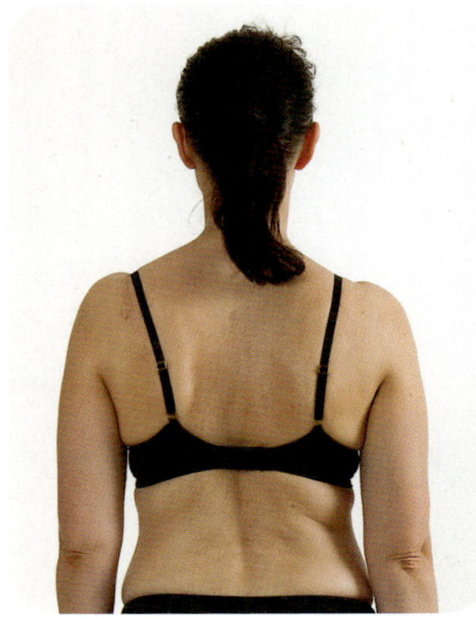

그림 4.5 편평등.

편평등은 대개 허리뼈의 앞굽음 소실로 알려져 있다. 그러나 등뼈의 정상 만곡이 감소되는 경우도 종종 관찰된다. 이런 만곡 감소는 사진상으로 설명하기 어렵지만, 어깨뼈의 안쪽 모서리 사이의 공간이 납작한 편인데 그 이유는 등뼈의 가시돌기가 덜 튀어나왔기 때문이다(그림 4.5 참고).

몇몇 경우에는, 등뼈 부위의 납작함이 옆굽음증 치료를 위한 수술 막대의 설치 결과이다. 오늘날 사용되는 막대는 초기 버전(Harrington rod)보다 훨씬 유연하다. 초기 버전의 막대는 등뼈의 옆굽음과 뒤굽음의 만곡을 감소시킬 뿐만 아니라, 근력과 가동성도 감소시킨다. 옆굽음 치료의 진전 결과로서, 오늘날 수술을 받은 사람은 딱딱한 막대를 선호했던 1960년대 수술을 받은 사람보다 등뼈의 만곡이 보다 정상적이다. 그러나 Harrington rod는 척추 골절을 고정하기 위해 여전히 사용되고 있지만(Gertzbein 등 1982), 수술 후에 가슴우리가 납작해 보이고, 근질량이 감소된다. 그리고 본 단락에서 설명될 교정 기법이 효과를 얻지 못한다.

편평등 자세의 결과

이런 자세를 가지면, 앞세로인대는 길어지고, 뒤세로인대는 짧아진다. 그리고 척추사이 원반의 뒤쪽 부분이 압박을 받는다. 원반과 세로인대 모두 척추사이관절의 안정성에 중요한 역할을 하기 때문에, 이들 구조물이 중요하다. 가슴 앞쪽의 근육은 길어지고, 가슴 뒤쪽의 근육은 짧아진다. 과가동성 환자는 척추를 젖힘하는 능력 때문에 종종 뒤굽음 만곡의 감소를 가진다. 그런 환자는 똑바르고 좋은 자세를 가지는 것처럼 보이지만, 똑바른 자세를 취했을 때 통증을 느끼게 되고, 통증을 피하기 위해 몸통을 약간 굽힘할 수 있다. 등뼈 편평등은 등뼈의 통증과 관련될 수도 있는데, 그 이유는 척추를 폄하여 똑바른 자세를 취할 때, 가시돌기의 간격이 좁아져 물렁조직을 압박하기 때문이다.

팁 [TIP] 과가동성을 가진 클라이언트를 치료할 때 주의를 해야 한다. 그런 클라이언트가 긴장된 국소부위의 물렁조직을 가질 수도 있지만, 그들이 느슨함으로 인한 불안정보다는 타이트함으로 인한 안정성으로 더 큰 이득을 얻게 되는 과도하게 느슨한 관절을 가지고 있음을 명심하는 것이 중요하다. 마사지와 물렁조직 이완술이 통증 관리의 수단으로 유익하지만, 어느 한 부위를 과도하게 치료해서는 안 된다. 그리고 이들 집단이 일반인 보다 골밀도가 낮다는 증거들이 있기 때문에(Gulbahar 등 2006), 국소 부위에 깊은 정적 압박을 적용하지 않아야 한다.

표 4.2 편평등과 관련된 근육 길이

단축된 근육	길어진 근육
등엉덩갈비근 (iliocostalis thoracis)	배 근육 (abdominals)

치료사로서 여러분이 할 수 있는 것

여기에 제시되는 기법들이 엉덩갈비근의 긴장을 감소시키고 통증을 감소시키는데 도움이 될 수 있지만, 등뼈의 편평등 자세를 변화시키지 못할 것이다.

- 단축된 조직을 수동으로 스트레칭한다. 본 예로는 엉덩갈비근이다. 이 근육을 스트레칭하기 위해, 환자는 앞쪽 굽힘을 취할 수 있고, 대부분의 사람은 문제 없이 이런 동작을 수행할 수 있다. 그러므로 특정 가슴우리 부위의 조직 스트레칭이 유익할 수 있다. 이것을 수행하는 하나의 방법은 S자 스트레칭으로써, 척추 주위의 물렁조직을 스트레칭하는 방법이다. 이들 방법은 엄지나 손가락끝을 이용하여 척추를 중심으로 양쪽에 위치한 조직의 피부를 서로 반대되는 방향(양 손이 근접하는 방향)으로 미는 것이다(그림 4.6a).
- 클라이언트를 앉게 한 후, 엉덩갈비근을 스트레칭하기 위해 물렁조직 이완술을 사용한다. 손가락끝 압박이나 너클 부위 압박을 이용하여 엉덩갈비근을 부드럽게 고정한 후, 클라이언트에게 머리와 목을 천천히 굽힘하도록 주문함으로써 부드러운 스트레칭을 얻을 수 있다(그림 4.6b).
- 앉은 자세에서 클라이언트를 엎드리게 한 후, 엉덩갈비근을 마사지한다. 이 자세를 취하면, 조직들이 길게 늘어나다(그림 4.6c 참고). 클라이언트가 앉은 자세로 마사지 받기를 원하지 않으면, 옆으로 누운 자세에서 마사지를 적용할 수 있는데, 그 이유는 옆으로 누운 자세를 취해도 몸통을 약간 굽힘할 수 있기 때문이다. 옆으로 누운 자세에서는 가로 스트로크(마사지 기법)를 엉덩갈비근에 적용할 수 있다.

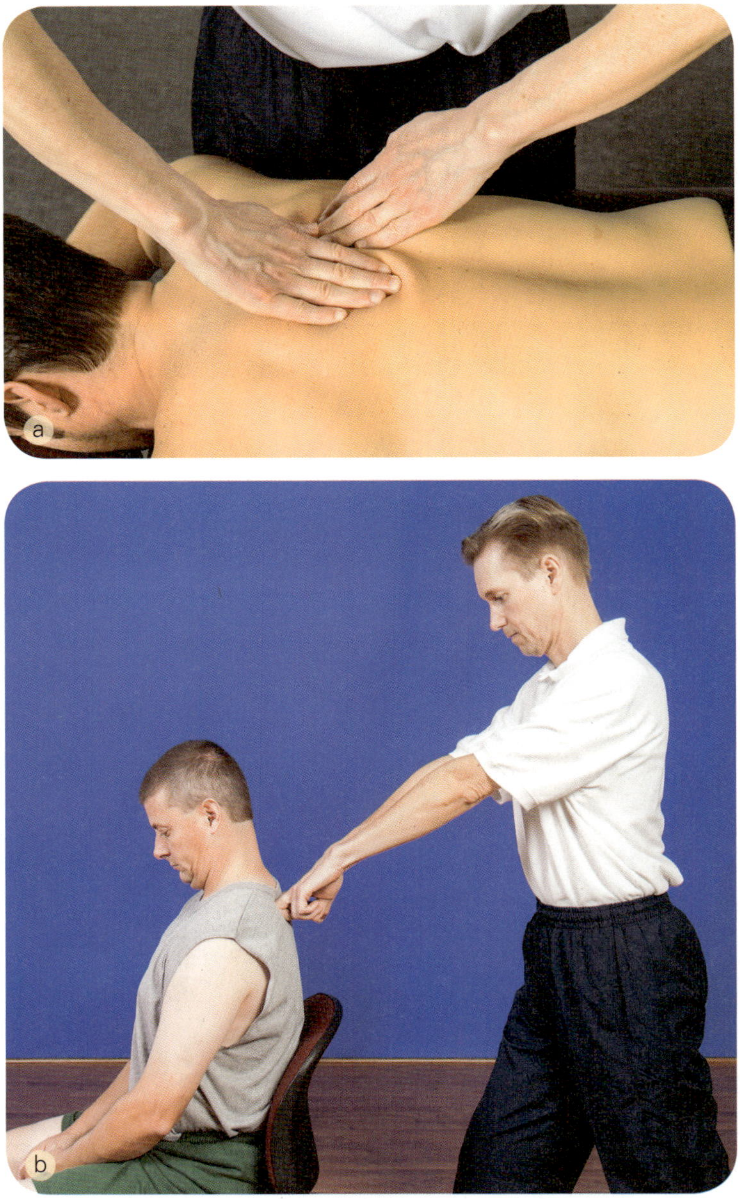

그림 4.6 편평등을 위한 치료사 기법으로는 (a) 척추 주위 물렁조직의 국소 스트레칭; (b) 클라이언트가 머리와 목을 천천히 굽힐 때 손가락끝으로 조직을 고정한 물렁조직 이완술;

- 가시돌기의 부드러운 흔들기는 물렁조직을 이완하고 통증을 완화시킬 수 있다. 이것을 수행하기 위해, 엄지를 가시돌기 옆쪽(여러분의 가까운 쪽)에 배치하고, 3–4회의 부드러운 흔들기(rocking)를 적용한다. 반대쪽의 가시돌기 옆쪽을 치료하기 전에, 위쪽과 아래쪽 등뼈 가시돌기의 옆쪽도 여러 번 치료한다(그림 4.6d).

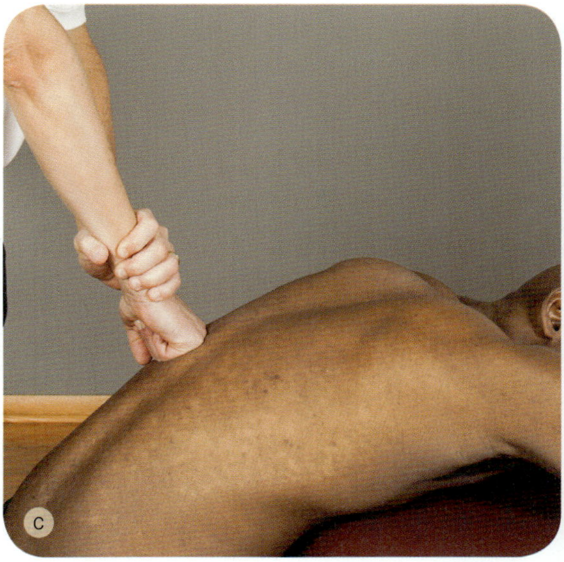
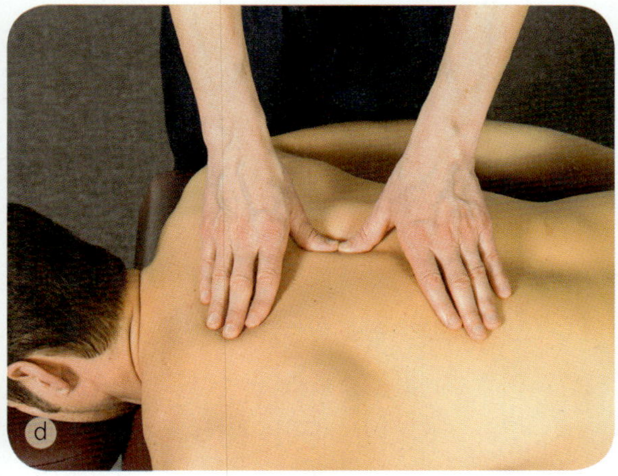

그림 4.6 – *[계속]* (c) 앉은 자세에서 이루어지는 단축된 엉덩갈비근의 마사지; (d) 척추의 부드러운 가로 압박과 부드러운 가시돌기 흔들기 등이 있다.

클라이언트가 할 수 있는 것

- 군인자세를 피한다. 등 통증을 가진 환자는 똑바른 서기 자세를 피하는데, 그 이유는 똑바른 서기 자세가 그들의 불편을 악화시키기 때문이다. 오히려 그들은 척추를 약간 굽힘한 서기 자세를 취하는 경향이 있다.
- 엉덩갈비근을 능동으로 스트레칭한다. 인기있는 스트레칭 방법은 요가의 고양이 스트레칭 방법이다.
- 엎드려 잠을 자는 것을 피한다. 왜냐하면 엎드린 자세를 취하면 중력이 척추관절을 더 펴하고, 정상적인 뒤굽음 만곡을 증가시키기 보다는 감소시키기 때문이다.
- 등 근육의 근력강화를 고려한다. 수영과 같은 운동이 훈련한 전신 컨디셔닝 운동이고, 근력강화 활동이다. 그러므로 어떤 수영 기법이 클라이언트에게 좋은지를 결정한다. 만약 배근육이 약하다면, 배근육을 강화시키는 방법을 정기적으로 고려해 본다. 등과 복부를 위한 운동이 등뼈의 편평등 자세를 변화시키지 못하지만, 그 운동들이 척추의 근력을 유지하고, 손상을 예방한다는데 있어 중요하다. 편평등을 가진 클라이언트가 과가동성을 가졌다면, 운동과 함께 추가적인 관리가 요구된다.

돌림된 가슴우리 (Rotated Thorax)

돌림된 가슴우리는 앞쪽이나 뒤쪽에서 관찰했을 때 종종 확인될 수 있다. 즉, 신체의 한쪽이 검사자에 더 가깝거나 더 멀 수 있다. 뒤쪽에서 관찰했을 때, 한쪽 어깨뼈가 더 튀어나올 수 있고, 이를 통해 가슴우리 돌림의 가능성을 관찰자가 인지할 수 있다. 가슴우리의 돌림이 있으면, 어깨뼈가 더 많이 튀어나올 수 있을 뿐만 아니라, 전체 어깨가 검사자에게 가까울 수 있다. 그림 4.7b에서 보면, 가슴우리가 시계방향으로 돌림되어 있다. 앞쪽에서 관찰했을 때, 환자의 왼쪽 어깨가 검사자에게 더 가깝게 보이고, 왼쪽 어깨뼈가 더 많이 튀어나왔음을 알 수 있다. 뚜렷한 가슴우리 돌림은 옆굽음증(6장)의 특징이다. 본 장에서의 초점은 옆굽음증을 가진 것으로 간주되지 않을 만큼의 적은 가슴우리 돌림이 대상이다. 이런 자세는 스포츠 활동(골프나 한쪽으로만 노젓기)으로 인한 습관적인 돌림의 결과일 수 있다. 또 이런 자세는 반복적이거나 고정된 돌림 활동을 하는 직업군의 사람(수퍼마켓에서 체크아웃하는 사람이나 장비가 한쪽으로 설치된 데스크 기반 노동자)에서도 나타날 수 있다(예: 키보드와 컴퓨터 스크린).

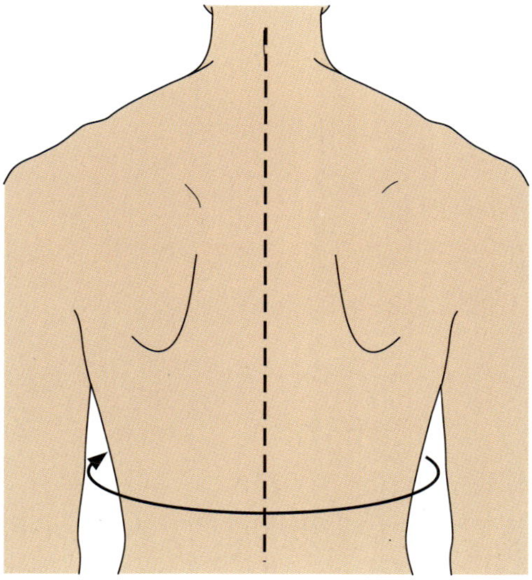
a

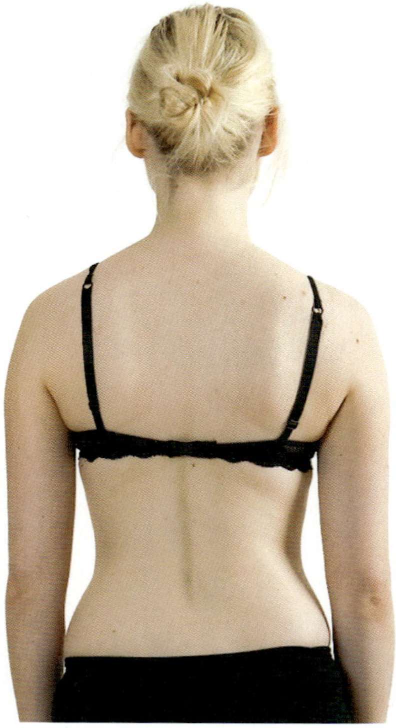
b

그림 4.7 돌림된 가슴우리. (a) 시계방향 돌림과 (b) 뒤쪽에서 관찰했을 때 환자의 오른쪽 어깨가 왼쪽 어깨보다 검사자쪽에 더 가깝다.

표 4.3 돌림된 가슴우리와 관련된 근육 길이

영역	단축된 근육	길어진 근육
시계방향 돌림	오른쪽의 깊은 등뼈 돌림근 오른쪽 배속빗근 왼쪽 배바깥빗근 왼쪽 허리근 왼쪽 허리뼈 세움근 왼쪽으로 목을 돌림하는 근육	왼쪽의 깊은 등뼈 돌림근 왼쪽 배속빗근 오른쪽 배바깥빗근 오른쪽 허리근 오른쪽 허리뼈 세움근 오른쪽으로 목을 돌림하는 근육
반시계방향 돌림	왼쪽의 깊은 등뼈 돌림근 왼쪽 배속빗근 오른쪽 배바깥빗근 오른쪽 허리근 오른쪽 허리뼈 세움근 오른쪽으로 목을 돌림하는 근육	오른쪽의 깊은 등뼈 돌림근 오른쪽 배속빗근 왼쪽 배바깥빗근 왼쪽 허리근 왼쪽 허리뼈 세움근 왼쪽으로 목을 돌림하는 근육

팁 [TIP] 가슴우리의 돌림은 나머지 신체(목, 허리뼈, 어깨, 골반, 엉덩관절, 무릎, 발과 발목)에 대해 뚜렷한 효과를 가진다. 가슴우리를 시계방향(오른쪽)으로 돌림해 보고, 여러분의 왼쪽 어깨에서 무슨 일이 일어나는지를 확인해 본다: 이것은 시계방향으로 돌림하는 것이고, 왼쪽 어깨의 위팔뼈 안쪽돌림이 더 많이 일어날 것이다. 약간의 시계방향 돌림이 있다하더라도, 얼굴이 정면으로 향하기 위해서는, 머리가 반시계방향으로 돌림되어야 한다. 즉, 왼쪽 목 근육이 수축을 해야 한다.

치료사로서 여러분이 할 수 있는 것

- 가슴우리의 분절들은 다양한 각도로 돌림할 수 있고, 깊은층 근육과 얕은층 근육사이의 활동 패턴들이 가슴우리 내에서 다양하다는 것을 인정한다. 예를 들어, 뭇갈래근의 작용은 T5와 T8에서 동작을 조절하게 될 것이고, T11은 돌림과 옆굽힘 사이의 짝동작(coupling)을 조절할 것이다(Lee 등 2005). 약화된 근육을 강화하고 단축된 근육을 길게 늘이도록 돕는 전신 운동도 유용하겠지만, 이 부위의 효율적인 자세 교정을 위해 물리치료사와 오스티오패시는 평가를 수행할 필요가 있다. Lee(2008)는 정상 기능 회복의 기전에 초점을 맞춰(자세 조절 보다는), 이런 척추 영역에 대한 특정 평가의 중요성을 강조했다.
- 클라이언트가 문제 요소를 확인하고 해결할 수 있도록 돕는다. 장기간 동안 척추 돌림을 가진 클라이언트의 어떤 자세가 있는가?

- 돌림된 쪽과 반대되는 방향으로 부드러운 스트레칭을 촉진함으로써 가슴우리의 단축된 조직을 수동으로 스트레칭한다. 예를 들어, 만약 클라이언트가 시계방향으로 돌림되었다면, 몸통을 반시계방향으로 스트레칭한다. 골반을 고정하고 가슴우리의 돌림을 시도하는 대신에, 가슴우리를 고정하고 골반을 돌림하는 것이 더 안전하다(그림 4.8a). 과도한 스트레칭을 피하고 클라이언트를 해롭게 하는 것을 피하기 위해, 척추의 수동 스트레칭을 수행할 때 조심스럽게 운동해야 한다. 이것이 전신 스트레칭임을 인지하고, 물렁조직의 제한지점을 반드시 해결할 필요는 없을 것이다.
- 치료 자세를 이용하는 것이 유용할 수 있다. 그림 4.8b에 있는 스트레칭은 몸통 측면과 허리네모근의 스트레칭을 촉진하는데 이용되고, 돌림을 치료하는데도 유용할 수 있다.
- 몸통의 단축된 조직을 마사지한다. 마사지는 단축된 몸통 조직을 해결하는 기법이다. 오른쪽 돌림(시계방향 돌림)을 위해, 여러분은 오른쪽 깊은 등뼈 돌림근, 오른쪽 배속빗근, 왼쪽 배바깥빗근을 치료할 필요가 있다. 돌림근은 등의 폄근보다 더 깊은 곳에 위치한다. 가끔 주먹이나 아래팔을 이용하여 가시돌기 옆쪽을 따라 아래쪽으로 활주하고, 이들 근긴장을 평가하는 것도 도움이 된다(그림 4.8c). 여러분은 긴장된 특정 부위를 촉진하고 마사지하기 위해 손가락을 이용할 수 있다.
- 배빗근에 접근하는 하나의 방법은 클라이언트를 옆으로 누우 자세로 배치하는 것이다(그림 6.3a). 이것은 그 부위를 넓히는데 도움이 되고, 베개를 사용했을 때 약간의 몸통 돌림과 결합될 수 있다.
- 누운 자세를 취한 클라이언트의 배빗근을 마사지할 때, 갈비뼈 밑을 너무 강하게 압박해서는 안 된다. 그 대신, 첫 번째로 다른 쪽에 비해 한쪽이 긴장되어 있는지를 확인하도록 클라이언트에게 주문한다. 두 번째는, 이 부위를 마사지할 때, 클라이언트가 스트레칭을 촉진할 수 있는지를 확인한다. 이것을 하기 위해, 그림 4.8d에서처럼 클라이언트의 팔을 그 쪽에 배치하고 물렁조직을 부드럽게 압박하기 시작한다. 그런 다음, 팔(치료사가 치료하는 쪽의 팔)을 머리 위로 들어올리도록 클라이언트에게 주문한다. 이때 팔이 귀에 붙을 때까지 어깨관절을 굽힘한다. 이런 동작은 몸통 측면의 물렁조직을 긴장시켜, 스트레칭을 촉진한다.
- 다른 신체 부위의 단축을 해결한다. 만약 여러분이 오른쪽으로 돌림된 가슴우리를 치료한다면, 여러분은 왼쪽의 허리근과 허리뼈 세움근을 평가하고 치료할 필요가 있을 것이고, 또 목을 왼쪽으로 돌림하는 근육을 치료할 필요가 있다.

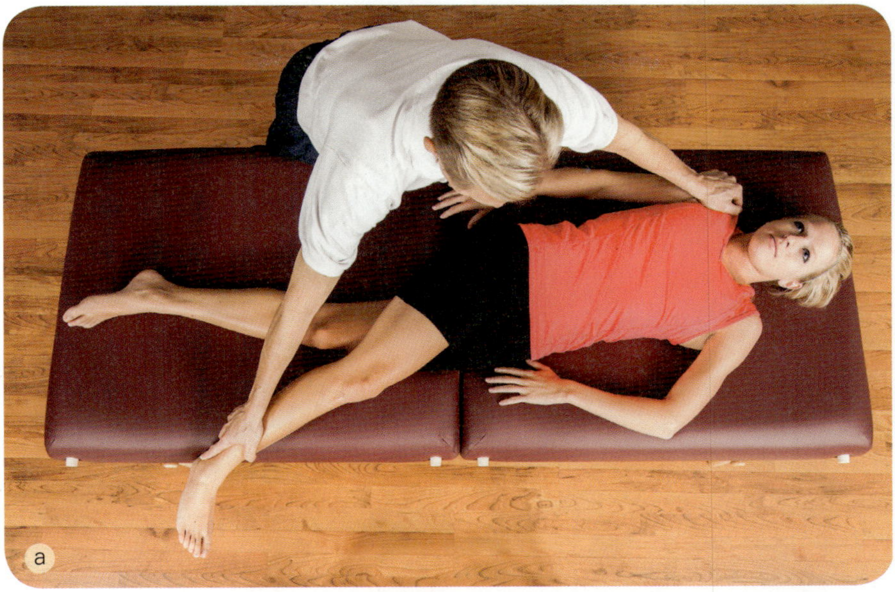

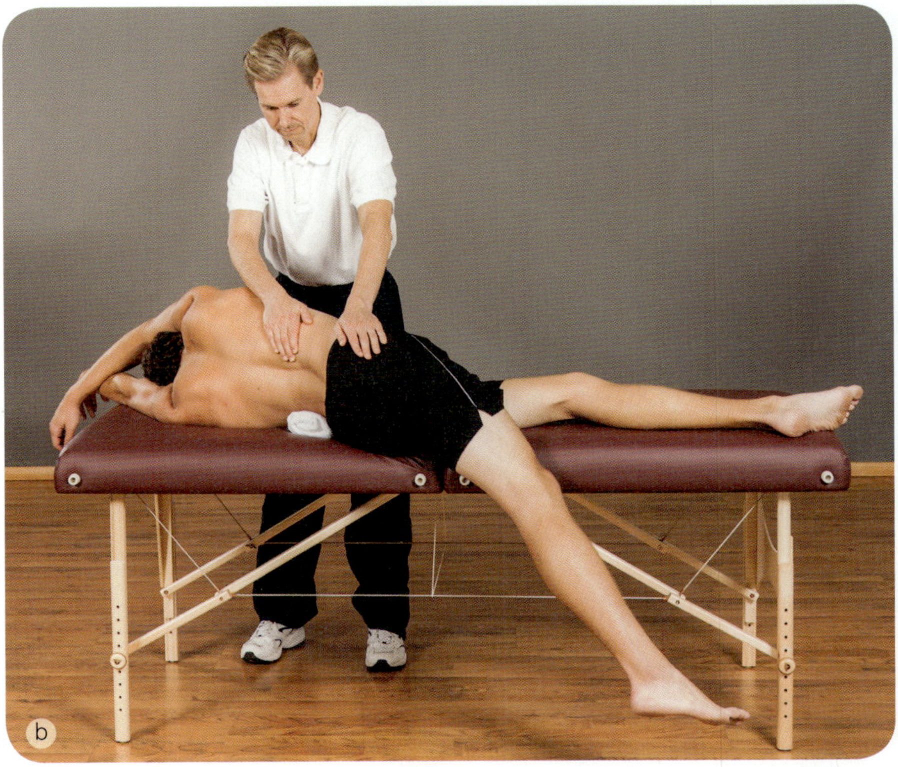

그림 4.8 돌림된 가슴우리를 위한 치료사 기법으로는 (a) 척추의 부드러운 수동 스트레칭, (b) 허리네모근의 스트레칭,

(계속)

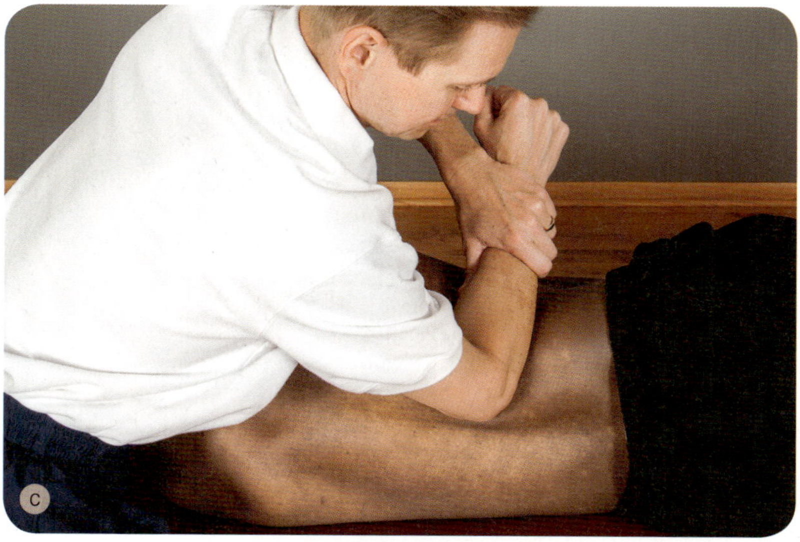

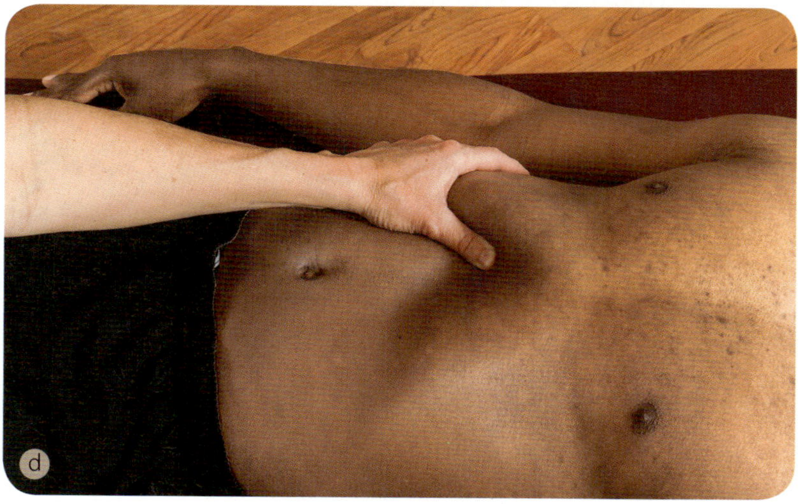

그림 4.8 – *[계속]* (c) 배빗근에 접근하는 옆으로 누운 자세 또는 (d) 누운 자세 등이 있다.

클라이언트가 할 수 있는 것

- 이 자세에 영향을 줄 수 있는 요소를 확인하고 제한한다. 예를 들어, 장기간 동안 한쪽으로의 돌림을 피하기 위해 작업장을 올바르게 설치한다. 운동선수는 한쪽으로의 돌림을 더 선호한다. 예를 들어, 골퍼는 왼팔과 오른팔로 동등하게 클럽을 스윙할 수 없을 것이다; 창 던지기 선수는 한쪽 팔로만 던진다; 카누를 젓는 사람은 한쪽 팔 위에 다른쪽 팔을 올려놓고 노를 젓는다. 이런 경우에는 웨이트 트레이닝을 통해 불균형을 치료할 필요가 있고, 양쪽 근력을 균등하게 발달시킨다(예: 항상 좌우 배빗근을 동등한

횟수로 운동하고, 동등한 기간과 동등한 정도로 신체 좌우를 스트레칭하고, 스트레칭할 때 신체에서 느껴지는 제한 부위를 체크한다).

- 돌림된 쪽과 반대되는 방향으로 몸통을 스트레칭한다. 간단한 스트레칭은 누운 자세에서 허리뼈를 돌림하는 것으로서, 이때 양쪽 어깨를 바닥에 붙여야 한다(그림 4.9a). 클라이언트는 어느 쪽으로 돌림해야 하는지를 곧 배울 것인데, 왜냐하면 그 쪽이 가장 많이 제한된 쪽이기 때문이다.
- 스트레칭을 촉진하는 앉은 자세의 스트레칭은 의자를 잡음으로서 강화될 수 있다 (그림 4.9b).

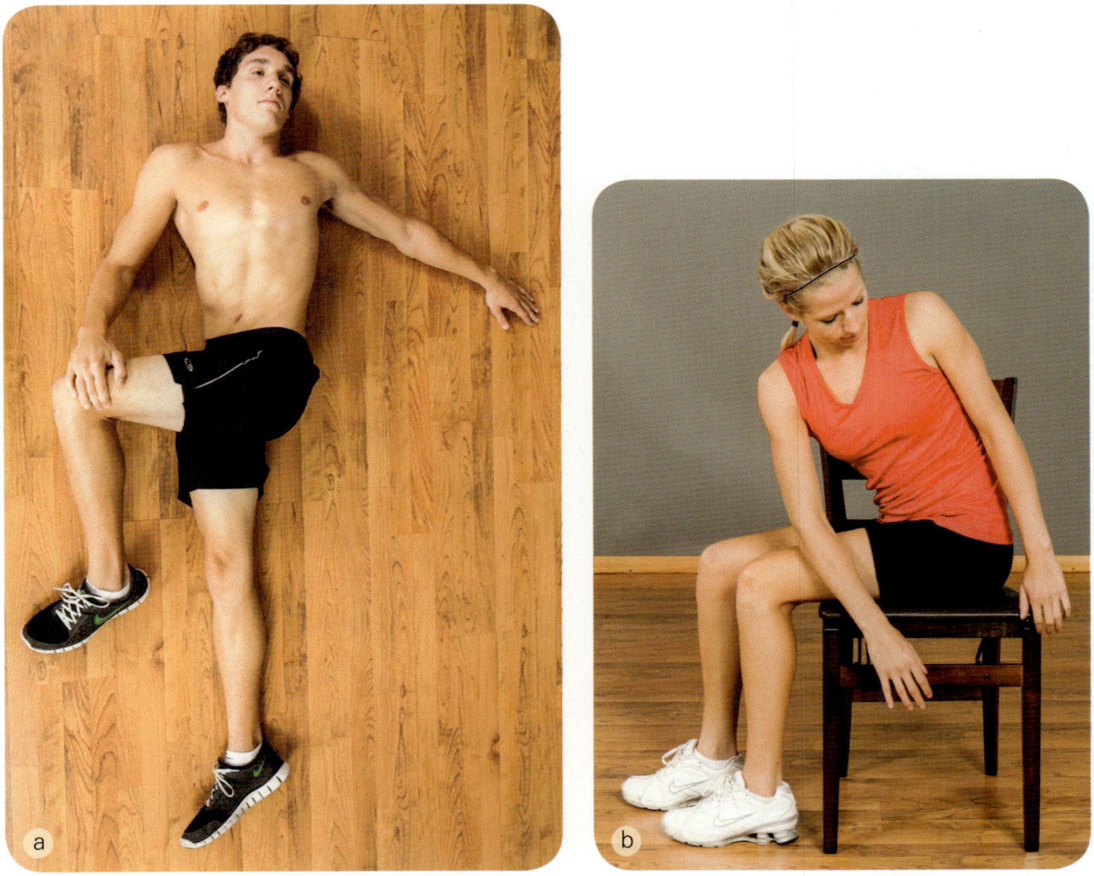

그림 4.9 돌림된 가슴우리를 위한 클라이언트의 기법은 (a) 누운 자세와 (b) 앉은 자세(스트레칭을 촉진하기 위해 의자를 이용한)에서 이루어지는 몸통의 스트레칭을 포함한다.

맺음말

본 장에서, 여러분은 흔하게 발생하는 3가지 등뼈 자세를 배웠다: 뒤굽음증, 편평등 및 돌림된 가슴우리. 각 자세의 해부학적 특징은 사진이나 그림으로 명시되었다. 각 자세의 결과가 설명되었고, 각 병리를 설명하는 표는 치료를 계획하는데 도움을 줄 수 있는 단축된 근육과 길어진 근육이 포함되었다. 치료사로서 여러분이 할 수 있는 것과 각 자세의 교정에 도움을 주는 클라이언트가 할 수 있는 것들이 치료의 아이디어로서 제공되었다.

제 5 장

허리뼈
Lumbar Spine

학습 목표

본 장을 공부한 후, 여러분은 다음을 할 수 있어야 한다:

- 허리뼈에서 흔하게 발생하는 2가지 자세를 나열할 수 있어야 한다.
- 이들 각 자세의 해부학적 특징을 설명할 수 있어야 한다.
- 클라이언트에게 이들 자세를 인지시킬 수 있어야 한다.
- 각 자세의 해부학적 결과에 대한 예를 제공할 수 있어야 한다.
- 각 자세에서 단축되거나 길어지는 근육들을 나열할 수 있어야 한다.
- 각 자세의 교정에 대한 적절한 치료의 예를 제공할 수 있어야 한다.
- 그런 치료에 대한 근거를 제공할 수 있어야 하고, 특정 치료가 어떤 클라이언트에게 금기증인지를 설명하고 왜 그런지를 설명할 수 있어야 한다.
- 허리뼈의 특정 자세를 가진 클라이언트에게 알맞은 스트레칭, 운동 및 활동의 예를 제공할 수 있어야 하고, 이들 자가-관리 도구가 어떤 클라이언트에게 금기증인지를 설명할 수 있어야 한다.

뒤쪽에서 관찰할 때, 허리뼈는 수직이고, 시상면에서 관찰할 때 허리뼈는 앞쪽으로 볼록하고 뒤쪽으로 오목한 자연스런 만곡을 가진다. 목뼈와 마찬가지로, 이런 자연스런 앞굽음은 축성 압박을 이겨낼 수 있는 허리뼈의 능력을 향상시킨다. 그러나 목뼈와는 달리, 허리뼈는 머리 뿐만 아니라, 몸통과 팔을 지지해야 하고, 또 각각과 관련된 힘을 지지해야 한다.

본 장에 기술되는 2개의 자세는 앞굽음 증가(hyperlordosis)와 앞굽음 감소(hypolordosis, **편평등**)이다. 이들 자세에 대한 정의는 널리 수용되지 않는 편이다. 허리뼈 만곡은 L1 척추몸통의 위쪽 종판과 엉치뼈의 위쪽 종판 사이에서 형성되는 각으로 기술된다. 나이, 성별, 체질량지수, 직업 및 스포츠 활동 등과 같은 요소들이 허리뼈 만곡에 영향을 미친다; 그러므로 정상 수치가 무엇인지를 설정하기가 어렵다. 몇몇 학자들은 X선 으로 촬영했을 때 허리뼈 만곡의 각도가 23° 미만일 때를 "앞굽음 감소"라고 했고, 각도가 68° 이상일 때를 "앞굽음 증가"라고 정의했다(Fernard와 Fox 1985).

Been과 Kalichman(2014)은 허리뼈 만곡의 각도가 58.5°이고, 심지어 동일한 숫자의 척추뼈가 계산이 포함될지라도(측정할 때 모든 연구자들이 모든 척추뼈를 반드시 포함하는 것은 아니다), 다양한 만곡들이 동일한 각도를 제공할 수 있다고 언급했다. 치료사들이 자세 평가의 목적으로 X선 촬영을 하지 않기 때문에, 이런 측정이 연구의 목적에 유용하지만 임상시설에서는 도움이 되지 않는다. 임상적으로 치료사는 경사각도계로 허리뼈 만곡을 측정하여 각도가 −25° 미만이면 앞굽음 증가라고 기록하고, −8° 이상이면 앞굽음 감소라고 기록한다(Scannell과 McGill 2003). 허리뼈 앞굽음의 형태 측정은 어려운 편인데, 그 이유는 가시돌기의 크기, 형태 및 방향 등의 다양성과 척주옆근의 긴장성과 피부밑지방조직의 두께 때문이다.

궁극적으로, 여러분은 임상적 근거를 통해 자세 변화가 클라이언트의 증상을 감소시킬 수 있다고 믿고, 또 정상 앞굽음을 만들어 주는 것보다 자세 변화가 예방적인 측면에서 클라이언트의 증상 발달 가능성을 줄여줄 수 있다고 믿기 때문에, 허리뼈 자세의 교정이 클라이언트에게 도움될 것임을 치료사는 바란다.

앞굽음 증가 (Increased Lordosis)

앞굽음 증가는 측면에서 관찰했을 때 가장 잘 확인될 수 있다. 앞굽음 증가 자세의 특징은 허리뼈의 정상 만곡이 과대해지고, 허리가 움푹하게 들어가고, 골반이 앞쪽으로 이동된다(그림 5.1 참고).

몇몇 연구에 따르면, 연령의 증가에 따라 허리뼈 앞굽음의 증가가 일어나고(Tüzün 등 1999), 특정 민족에서 더 크게 나타나지만, 결론적인 것은 아니다. 체질량지수의 증가에 따라 만곡이 증가된다는 것에는 많은 연구자들이 동의하고 있는 것 같다. 허리뼈 만곡은 태아의 성장과 스트레칭된 배근육에 의해 여성의 무게중심이 변하는 임신 말기 때 자연스럽게 증가된다. 예를 들어, 척추전방분리증은 하나의 척추뼈가 다른 척추뼈 위에서 미끄러져, 허리뼈 부위에서 단계 형태가 나타난다. 증가된 허리뼈 앞굽음증이 달리기를 하는 운동선수에게도 관찰되었고, 이런 자세가 그 스포츠에 도움이 될 수 있다(Bloomfield 등 1994).

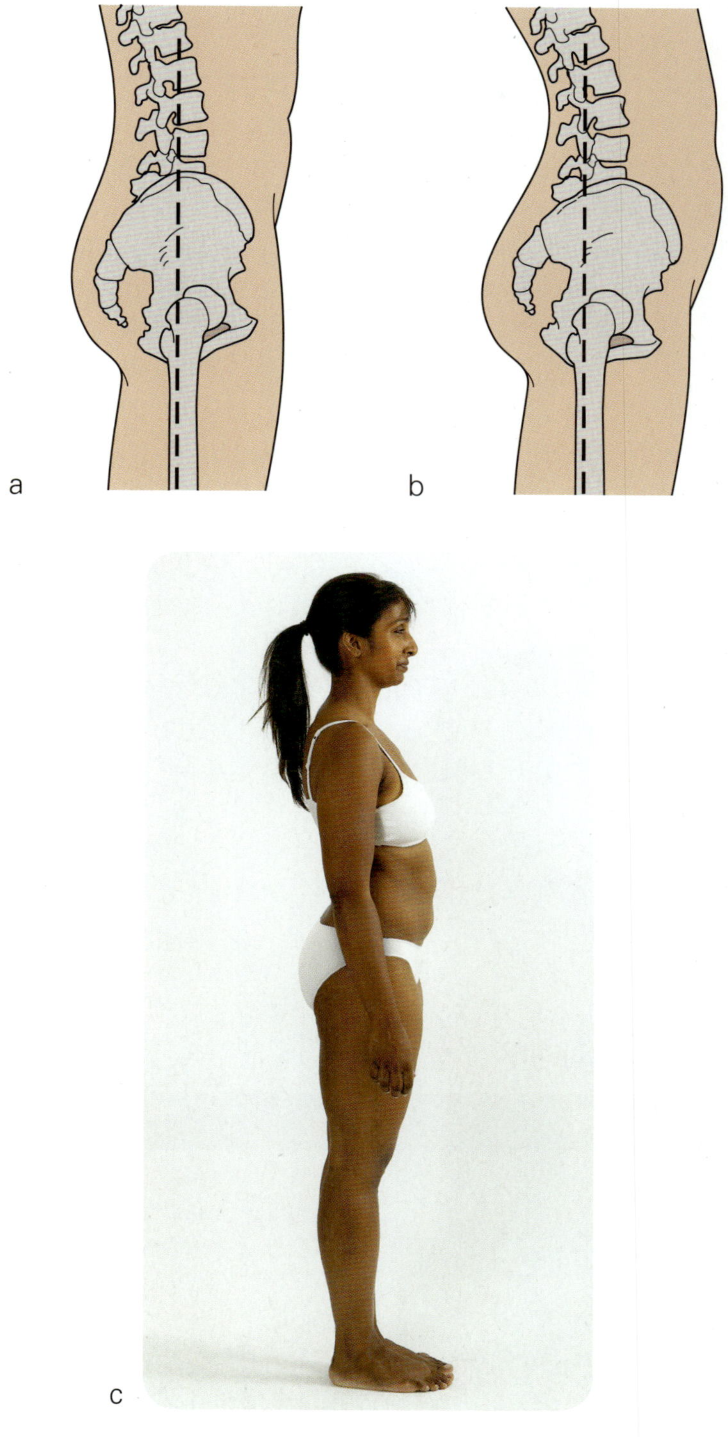

그림 5.1 허리뼈의 자세: (a) 정상적인 허리뼈 자세, (b) 앞굽음이 증가된 허리뼈 자세, (c) 앞굽음 증가를 가진 클라이언트.

앞굽음 증가의 결과

이 자세에서는 허리뼈 뒤쪽의 물렁조직이 압박된다; 척추사이원반의 앞쪽 부위보다 뒤쪽 부위에 큰 압박이 가해지면, 영양분 교환에 나쁜 영향을 줄 수 있다(Adams와 Hutton 1985); 후관절에 가해지는 스트레스가 증가되기 쉽고, 관절주머니의 변형이 일어나기 쉽다(Scannell과 McGill 2003). 목뼈의 앞굽음 증가와 마찬가지로, 뒤세로인대가 압박되고, 앞세로인대가 길어져, 안정화 능력에 나쁜 영향을 줄 수 있다. 많은 임상가들은 앞굽음 증가와 관련된 요소들이 허리뼈 후관절의 골관절염, 원반의 퇴행성 변화, 그리고 다리에 영향을 주는 허리 통증과 증상에 영향을 준다고 말한다. 증가된 앞굽음 각도가 척추분리증을 일으킬 위험 요소를 갖지만, 허리뼈 각도와 골관절염 사이에는 뚜렷한 연관관계가 아직 밝혀지지 않았다. 앞굽음이 증가된 자세는 축성 압박을 이겨낼 수 있는 능력이 감소되고, 이 자세를 가진 환자는 무거운 물건을 들 때 손상의 위험이 커진다. 골프 스윙과 같이 젖힘이 발생하는 특정 스포츠에서는, 허리 통증의 위험 요소를 고려할 필요가 있다(Hashimoto 등 2013). 물론, 정상 허리뼈 만곡을 가진 환자도 스포츠 활동을 할 때 척추를 젖힘할 수 있지만, 앞굽음 증가를 가진 사람보다 젖힘이 덜 일어날 것이다.

몇몇 학자들은 골반바닥근 활동과 질내압에 대한 허리골반 자세의 효과를 살펴보았다. 많은 연구와 마찬가지로, 결과에 대한 결론을 얻을 수 없었다. Capson 등(2011)은 앞굽음 증가 자세나 앞굽음 감소 자세가 골반바닥근을 비틀 수 있음을 발견했다; 앞굽음 증가 자세는 골반바닥근을 스트레칭하고, 반대로 앞굽음 감소 자세는 골반바닥근을 단축시킨다. 앞굽음 증가 자세의 경우에는 요도와 질의 힘 폐쇄가 낮은 편이고, 몇몇 학자들은 이것이 요실금을 유도한다고 주장했다. Halski 등(2014)에 의한 비슷한 연구는 이들 소견을 지지하지 않았다.

표 5.1 허리뼈 앞굽음과 관련된 근육 길이

단축된 근육	길어진 근육
허리뼈 부위의 척주세움근 큰허리근 (psoas major)	배근육 (abdominals) 뒤넙다리근 (hamstrings) 큰볼기근 (gluteus maximus)

팁 [TIP] 이 자세와 관련된 엉덩관절 사이의 불균형이 엉덩관절 기능에 역효과를 줄 수 있다.

팁 [TIP] 허리뼈 부위의 근막이 단축될 수 있다. 허리뼈의 근막은 그 허리뼈의 위쪽과 아래쪽에 있는 근막과 연결되어, 팔과 다리까지 연장된다. 한 부위의 단축은 그 허리뼈와 연결된 다른 부위의 기능에 영향을 줄 수 있다.

치료사로서 여러분이 할 수 있는 것

- 클라이언트가 자신의 허리뼈 앞굽음 증가를 확인하고, 그 자세를 피할 수 있도록 장려한다. 예를 들어, 어떤 클라이언트들은 선 자세를 취할 때 그들이 이 자세를 악화시키고 있음을 알고 있다.

- 골반의 뒤쪽경사가 무엇처럼 느껴지는지를 클라이언트에게 실증해 보여준다. 골반의 뒤쪽경사는 척주세움근을 길게 만들지만, 많은 환자들은 골반 뒤쪽경사를 어떻게 수행하는지를 알지 못한다. 골반 뒤쪽경사를 가르쳐 주는 하나의 방법은 허리와 궁둥이 밑에 작은 타월을 배치하는 것이다(그림 5.2a 참고). 가장 좋은 것은 타월을 T12–L1 영역의 허리에 배치하는 것이다. 그 다음, 클라이언트 밑에 있는 타월을 조금씩 조금씩 부드럽게 당긴다. 이때 클라이언트가 이완되는 것이 중요하고, 클라이언트가 테이블로부터 궁둥이를 들어올려 여러분을 돕지 않는 것이 중요하다. 타월이 당겨지지 않으면, 골반을 안정자세에서 중립위나 뒤쪽경사 자세로 부드럽게 움직인다. 이런 방법을 통해, 클라이언트는 이 자세가 어떻게 느껴지는지를 알고, 골반 경사를 수행할 때 도움이 되는 어떤 것을 가진다. 골반 뒤쪽경사 자세에서, 허리뼈가 납작해지고 (허리가 테이블에 닿고), 복부 근육이 단축되는 것을 아는지를 클라이언트에게 물어본다.

- 부드러운 수동 스트레칭으로 단축된 조직을 길게 늘인다. 척주세움근을 스트레칭하는 간단한 방법은 클라이언트의 무릎을 가슴 쪽으로 부드럽게 압박하는 것이다(클라이언트의 엉덩관절을 굽힌한다). 엉덩관절의 가동범위 끝에서, 허리뼈를 스트레칭하기 위해 여러분은 부드럽게 과압박을 적용할 수 있다. 배가 너무 많이 나온 사람은 이런 스트레칭을 수행하기 어려운데, 그 이유는 끝범위까지 도달할 수 없기 때문이다. 여러분은 끝 자세를 유지함으로써 허리 스트레칭을 촉진할 수 있거나, 또는 여러분은 끝범위에서 앞뒤로 약간씩 움직여줌으로써 허리 부위를 부드럽게 흔들 수 있다. 어떤 클라이언트는 이런 운동을 하는 동안 물렁조직의 압박 때문에 엉덩관절의 앞쪽에서 찝힘이나 짓누름을 느낀다고 보고했다. 클라이언트가 한쪽이나 양쪽 엉덩관절에 골관절염을 가지고 있다면, 주의해야 한다; 엉덩관절에 대한 압박 때문에 가동범위의 끝지점에서 스트레칭하는 것이 불가능할 수 있다. 이런 허리 스트레칭 동안의 무릎 굽힘은 무릎의 골관절염이나 류마티스성 관절염 또는 무릎 부종을 가진 클라이언트에게 금기시될 수 있다.

- 수동 스트레칭을 적용하는 또 다른 자세는 클라이언트가 태아 자세를 취하는 것이다 (그림 5.2b). 엉덩관절 병리나 무릎관절 병리를 가진 클라이언트를 치료할 때 주의를 해야 하는데, 그 이유는 이런 스트레칭을 위해 엉덩관절과 무릎관절에 요구되는 굽힘의 정도 때문이다. 이런 자세를 취할 때 여러분은 좋은 지렛대를 가지게 되고, 꼬리쪽으로

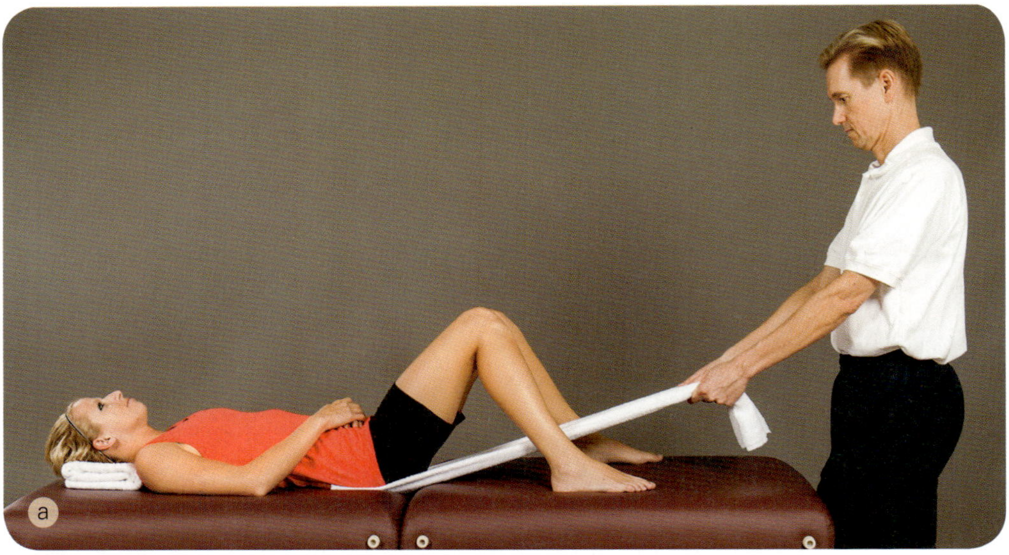

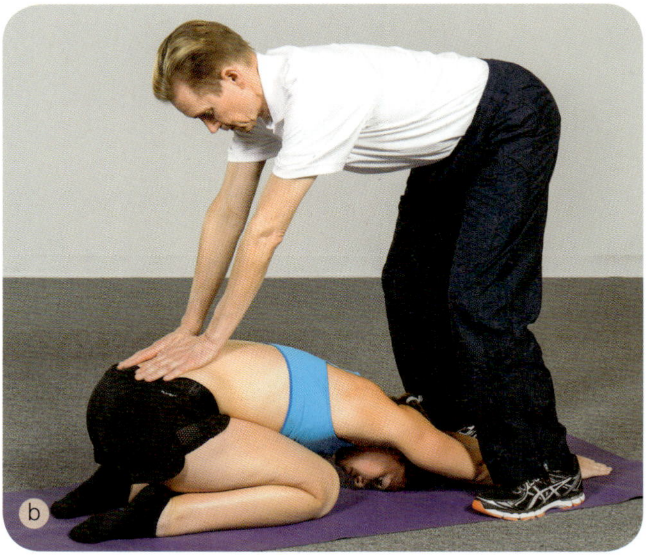

그림 5.2 앞굽음 증가 자세를 위한 치료사 기법은 (a) 클라이언트가 골반 뒤쪽경사 자세를 달성할 수 있도록 돕고, (b) 클라이언트를 태아 자세로 만들어 부드러운 스트레칭을 적용함으로써, 단축된 조직을 수동으로 스트레칭한다.

압박을 적용할 수 있지만, 여러분 자신의 자세를 보호하기 위해 주의를 해야 한다.

- 허리뼈의 폄근을 마사지한다. 엎드린 자세를 취하면, 허리뼈의 앞굽음이 더욱 증가된다; 어떤 클라이언트의 경우에는 엎드린 자세가 불편할 수 있다. 편안한 엎드린 자세를 만들고 그 부위에 더 잘 접근할 수 있는 하나의 해결책은 클라이언트의 배 밑에 작은

쿠션을 제공하는 것이다. 이런 방법을 통해 허리뼈는 폄 자세에서 중립위로 변하게 되고, 쿠션을 제자리에 배치하면, 척주세움근이 약간 길어지게 된다.

- 골반의 앞쪽경사를 억제하기 위해 테이핑을 적용한다.
- 허리근을 수동으로 스트레칭한다. 허리뼈 만곡에 대한 허리근의 효과는 여전히 논쟁중이다; 어떤 연구자들은 허리근이 허리뼈를 편평하게 만든다고 주장하고 있고, 또 다른 연구자들은 허리근이 수축할 때 척추뼈를 앞쪽으로 당겨, 앞굽음을 더욱 악화시킨다고 말한다. 만약 검사를 통해 허리근이 단축되었음을 발견했다면, 골반의 앞쪽경사를 위해 7장에 있는 스트레칭이 유용할 수 있다.
- 허리 부위를 이완하기 위해 크로스 핸드 기법(그림 2.3)이나 허리근 이완술과 같은, 근막이완술을 사용한다. 크로스 핸드 기법에 대한 정보를 더 많이 알고 싶으면, Duncan(2014)을 참고하고, 허리근 이완술에 대한 정보를 더 많이 알고 싶으면, Earls와 Myers(2010)를 참고한다.
- 가슴우리의 자세를 고려한다. Caneiro 등(2010)은 등허리 자세와 머리와 목 자세의 상관관계를 발견했다. Harrison 등(2005)은 가슴우리의 앞쪽 병진이 있을 때 허리뼈에 대한 하중과 스트레스가 증가되고, 뒤굽음 자세가 현존하는 L5-S1 영역의 척추전방분리증을 더욱 악화시킬 수 있다는 결론을 내렸다. 허리 자세를 교정할 때, 전체 척추를 고려하는 좋은 근거가 있다.

클라이언트가 할 수 있는 것

- 앞굽음 증가의 관리에 나쁜 영향을 줄 수 있는 활동들을 확인하고, 가능하면 그 활동을 피한다. 문제 요소들을 모두 피할 수는 없다(예: 임신). 반대로, 환자는 허리 만곡을 증가시킬 수 있는 골반 앞쪽경사와 배가 앞으로 나온 지나치게 이완된 서기 자세를 피할 수 있다. 그리고 허리 앞굽음을 증가시킬 수 있는 또 다른 자세인 엎드리고 잠을 자는 수면 자세를 피할 수 있다. 이런 수면 자세는 이런 자세에 영향을 줄 수 있는 유일한 비활동은 아니다. 큰허리근이 허리뼈를 앞쪽으로 당겨(많은 사람들이 믿듯이) 앞굽음증을 증가시키듯이, 엉덩관절 굽힘근을 강화하는 스포츠 활동이 이런 자세를 악화시킬 수 있다. 높은 굽의 신발을 신는 것이 허리뼈 앞굽음을 증가시키는 것으로 주장되어 왔지만, 연구들은 이것에 동의하지 않았고, 성인의 허리 앞굽음 자세를 악화시키는 소견이 발견되지 않았다. 그러나 청소년을 대상으로 한 연구에서는 높은 굽의 신발을 신었을 때 허리뼈 앞굽음 증가가 일어날 수 있다는 결론을 내렸다(Silva 등 2013).

■ 허리뼈 앞굽음이 감소되는 안정자세를 자주 취한다. 그런 자세는 누운 자세, 앉은 자세 또는 선 자세에서 달성될 수 있다. 예를 들어, 무릎과 엉덩관절을 굽힘하고 누운 자세를 취하거나, 앉은 자세에서 몸통을 굽힘한 자세를 취하거나, 또는 선 자세에서 몸통을 굽힘한 자세를 취할 수 있다(그림 5.3a-c). 많은 사람들이 나쁜 앉기 자세로 생각하고 있는 구부정한 앉기 자세가 척추뼈를 굽힘할지라도, 허리뼈 앞굽음을 감소시킨다. 장시간 동안 이런 구부정한 앉기 자세를 취하는 것이 유익하지 못할 수 있지만, 허리뼈 만곡을 줄일 수 있는 안정자세의 하나이다. 허리뼈 굽힘을 장려하는 다른 자세는 낮은 의자에 앉거나 무릎과 엉덩관절을 굽힘하고 바닥에 앉는 자세이다. 환자가 누웠을 때 가장 많이 이완되는 것처럼, 누운 안정자세는 앉은 자세나 선 자세보다 허리뼈 앞굽음의 만곡에 효과적으로 영향을 줄 수 있는 자세처럼 보인다.

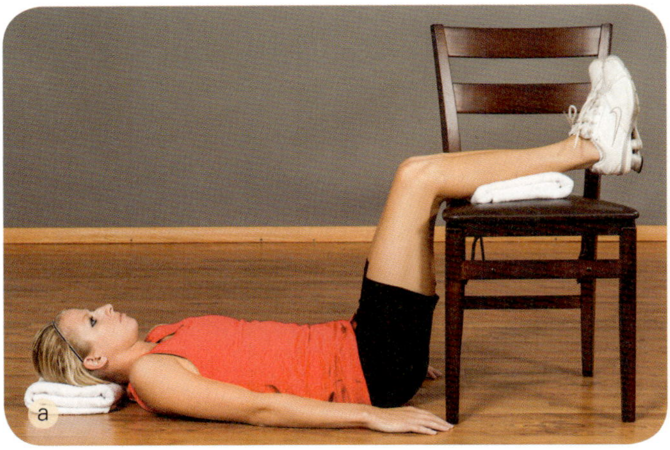

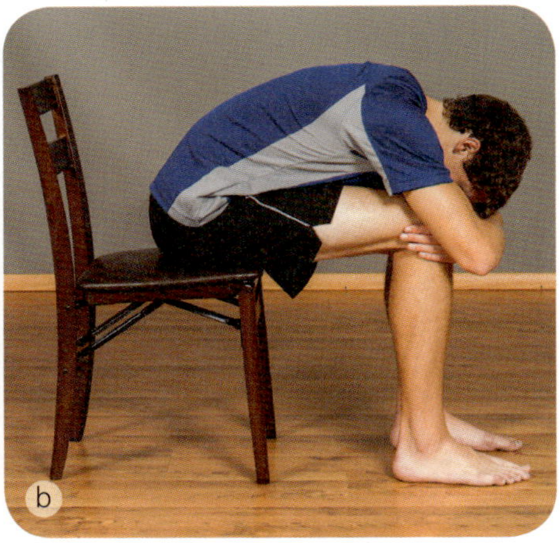

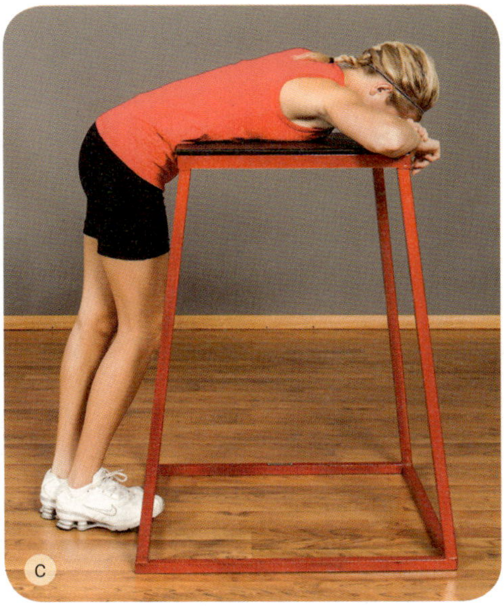

그림 5.3 앞굽음 증가를 위한 클라이언트의 기법은 일시적으로 앞굽음이 감소되는 안정자세 취하기를 포함한다: (a) 엉덩관절과 무릎관절을 굽히고 다리를 지지하는 등을 대고 누운 자세; (b) 앉은 자세에서 몸을 앞쪽으로 숙인 자세; (c) 선 자세에서 상체를 지지하고 허리를 스트레칭한 자세; *[계속]*

■ 허리뼈를 능동으로 스트레칭한다. 앞에 언급된 모든 안정자세는 허리 폄근을 길게 만들거나, 등허리 부위의 이완에 영향을 줄 수 있다. 앞굽음 감소 자세를 상쇄시키는 가장 간단한 방법은 클라이언트를 옆으로 눕게 하여 가슴 쪽으로 무릎을 가져가는 것이다(편안한 범위 내에서). 만약 이것을 편안하게 할 수 있다면, 그들은 등을 대고 누워 양쪽 무릎을 감싼다(그림 5.3d). 이런 자세의 장점은 위쪽 등과 목을 이완한 채, 허리뼈를 스트레칭하는 것이다. 그림 5.2b에서처럼 얼굴을 숙인 태아 자세를 취할 수도 있다. 몇몇 경우에서, 앞굽음증이 뚜렷하다면, 이런 스트레칭이 불편할 수도 있어, 클라이언트에게 먼저 안정자세를 취하도록 교육한 후, 점차적으로 허리 굽힘을 증가하는 자세를 취하도록 한다. 반대로, 만약 앞에서 언급된 자세가 스트레칭을 제공하지 못한다고 클라이언트가 느끼면, 양쪽 무릎을 굽힘한 채 바닥이나 의자에 앉을 수도 있다. 이때 머리를 양쪽 무릎 사이에 배치한다. 이런 자세는 허리뼈를 크게 굽힘하는 자세로서, 상당한 스트레스가 허리뼈 원반의 앞쪽 부위에 가해지기 때문에, 원반 문제를 가진 클라이언트에게는 금기증이다.

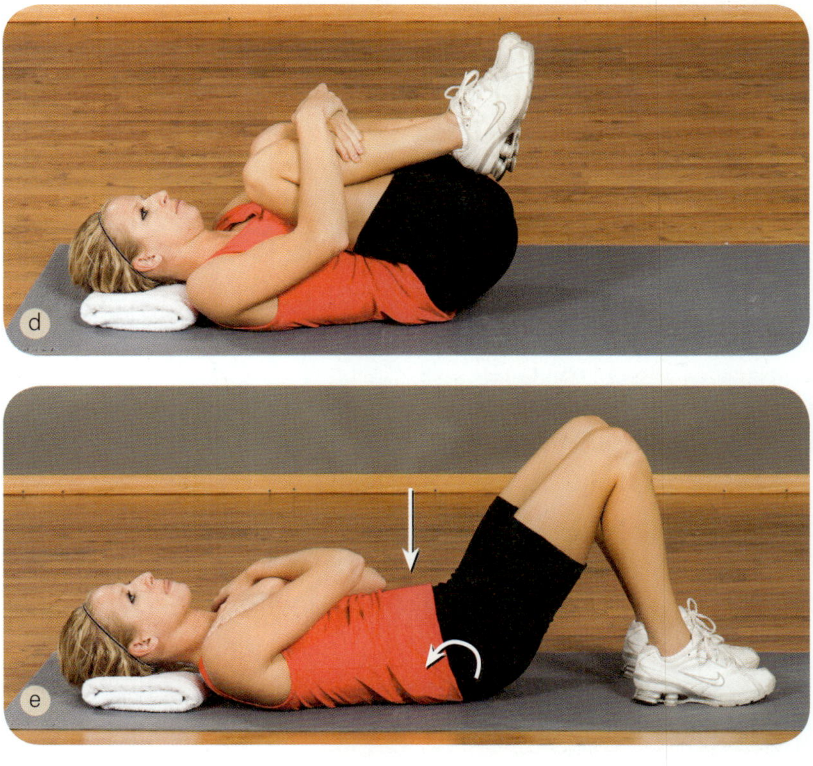

그림 5.3 *[계속]* (d) 무릎을 감싸고 누운 자세; (e) 골반을 뒤쪽경사한 자세.

- Adams와 Hutton(1985)은 허리뼈에 대한 자세의 효과를 연구한 후, 무거운 물건을 들거나 앉은 자세를 취할 때 허리뼈를 편평하게 유지하는 것이 도움된다는 결론을 내렸다. 선 자세와 누운 자세에서 골반 뒤쪽경사를 실시해 본다. 골반 뒤쪽경사는 골반의 위치를 변화시키고, 앞굽음 증가와 관련된 길어지고 약화된 근육의 활성을 요구한다. 환자가 이런 자세를 성취하려면, 배근육과 볼기근육을 동시에 수축해야 한다. 이 자세는 허리 앞굽음 증가를 교정하는 유용한 운동인데, 그 이유는 환자가 이런 운동을 마스터하면 앉은 자세나 선 자세에서 앞굽음증의 교정 방법을 배울 수 있기 때문이다. 클라이언트에게 무릎관절과 엉덩관절을 굽힘하여 바닥에 눕도록 지시하고, 손바닥이 바닥에 닿게끔 등 밑에 손을 배치하도록 지시한다. 클라이언트가 이것을 수행하려면, 골반을 뒤쪽경사시킬 필요가 있을 것이다(그림 5.3e). 클라이언트에게 앉은 자세에서 이것을 하도록 교육시킨다. 여러분은 등 뒤(등과 의자 등받이 사이)에 손을 배치하도록 클라이언트에게 주문하고, 손으로 등받이를 압박하도록 지시한다. 그리고 이런 운동을 수행할 때 등을 사용하도록 주문한다.
- Kendall 등(1993)은 과도한 허리 앞굽음을 교정하기 위해, 양쪽 다리를 쭉 뻗고 이 운동을 수행하고, 동시에 배 근육을 강화하는 자세를 취해야 한다는 것을 지지하였다. 그러나 그들은 어떤 환자에게서는 엉덩관절 굽힘근의 단축 때문에 이것이 더 어려워질 수 있다고 지적했고, 또 그들은 이런 중요한 운동을 배우는 출발점으로서 굽힘된 엉덩관절 자세를 권장했다.
- 허리근을 능동을 스트레칭한다. 환자가 골반 뒤쪽경사를 마스터하면, 누운 자세(그림 7.6a)나 무릎꿇은 자세(그림 7.6b)에서 허리근을 스트레칭하기 좋은 자세를 취한다. 수동 스트레칭과 마찬가지로, 이들 자세에서 골반의 뒤쪽경사를 취하면, 허리뼈를 펌하기 더 어려워진다; 스트레칭은 더욱 효과적이고, 허리 통증을 유발하지 않을 것이다. 무릎을 꿇었을 때 허리가 굽힘되지 않도록 클라이언트를 장려하는데, 그 이유는 굽힘이 허리근의 긴장을 감소시키고 스트레칭의 효율성을 감소시키기 때문이다. 무릎꿇기 자세가 무릎뼈에 상당한 압박을 가하기 때문에, 무릎넙다리관절 문제를 가진 클라이언트는 이런 자세를 피해야 한다.
- 끝으로, 클라이언트는 허리 코르셋을 착용할 수 있다. Hashimoto 등(2013)은 골퍼의 허리 코르셋 작용이 허리 젖힘을 감소시켰음을 발견했다. 그들은 특정 스포츠인을 대상으로 특정 자세를 교정하기 보다는 척추의 움직임을 제한함으로써 통증 예방에 대한 코르셋의 가치를 조사했다. 이런 방법의 신체 고정이 폄을 감소시킬 뿐만 아니라, 젖힘으로 발생하는 허리 통증을 예방하는 일시적인 기전으로서 유익할 수 있지만, 자세를 교정하기 위해 이런 장비를 사용하는 뚜렷한 단점은 허리뼈와 관련된 근육의 약화이다. Hashimoto 등은 코르셋을 입었을 때 환자의 엉덩관절 돌림이 증가되고, 허리 돌림이 감소된다는 것을 발견했다. 그러므로 코르셋의 사용이 원반문제를 가진 환자에게 유익할 수 있지만, 엉덩관절 골관절염 환자에게는 유해할 수도 있다.

앞굽음 감소 (Decreased Lordosis)

앞굽음 감소는 측면에서 클라이언트를 관찰했을 때 가장 잘 확인될 수 있다. 앞굽음 감소 자세의 특징은 허리뼈의 정상 만곡이 소실되고, 허리가 편평해지고, 골반이 뒤쪽으로 기울어진다. 앞 장에서 설명했듯이, 이 자세는 편평등으로 불린다. 클라이언트를 정면에서 관찰했을 때 복부 부위에서 가로 주름이 종종 관찰된다. 클라이언트를 측면에서 관찰했을 때도 이런 가로 주름이 나타날 수 있다(그림 5.4 참고).

노인의 경우에도 허리뼈 앞굽음(lumbar lordosis)의 소실이 나타나기도 한다. Sparrey 등(2014)이 서술했듯이, 허리뼈 자세의 수술적 관리는 자세의 유연성을 감소시킬 뿐만 아니라, 합병증의 발생율이 높다. 그래서 수술적 중재 없이 허리뼈 자세를 교정하고 관리하는 것이 더욱 유익할 것이다.

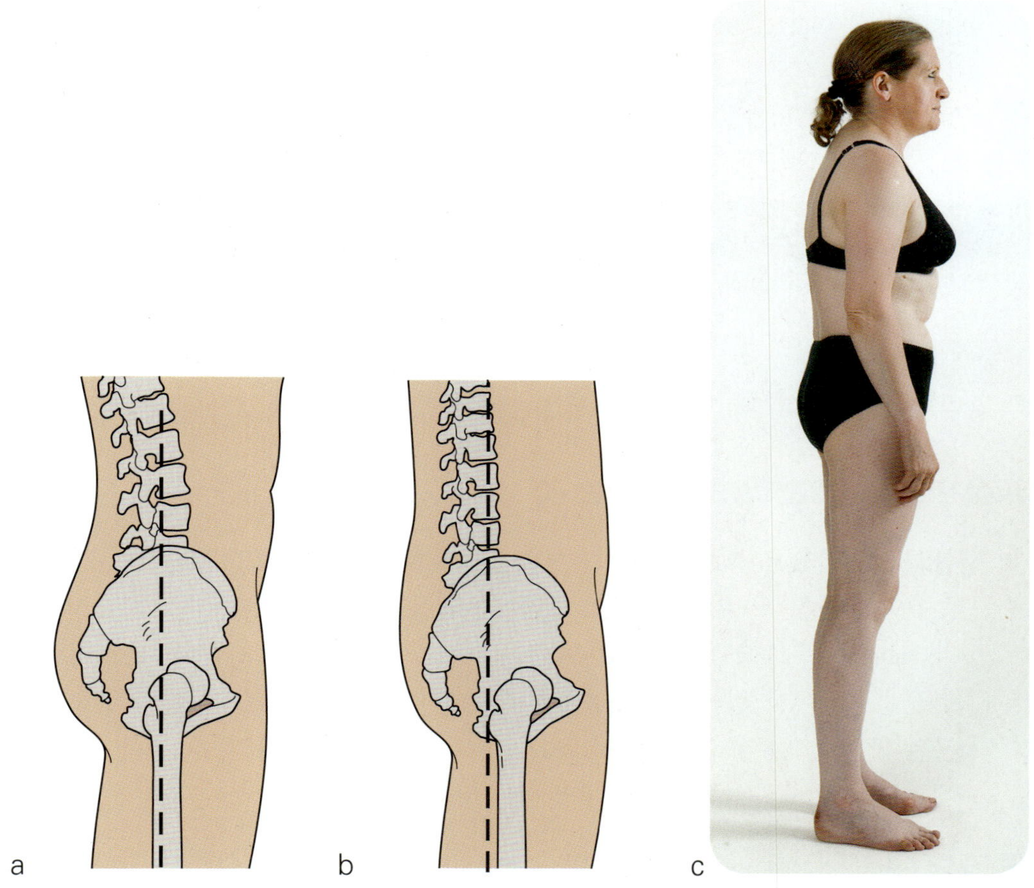

그림 5.4 허리뼈 자세: (a) 정상 허리뼈 자세, (b) 허리뼈의 만곡이 감소된 자세, (c) 감소된 앞굽음 자세를 가진 클라이언트.

앞굽음 감소의 결과

비록 약간의 허리뼈 굽힘이 후관절의 스트레스를 감소시키고(Adams와 Hutton 1980), 원반 뒤쪽의 압박력을 감소시킬 수 있다고 하지만, 앞굽음 감소 자세의 경우에는 낮은 하중에도 원반의 앞쪽에서 압박 스트레스가 증가하고, 속질핵의 정수압이 증가한다(Adams와 Hutton 1985). 원반의 앞쪽 부위에 대한 압박이 유해한지는 개별 환자의 원반 형태에 좌우될 것이다. Scannell와 McGill(2003)은 앞굽음 감소 환자가 앞굽음 증가 환자보다 스트레인과 관련된 조직 파손의 위험이 더 클 수 있다고 언급했다. 허리통증 환자가 종종 앞굽음 감소를 가지고 있지만, 앞굽음 감소가 허리통증 이전에 발생한 것인지 아니면, 통증을 피하기 위해 허리뼈를 편평하게 만드는지는 아직 명확하게 밝혀지지 않았다.

팁 [TIP] 이 자세와 관련된 엉덩관절 근육들 사이의 불균형은 엉덩관절의 기능에 역효과를 줄 수 있다.

표 5.2 허리뼈 앞굽음 감소와 관련된 근육 길이

단축된 근육	길어진 근육
아래쪽 배 근육 (lower abdominals) 큰볼기근 (gluteus maximus) 뒤넙다리근 (hamstrings)	허리뼈 부위에 있는 척주세움근 엉덩관절 굽힘근

치료사로서 여러분이 할 수 있는 것

- 큰볼기근(그림 5.5a)과 뒤넙다리근(그림 5.5b)에 수동 스트레칭을 적용함으로써 단축된 근육을 길게 늘인다. 뒤넙다리근의 늘임이 앞굽음 감소를 교정하는 방법으로 지지되어 왔다(Kendall 등 1993). Li 등(1996)이 그들의 연구에서, 뒤넙다리근 스트레칭 이후 허리골반 자세에서 변화가 없었음을 발견했지만, 다른 연구자들은 이런 특정 연구에 사용된 방법에 의문을 가졌다(Gajdosik 1997). 여기에 제시된 뒤넙다리근 스트레칭은 근에너지 기법 사용을 위한 좋은 출발점이 된다.
- 깊은 조직 마사지를 이용하여 볼기근과 뒤넙다리근을 스트레칭하고 길게 늘인다. 뒤넙다리근을 마사지할 때, 여러분은 아래팔을 이용하여 스트로크를 적용할 수 있다(그림 5.5c 참고). 여러분은 무릎을 수동으로 펴하기 전에 단축된 자세에서 조직을 고정하는 물렁조직 기법을 이용할 수 있다.

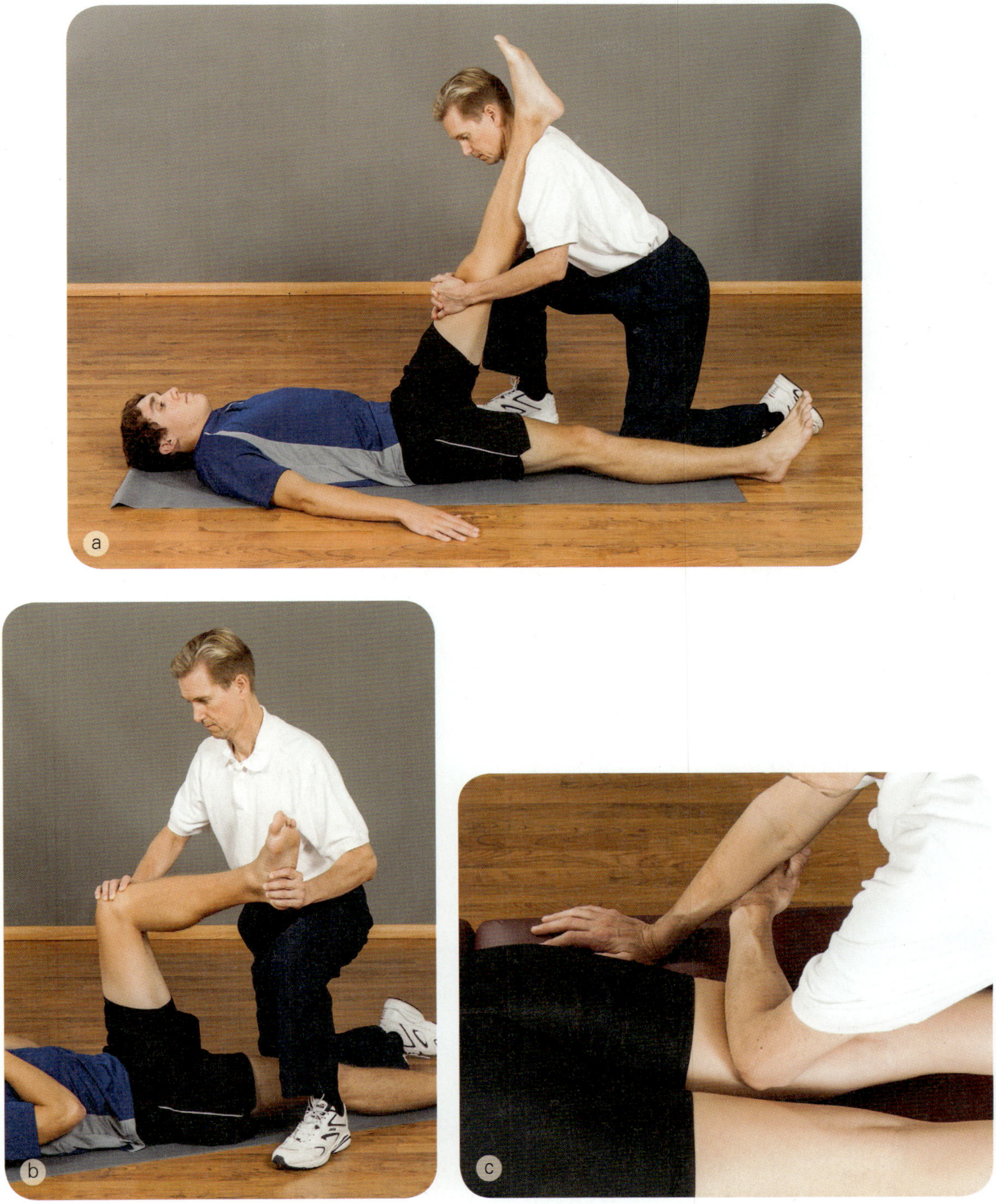

그림 5.5 앞굽음 감소를 위한 치료사 기법은 (a) 볼기근 스트레칭과 (b) 뒤넙다리근 스트레칭, 그리고 (c) 뒤넙다리근 마사지를 포함한다.

- 뒤넙다리근과 볼기근의 통증유발점을 치료한다.
- Harrison 등(2002)의 연구에 따르면, 수동 허리뼈 폄의 견인 적용이 앞굽음 감소를 가진 허리 통증 환자의 앞굽음 만곡을 증가시켰다고 한다. 추후검사 1년 6개월 이후에, 48명의 참여자 중 34명이 이런 향상을 그대로 유지했다. 그들은 환자의 통증 감소가 허리뼈 자세 변화의 결과라고 믿었다. 연구에 유용하겠지만, 이런 견인 장비들은 크기가 너무 커서 치료사들이 일상적으로 사용할 수 없다.
- 폄을 장려하기 위해 허리뼈에 테이핑을 적용한다.

클라이언트가 할 수 있는 것

- 허리뼈 굽힘을 장려하는 장기간의 자세를 피한다. 예를 들어, 구부정한 앉기 자세나 낮은 의자나 바닥에 앉은 자세.
- 허리뼈의 폄을 장려하는 안정자세를 선택한다. 예를 들어, 엎드리고 잠을 자는 자세와 자세로 휴식을 취하는 스핑크스 자세(그림 5.6a), 또는 허리뼈 밑에 작은 베개나 볼스터를 배치하고 누운 자세들은 Harrison 등(2002)이 사용한 수동 견인 자세와 비슷한 자세이다. 학자들이 이들 자세에서 앞굽음 감소를 발견했다. Smith와 Mell(1987)은 4주 동안 하루에 2분간의 스핑크스 자세가 남성 참여자에게서 수동 허리뼈 폄의 감소를 예방한다는 것을 발견했지만, 여성 참여자의 경우는 효과가 없었다. 이들 참여자는 건강하고 젊은 사람들이었고, 이들 연구는 앞굽음 감소 환자로부터 효과를 얻는데 유용할 것이다.
- 허리뼈 지지의 사용이 앉은 사람의 앞굽음증 감소를 줄인다고 했다(Majeske와 Buchanan 1984). 저렴한 허리 지지대가 폭넓게 이용되었고, 모두 비슷한 효과를 가졌다. 그들은 부드러운 메시나 폼으로 만들어지고, 사용자의 자세에 맞게 위와 아래로 움직일 수 있도록 의자 등받이에 부착이 가능하다.
- 앞쪽으로 몸을 숙여 의자에 앉거나 쐐기형태의 쿠션에 앉는 것도 허리뼈 앞굽음을 증가시킬 수 있다. 허리뼈 지지, 몸을 숙인 자세 또는 쐐기모양 쿠션 등이 앞굽음 감소 환자의 자세에 영향을 줄 것인지는 알려지지 않았다. 왜냐하면 이들이 정상 만곡을 가진 사람의 척추 자세를 변화시키는 것으로 믿어지고 있기 때문이다. 그러나 그런 장비는 실험 목적을 위한 중재로서 가치가 있는 것으로 고려되고 있다.
- 척추 폄을 능동을 수행한다. 이것은 등을 아무 때나 기울일 수 있는 만큼 간단한 방법이다.

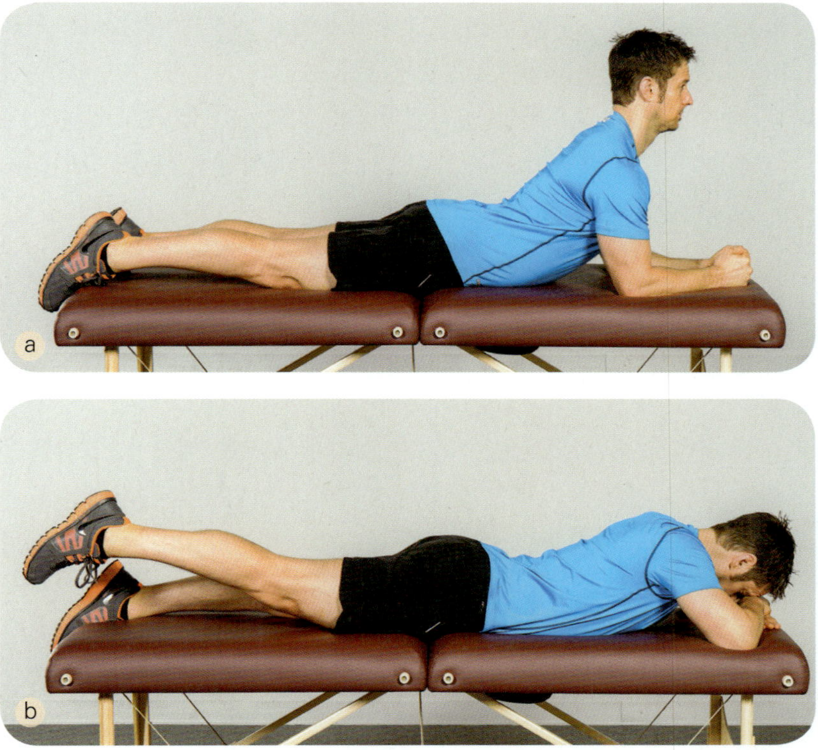

그림 5.6 앞굽음 감소를 위한 클라이언트의 기법은 (a) 스핑크스 자세와 같이, 허리뼈 폄을 장려하는 자세로 휴식 취하기와 (b) 엎드린 자세에서 엉덩관절을 폄하는 다리 들어올리기 동작을 포함한다.

- 특정 신체 활동은 허리뼈의 폄을 장려하고, 앞굽음 감소 환자를 위해 매주 적용될 수 있다. 예를 들어, 훌라후프 운동은 운동 동안 훌라후프를 유지하기 위해 허리뼈의 굽힘과 폄을 모두 필요로 한다; 엎드린 자세의 수영 동작은 허리뼈 폄을 장려한다.

- 골반의 앞쪽경사를 야기하는 근육을 강화한다. Yoo(2013)의 사례 연구는 허리 통증을 위해 편평등 환자가 어떻게 치료받는지를 설명하고 있다. 그는 척주세움근, 엉덩허리근 및 넙다리곧은근을 위해 매일 운동하는 2주간의 프로그램을 제공한 후, 2주 후에 골반 경사각도가 증가되었음을 보고 했다. Kendall 등(1993)은 앞굽음 감소를 교정할 때 어려운 난제 중의 하나는 볼기근이 강하지만 뒤넙다리근이 약하다는 것이고, 앞굽음을 증가시키도록 고안된 엎드린 자세의 운동들이 엉덩관절 폄근을 활성화시킨다고 했다. Kendall은 엎드린 자세에서 한쪽 다리를 약 10°만 들어올려도 앞굽음을 증가시킬 수 있다고 했다(그림 5.6b).

- 볼기근과 뒤넙다리근을 능동 스트레칭함으로써 단축된 근육을 길게 늘인다.

- 경사로를 걷는다. Kim과 Yoo(2014)는 8명의 편평등 환자를 대상으로, 트레드밀을 30°로 기울이고 걷게 했을 때 골반의 앞쪽경사가 뚜렷하게 증가되었음을 발견했다. 비록 기간과 강도에 대한 프로토콜이 설정되지 않았지만, 이 연구는 앞굽음 감소에 대한 효과를 결정하기 위해 매일 선택될 수 있는 간단한 활동의 예를 보여준다.

맺음말

본 장에서, 여러분은 흔하게 발생하는 2가지 허리뼈 자세를 배웠다: 앞굽음 증가 자세와 앞굽음 감소 자세. 각 자세의 해부학적 특징은 사진이나 그림으로 명시되었다. 단축된 근육과 길어진 근육을 포함한 표와 함께 각 자세의 결과를 설명했다. 치료사로서 여러분이 할 수 있는 것과 각 자세의 교정에 도움을 주는 클라이언트가 할 수 있는 것들이 치료의 아이디어로서 제공되었다.

옆굽음증

Scoliosis

학습 목표

본 장을 공부한 후, 여러분은 다음을 할 수 있어야 한다:

- 척추의 옆굽음증을 정의할 수 있어야 한다.
- 옆굽음증의 유형을 설명할 수 있어야 한다.
- 옆굽음증 자세를 구분할 수 있어야 한다.
- 옆굽음증 결과의 예를 제시할 수 있어야 한다.
- 옆굽음증 자세에서 단축되거나 길어지는 근육들을 나열할 수 있어야 한다.
- 옆굽음증 자세의 교정에 대한 적절한 치료의 예를 제공할 수 있어야 한다.
- 그런 치료에 대한 근거를 제공할 수 있어야 하고, 특정 치료가 어떤 클라이언트에게 금기증인지를 설명하고 왜 그런지를 설명할 수 있어야 한다.
- 옆굽음증을 교정하기 위해 시도되었던 기법의 예를 제시할 수 있어야 하고, 또 다양한 기법의 장점과 단점을 설명할 수 있어야 한다.
- 옆굽음증을 위한 비수술적 중재의 예를 제시하고, 치료사나 클라이언트가 이들 중재 기법을 어떻게 사용할 수 있는지를 예를 들어 설명할 수 있어야 한다.

옆굽음증은 뚜렷한 척추의 측면 만곡이다. 뒤쪽에서 관찰할 때, 척추는 수직 형태이지만, 옆굽음증이 있는 경우에는 척주가 "S" 또는 "C" 자 모양을 띠고, 대개 심한 등뼈 뒤굽음증을 동반한다. 갈비뼈 혹이 있는데, 이것은 만곡의 볼록한 쪽 갈비뼈가 뒤쪽으로 튀어나와서 생긴 것이다. 피부의 주름은 만곡의 오목한 쪽 허리에서 발생한다. 수직 자세로부터 한 개나 두 개의 척추뼈가 약간 편위되는 것이 일반적이지만, 옆굽음증을 형성하지 않는다. 진성 옆굽음증의 경우에는, 앞쪽과 뒤쪽에서 관찰했을 때 몸통의 왼쪽과 오른쪽이 뚜렷한 비대칭으로 보인다. 방사선 상으로, 환자는 10° 이상의 Cobb 각도를 가져야 옆굽음증이라고 불릴 수 있다. 옆굽음증이 뚜렷해질수록, Cobb 각도가 증가한다 (그림 6.1 참고).

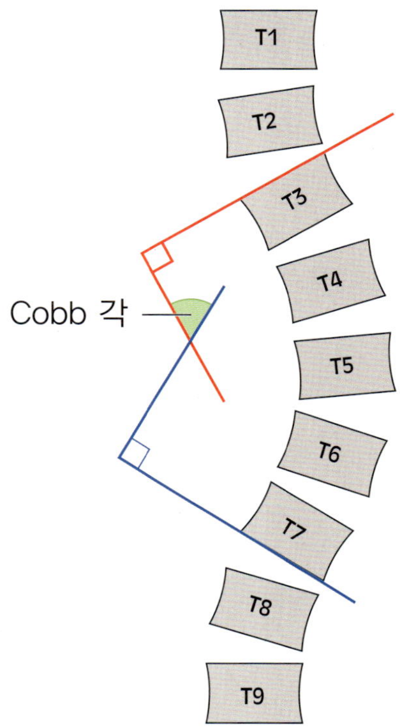

그림 6.1 뒤쪽에서 본 옆굽음증 척추에서 보여지는 Cobb 각도.

그림 6.2에 있는 환자 (a)와 (b)의 척추를 비교해 보자. 그들은 수직 자세로부터 약간의 편위를 가지고 있고, (c)의 환자는 진성 옆굽음증을 가지고 있다. (a) 와 (b)의 환자는 왼쪽으로 볼록하고 오른쪽으로 오목한 척추를 가지고 있지만, 옆굽음증으로 분류되지 않을 수도 있다. (c)의 환자는 오른쪽으로 볼록하고 왼쪽으로 오목한 척추를 가지고 있을 뿐만 아니라, 진성 옆굽음증의 일반적인 특징인, 뚜렷한 뒤굽음증도 가지고 있다.

옆굽음증의 유형

옆굽음증을 서술하는 방법들은 많다. 예를 들어, 기능적 옆굽음증인지 아니면 구조적 옆굽음증인지, 선천적인 것인지 아니면 후천적인 것인지, 또는 원인을 기준으로 분류할 수도 있고 (예를 들어, 신경근육성 옆굽음증), 발병된 연령대를 기준(유아 또는 소아)으로 분류할 수 있다. 옆굽음증은 침범된 부위에 따라서도 분류될 수 있다. 다음은 옆굽음증의 유형이다:

■ **비구조적 옆굽음증.** 이것은 기능적 옆굽음증으로도 불린다. 이것은 척추가 옆으로 편위된 것처럼 보임에도 불구하고, 구조적인 척추뼈의 변화가 없고, 인대나 근육에 영향을 주는 병리도 없다. 원인으로는 다리길이 차이, 시각 또는 청각 손상, 염증 및 근경련 등이 있다. 비구조적 옆굽음증은 환자가 Adam 검사를 수행할 때 사라지고, 치료적 중재 없이도 환자에 의해 교정될 수 있다. 이런 자세는 일시적이다. **그림 6.2** (a)와 (b)가 비구조적 옆굽음증의 예이고, 구조적 옆굽음증(c)보다 임상적으로 덜 중요한 것으로 간주되고 있다. 그러나 근불균형에 의한 비구조적인 옆굽음증은 시간이 경과함에 따라 구조적 옆굽음증으로 진행할 수도 있다(Hawes와 O'Brien 2006).

■ **일시적인 구조적 옆굽음증**은 비영구적이고, 근경련, 통증 및 원반탈출 등을 포함한 많은 원인에 의해 발생할 수 있다.

■ **구조적 옆굽음증**은 옆굽힘과 돌림되는 척추뼈의 변화를 가진다. 구조적 옆굽음증에는 많은 범주가 있다. 환자가 Adams 검사를 수행해도 구조적 옆굽음증은 사라지지 않고, 환자의 노력으로 교정되지 않는다. 구조적 옆굽음증은 질병, 손상 및 선천성 장애 등에 의해 발생될 수 있다.

■ **특발성 옆굽음증**은 원인을 알 수 없는 옆굽음증이다. 구조적 옆굽음증의 약 80%가 이 범주에 포함된다.

■ **선천성 옆굽음증**은 태어날 때부터 존재하는 구조적 옆굽음증이다.

■ **후천성 옆굽음증**은 태어날 때는 없다가 나중에 발생하는 구조적 옆굽음증이다. 예를 들어, 척추뼈골절 이후의 옆굽음증이 여기에 포함된다.

■ **신경근육성 옆굽음증**은 구조적 옆굽음증이고, 뇌성마비, 근육 이영양증 또는 소아마비 등과 같은 특별한 질병과 연관된다.

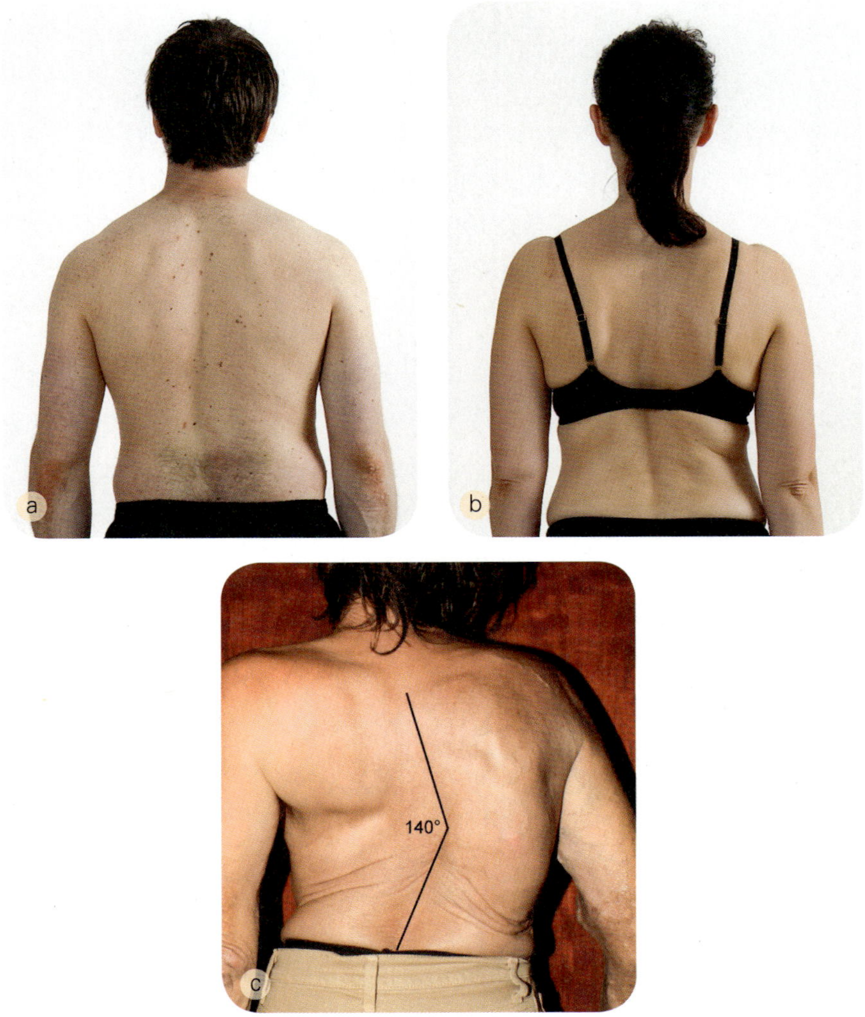

그림 6.2 (a) 왼쪽으로 볼록한 척추 만곡을 가지고 있고, 몸통이 약간 왼쪽으로 이동해 있고, 약간의 왼쪽 갈비뼈 혹을 가지고 있다; (b) 왼쪽으로 볼록한 척추를 만곡을 가지고 있고, 피부 주름이 오른쪽 허리에 있다; (c) 오른쪽으로 볼록한 척추 만곡과 뚜렷한 뒤굽음증을 가지고 있다. 사진 출처: Andrej Gogala

팁 [TIP] 표 6.1의 근육은 일반화된 내용이다. 모든 옆굽음증 자세는 척추뼈 돌림을 가지고 있고, 많은 경우 뚜렷한 뒤굽음증이 함께 나타난다. 이것은 어느 근육이 단축되고 어느 근육이 길게 늘어나는지를 결정할 것이고, 여러분은 치료 전에 이것을 평가해야 한다. 예를 들어, 그림 6.2b는 오른쪽으로 척추가 볼록하고, 그림 6.2c는 왼쪽으로 척추가 볼록하지만, 이들 모두는 오른쪽 물렁조직이 단축되었음을 의미하는 오른쪽의 피부 주름을 가지고 있다. 옆굽음증 자세가 척추뼈의 돌림을 가지고 있기 때문에, 깊은 돌림근의 길이도 비대칭될 것이다. 위쪽 분절과 아래쪽 분절 사이의 불균형이 일반적인 현상이다. 많은 치료사들이 척추에 관심을 가지고 있지만, 다른 신체 부위의 물렁조직 단축도 치료해야 한다.

옆굽음증의 결과

통증은 옆굽음증과 관련된 주요 증상 중의 하나이다. 척수신경이 척추관으로부터 나오는 지점에서 압박될 수 있다. 내장기의 위치가 바뀔 수 있고, 이론적으로 그들의 기능이 손상될 수 있다. 근육의 불균형과 근피로가 나타난다. 척추분리증도 나타나고, 진성 옆굽음증을 가진 환자는 갈비우리의 비대칭 때문에 호흡의 문제도 가진다. 척추사이원반과 후관절의 비대칭성 퇴행도 나타날 수 있다. 부가적으로 체중을 지지하는 척추뼈의 능력이 감소되어, 기능적 문제를 일으킬 수 있다. 몸통의 측면 이동 때문에, 균형 문제가 발생할 수 있다. 옆굽음증 환자는 신체 이미지에 대한 걱정을 가지고 있고, 자존감이 감소되어 있다(National Scoliosis Foundation 2014). Weinstein 등(1981)은 수년 동안의 많은 연구들에 의해 옆굽음증이 심각한 장애와 심폐 문제를 야기시키고, 일반인보다 높은 사망률을 보인다는 생각이 계속 이어져 왔다고 말한다. 그러나 폐 기능과 심장 문제의 위험과 관련된 나쁜 예후는 50년간의 추후연구에 의해 아닌 것을 판명되었다(Weinstein 등 2003).

표 6.1은 그림 6.2c처럼, 등뼈가 왼쪽으로 오목하고, 목뼈와 허리뼈가 오른쪽으로 오목한 "S" 옆굽음증과 관련된 근육 길이를 나타내고 있다.

표 6.1 옆굽음증 자세와 관련된 근육 길이

	단축된 근육	길어진 근육
영역 (area)	만곡의 오목한 쪽	만곡의 볼록한 쪽
목 (neck)	오른쪽 목갈비근 오른쪽 위등세모근 오른쪽 어깨올림근 오른쪽 척주세움근(목뼈)	왼쪽 목갈비근 왼쪽 위등세모근 왼쪽 어깨올림근 왼쪽 척주세움근(목뼈)
등 (thorax)	왼쪽 갈비사이근 왼쪽 척주세움근(등뼈) 왼쪽 배근육	오른쪽 갈비사이근 오른쪽 척주세움근(등뼈) 오른쪽 배근육
허리 (lumbar)	오른쪽 허리네모근 오른쪽 척주세움근(허리뼈)	왼쪽 허리네모근 왼쪽 척주세움근(허리뼈)

옆굽음증 (Scoliosis)

치료사로서 여러분이 할 수 있는 것

- 자세 관찰 기술에 대한 조언을 다룬 2장을 참고한다. 여러분이 사용하는 단어의 민감도는 매우 중요하고, 다른 클라이언트보다 부정적인 신체 이미지를 갖고 있는 옆굽음증 환자를 치료할 때 특히 중요하다.
- 옆굽음증 자세의 교정에 대한 도수치료의 한계를 인지한다. 자세에 영향을 줄 수 있는 문제 요소의 회피가 본 책에서 소개된 다른 자세의 교정에서는 도움이 되는 것으로 지지를 받고 있지만, 옆굽음증 원인의 80%를 알 수 없기 때문에, 옆굽음증의 경우에는 원인 요소의 회피가 도움이 안된다. 옆굽음증은 다음과 같은 결과로 발생하지 않는다: 무거운 물건 운반, 수면 자세나 선 자세, 스포츠 참여나 미세한 다리길이 차이 등(Scoliosis Research Society 2015). 그러므로 통증을 줄이는 자세에 대해서는 클라이언트에게 조언이 가능하지만, 옆굽음증을 교정할 수 있는 자세에 대해서는 조언이 불가능하다.
- 조언을 위해 클라이언트를 다른 전문가에게 의뢰하는 것을 고려한다(예: 영국 정형외과협회나 미국 정형외과협회). 의사들은 옆굽음증을 위해 3가지 주요 치료를 제공한다(British Scoliosis Society 2008): 관찰(어느 부위의 옆굽음 만곡이 가장 작은지), 만곡의 증가를 막아주는 브레이싱, 그리고 척추뼈의 형태를 물리적으로 바꾸는 수술 등. 비수술적 방법은 진행성 옆굽음증을 통제할 수 없다(Vialle 등 2013). 물리치료, 오스티오패시, 카이로프랙틱, 반사요법 및 침술 등도 차이를 만들 수 있다는 증거는 없다(Scoliosis Association[UK] 2014). 그러나 가벼운 청소년 특발성 옆굽음증의 경우에는, 신체 운동이 장애를 예방하거나 감소시킬 수 있고, 척추만곡의 중립화를 촉진시킬 수 있다(Negrini 등 2001).
- 만곡의 정도가 적다면, 척추 만곡을 줄이는데 근육의 활성이 효과적일 수 있다(Curtin과 Lowery 2014). 직접적이든 아니면 간접적이든 간에 단축된 근육의 근력강화는 옆굽음의 만곡을 더욱 악화시킬 수 있음을 명심해야 한다. 이런 이유 때문에, 운동의 처방과 유도는 그 분야의 전문가에게 맡겨져야 한다.
- 척추 만곡의 오목한 부위에 있는 근육을 마사지하고 스트레칭한다. 예를 들어, 등뼈 만곡의 볼록한 쪽에 있는 갈비사이근이 길어져 있고, 허리뼈 만곡의 오목한 쪽에 있는 허리네모근이 길어져 있다면, 여러분은 등뼈 만곡의 오목한 쪽에 있는 갈비사이근이 단축되고, 허리뼈 만곡의 볼록한 쪽에 있는 허리네모근이 단축되어 있음을 알게 될 것이다. 표 6.1에서 목뼈나 허리뼈의 한쪽에서 단축될 수 있는 근육들을 확인해 보고,

몸의 앞쪽 뿐만 아니라 뒤쪽에 있는 단축된 근육들을 모두 치료하는 것이 중요하다.

■ 클라이언트를 편안하게 하고 단축된 근육에 대한 접근을 촉진하기 위해, 여러분은 치료 자세를 변화시킴으로서 치료하길 원할 것이다. 예를 들어, 옆으로 누운 자세가 넓은등근에 접근하고, 갈비사이근과 마름근 및 엉덩갈비근을 마사지하는데 유용하다(그림 6.3a와 b).

만약 클라이언트가 누운 자세를 편안하게 느낀다면, 그 자세가 배근육의 긴장을 치료하기 좋은 자세이고, 또 만곡 오목 부위의 근육을 마사지하기 좋은 자세임을 명심한다(그림 6.3c 참고).

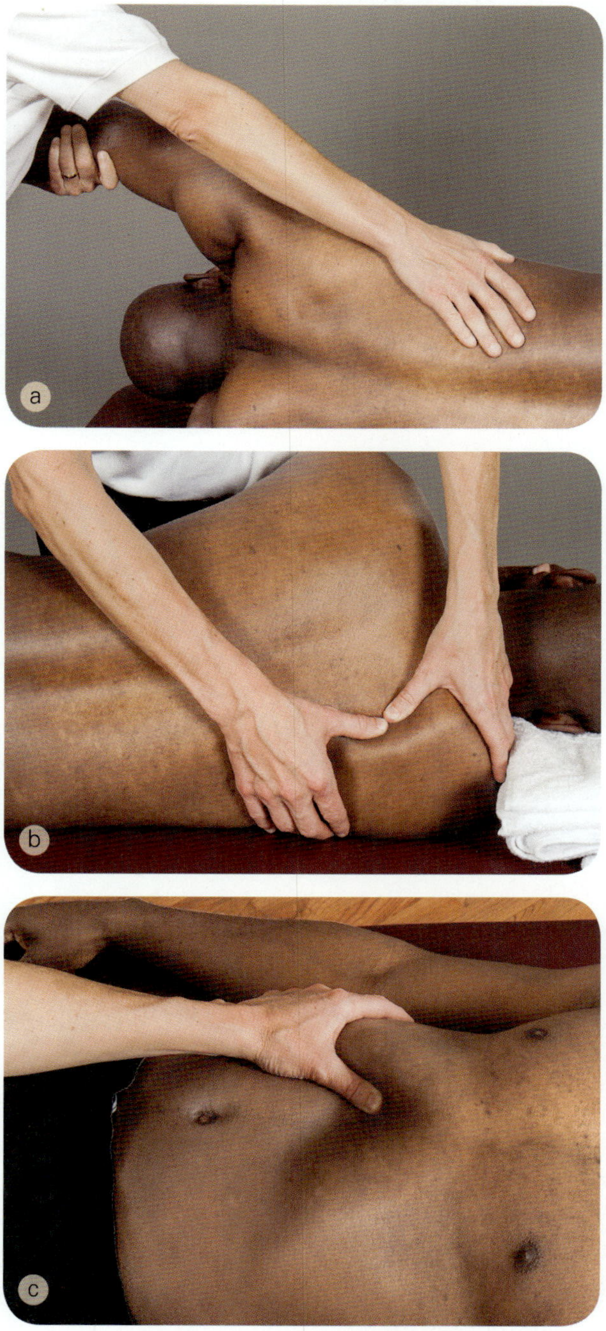

그림 6.3 등뼈의 오른쪽 옆굽힘으로 인한 근육 단축을 치료하는 기법으로는 (a) 옆으로 누운 자세에서 오른쪽 넓은등근을 마사지와 스트레칭 방법, (b) 오른쪽 마름근과 엉덩갈비근을 스트레칭하는 방법, 그리고 (c) 배빗근을 부드럽게 마사지하는 방법 등이 있다.

클라이언트가 할 수 있는 것

- 전문가의 조언을 따른다. 수년 동안 흥미를 가져왔기 때문에, 옆굽음증 자세를 위한 치료 결과에 대한 많은 근거들이 있고, 또 어느 의학분야가 가장 좋은 결과를 갖는지에 대한 많은 근거들이 있다. 그러나 옆굽음증 자세를 교정하는 수술방법이 척추뼈의 형태를 변화시키고, 옆굽음증 자세를 교정해 왔지만, 수술 이후의 합병증 발생이 높은 편이었다. 예를 들어, Yadla 등(2010)은 옆굽음증 자세에 대한 49개 논문의 리뷰를 통해, 2,175명 중에서 897명이 합병증을 가졌다고 보고했다. 이런 결과로, 많은 옆굽음증 환자들이 대체 치료 방법을 찾는 것도 놀라운 일이 아니다. Solberg(2008)은 1941년에 미국 정형외과협회가 운동이 옆굽음증 상태의 진전을 멈추는데 실패했다는 연구를 통해 옆굽음증의 치료로서 운동을 사용해서는 안 된다는 결론을 내렸음을 확인했다. 그러나 Solberg는 연구방법적인 결점이 제거되고 연구가 반복되었을 때, 운동이 옆굽음증 자세에 긍정적인 효과를 갖는다고 설명했고, "치료적 운동이 실질적으로 옆굽음증 향상을 일으킬 수 있고, 신체 자세와 척주의 기능에 뚜렷한 변화를 초래할 수 있다"고 주장했다.
- 옆굽음증의 다양한 유형과 침범된 척추 부위 때문에, 전문가들도 교정 운동의 처방을 필요로 하고, 목록된 운동과 같은 조직화가 이런 치료의 접근에 대한 조언으로서 가장 적합할 것이다. 그림 6.4는 전문가가 처방할 수 있는 운동 종류의 예를 보여주고 있다(본 예는 그림 6.2c에서처럼 등뼈가 오른쪽으로 오목한 경우이다). 움직임은 1개 이상 근육군에 의해 일어날 수 있고, 단축된 근육의 활성화는 옆굽음증 자세를 더욱 악화시킬 수 있다.
- 결과가 긍정적인 곳 뿐만 아니라, 중재가 변화를 일으키지 못한 부위의 자세 교정에 대한 정보를 공유한다. 자가보고 사례연구의 좋은 예는 Gogala(2014)에 의해 제시되었다. 그는 코르셋의 착용, 신체 한쪽의 매일 스트레칭, 그리고 백팩 운반으로 자세 변화가 어떻게 달성되는지를 자세히 설명했다. 그는 자신의 옆굽음증 자세를 줄이는 일상의 방법으로서 매달기식 스트레칭(hanging stretch)의 효과를 보고했고, 비우성 손을 사용하는 노력을 지지했다. 독특한 개인의 옆굽음증 자세는 개별적인 프로그램을 필요로 하며, Gogala가 언급한 제안이 옆굽음증을 가진 모든 사람에게 적용될 수 없음을 의미한다. 그럼에도 불구하고, 그의 사례는 옆굽음증의 교정에 있어 귀중한 자료가 될 수 있다.
- 길이가 늘어난 자세로 휴식을 취하고, 단축된 조직을 스트레칭한다. 특별한 안정자세는 개인의 자세와 단축된 근육에 따라 좌우될 것이다. 예를 들어, 오른쪽 허리네모근과 왼쪽 갈비사이근이 단축되었다면(그림 6.2c), 말아놓은 타월 위에서 옆으로 누운 자세(오른쪽)를 취하고 팔을 벌림하는 것이 유용한 방법으로 확인되었다.

- 신체 한쪽 강화하는 운동보다는 좌우 신체를 모두 강화하는 전신 운동(예: 수영)에 참여한다. 헐링, 테니스, 로잉 등은 옆굽음증을 촉발할 수 있는 스포츠이고(Watson 1997), 허리뼈 옆굽음증은 용선의 노를 젓는 여성에게서 나타났다(Pourbehzadi 등 2012). 스포츠 활동의 참여는 옆굽음증 자세를 악화시킬 수 있다. National Scoliosis Foundation(2014)에 따르면, 많은 옆굽음증 만곡이 연령의 증가와 함께 악화될 수 있지만, 스포츠 활동과는 관계가 없고, 일반적으로 자세를 교정하는데 운동이 도움을 준다고 했다. 그러나 강한 하중을 갖는 스포츠(역도와 같이)는 잠재적으로 유해할 수 있다(Gielen과 Van den Eede 2008).
- 다리길이 차이로 인한 비구조적 옆굽음증을 교정할 수 있는 보조기의 사용을 고려한다(Hawes와 O'Brien 2006).

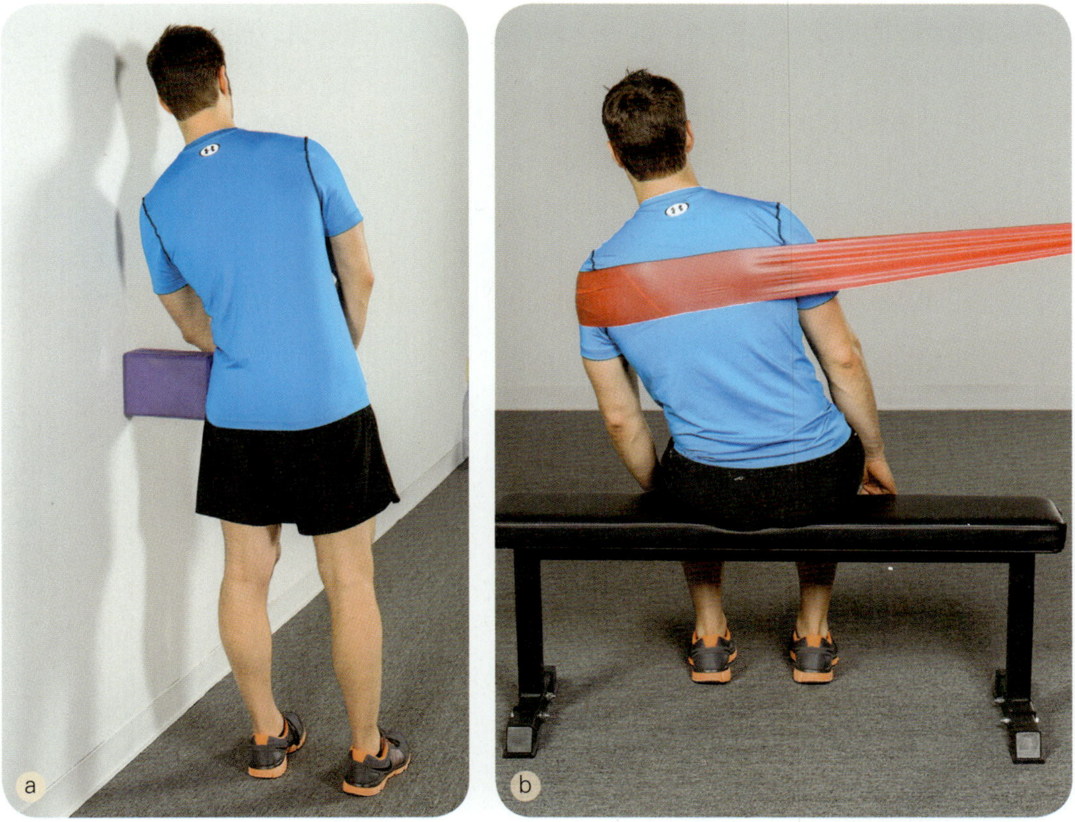

그림 6.4 옆굽음증 자세를 위해 처방된 일반적인 운동들로는 (a) 환자가 어깨와 몸통을 왼쪽으로 이동할 때 골반의 왼쪽 움직임을 차단하기 위해 쐐기를 사용하는 방법과 (b) 왼쪽 어깨나 몸통을 감고 있는 밴드를 길게 늘임으로써 근육을 활성화시키는 방법이 있다.

맺음말

본 장에서, 여러분은 옆굽음증을 정의하고 서술하는 방법을 배웠고, 가벼운 비구조적 옆굽음증의 예제 뿐만 아니라, 심한 구조적 옆굽음증의 예제도 제공했다. 옆굽음증의 결과를 다루었고, 또 이 자세에서 나타나는 단축된 근육과 길어진 근육도 다루었다. 복잡한 3차원 자세인 옆굽음증은 전문가의 중재를 필요로 하지만, 치료사로서 우리가 제공할 수 있는 치료의 예를 제시했고, 클라이언트에게 조언해 줄 수 있는 것들을 나열했다. 비록 3장, 4장, 5장에서 다룬 자세에 비해 옆굽음증을 위해 제공할 수 있는 치료가 매우 제한되었지만, 본 장에 제시된 정보들은 옆굽음증 자세를 교정할 수 있는 것과 교정할 수 없는 것에 대한 우리의 지식을 더욱 강화시켰다.

단원 III

골반과 다리의 교정

Correcting the Pelvis and Lower Limb

단원 III에서, 여러분은 골반에 국한된 4개의 자세와 다리에서 관찰될 수 있는 10개의 자세를 배울 것이다. 7장에서 다루어지는 골반의 자세로는 앞쪽경사, 뒤쪽경사, 골반돌림 및 가쪽경사이다. 8장의 다리 자세는 안쪽돌림된 넙다리뼈, 젖힌무릎, 굽힌무릎, 안굽이무릎, 밖굽이무릎, 정강뼈 비틀림, 평발, 까치발, 밖굽이발(엎침발), 안굽이발(뒤침발) 등이다.

제 7 장

골반

Pelvis

학습 목표

본 장을 공부한 후, 여러분은 다음을 할 수 있어야 한다:

- 골반에서 흔하게 발생하는 4가지 자세를 나열할 수 있어야 한다.
- 이들 각 자세의 해부학적 특징을 설명할 수 있어야 한다.
- 클라이언트에게 이들 자세를 인지시킬 수 있어야 한다.
- 각 자세의 해부학적 결과에 대한 예를 제공할 수 있어야 한다.
- 각 자세에서 단축되거나 길어지는 근육들을 나열할 수 있어야 한다.
- 각 자세의 교정에 대한 적절한 치료의 예를 제공할 수 있어야 한다.
- 그런 치료에 대한 근거를 제공할 수 있어야 하고, 특정 치료가 어떤 클라이언트에게 금기증인지를 설명하고 왜 그런지를 설명할 수 있어야 한다.
- 특정 골반 자세를 가진 클라이언트에게 알맞은 스트레칭, 운동 및 활동의 예를 제공할 수 있어야 하고, 이들 자가-관리 도구가 어떤 클라이언트에게 금기증인지를 설명할 수 있어야 한다.

본 장에서 설명되는 4 가지 자세는 앞쪽경사, 뒤쪽경사, 골반 돌림 및 가쪽경사 등이다. 본 장에서는 이 자세들을 분리하여 설명하겠지만, 이 자세들은 서로 결합되어 발생한다(예: 골반은 동시에 앞쪽경사와 돌림된다).

골반은 축성 뼈대와 팔의 무게를 지지하고, 이들로부터 오는 힘을 다리로 전달한다. 그리고 골반은 다리를 통해 지면에서 올라오는 힘을 척추로 전달하기도 한다. 이런 힘들은 엉치엉덩관절을 통과하고, 그 관절은 충격흡수장치로 작용하는 엉치엉덩인대의 지지를 받는다. 척추, 골반 및 엉덩관절은 서로 연결되어 있다: 한 부위의 움직임이 다른 부위에 영향을 준다. 이것과 골반의 이중 힘 전달 기능 때문에, 어떤 치료사들은 골반 위치가 전반적인 자세에 영향을 줄 뿐만 아니라, 특정 신체 부위의 자세를 변화시킬 수 있다고 믿는다. 또 그래서 그들은 골반의 평가와 교정이 중요하다고 믿는다.

그림 7.1은 골반이 중립위를 취할 때 이마면 상으로 어떻게 대칭을 이루는지를 보여준다: 좌우 엉덩뼈능선의 높이가 같고, 또 좌우 뒤위엉덩뼈가시(PSIS)와 궁둥뼈의 높이가 같다(그림 7.1a 참고). 시상면 상에서는, 앞위엉덩뼈가시(ASIS)와 두덩뼈가 거의 수직선상에 위치한다(그림 7.1b 참고). 가로면 상에서는, 앞쪽이나 뒤쪽에서 관찰했을 때, 좌우 골반 중의 어느 것도 앞으로 튀어나오지 않았다(그림 7.1c 참고).

골반의 자세 평가는 좌우 골반이 대칭이라는 가정하에서 이루어진다. 그러나 해부 견본을 토대로 71개 변수(뼈의 두께, 뼈사이의 거리와 각도 등과 같은)를 비교한 결과, Boulay 등(2006)은 7개의 변수에서 뚜렷한 비대칭을 발견했다. 그들은 골반이 전체적으로 돌림되어 있음을 확인했다: 위쪽 부위(엉덩뼈)는 시계방향으로 돌림되어 있고, 아래쪽 부분(두덩결합)은 반시계방향으로 돌림되어 있다(그림 7.2)(그들의 결과는 돌림의 방향이 변하지 않았음을 의미했다).

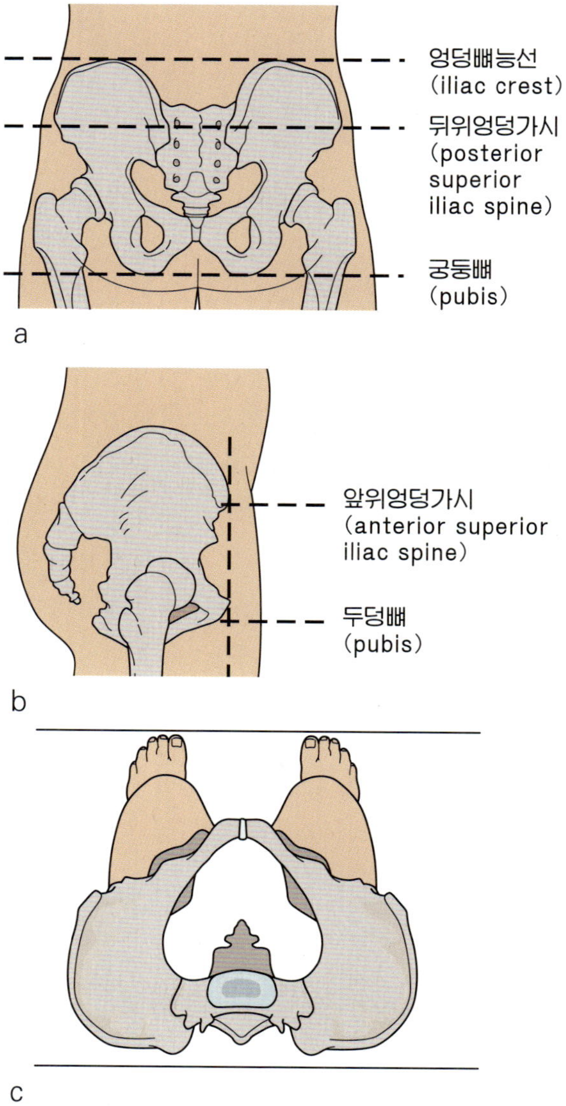

그림 7.1 (a) 뒤쪽 관찰, (b) 시상면 관찰, (c) 가로면 관찰로 본 중립의 골반자세.

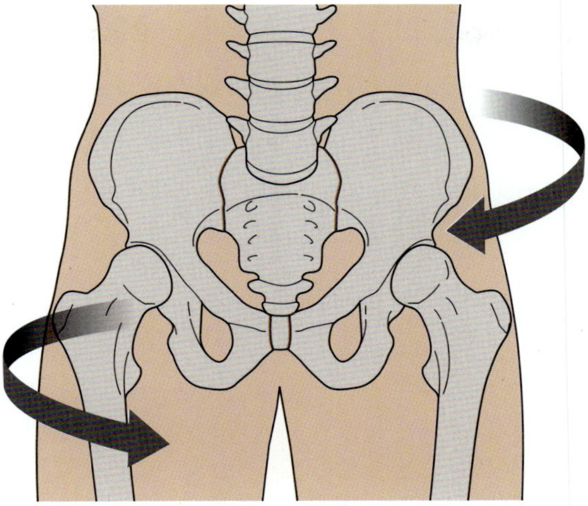

그림 7.2 Boulay 등의 골반 돌림. 허리뼈와 골반 뼈들은 적절한 정렬을 유지하고 있지만, 골반의 위쪽 부분은 한쪽 방향으로 돌림하고, 아래쪽 부분은 반대방향으로 돌림한다.

Boulay 등은 이런 비대칭은 보행에 의한 힘 때문이라고 믿었다(즉, 골반의 시계방향 비틀림은 상체의 움직임으로 유도된 것이고, 반시계방향의 비틀림은 다리의 움직임으로 유도된 것이다). 편측 방향의 돌림에 대한 근거는 보행이 비대칭성 활동이기 때문이다: 시계방향 돌림은 우성 다리가 열성 다리보다 추진력에서 더 큰 작용을 하기 때문에 일어날 수 있다. 오른손잡이 사람(대부분의 사람)의 경우에는 아래쪽 골반 부위의 반시계방향 돌림이 왼쪽 엉덩관절의 추진력 보다 강한 오른쪽 엉덩관절의 추진력에 의해 유도될 수 있다. 이런 정보는 그 사람이 양손잡이가 아닌 한, 가로면의 비대칭은 골반의 자연스런 현상임을 의미하고, 골반 자세를 평가할 때 고려되어야 함을 의미한다. 그리고 골반 자세의 교정을 계획할 때도 주의가 요구된다. Gant와 동료들(2009)은 건강한 성인을 대상으로 비대칭을 유도하는 일련의 운동을 이용하여, 비대칭 골반의 존재가 반드시 병리로 인해 발생하는 것이 아님을 보여주었다. 본 책이 언급하는 다른 자세와 마찬가지로, 비대칭 골반 자세(asymmetrical pelvic posture)를 반드시 교정해야 하는지를 여러분은 고려할 필요가 있다. 앞쪽경사나 뒤쪽경사는 굽힘근과 폄근의 불균형을 의미한다.

앞쪽경사 (Anterior Pelvic Tilt)

골반 앞쪽경사 자세에서, 앞뒤엉덩뼈가시(ASIS)는 중립위(그림 7.3a)와 달리, 시상면 상에서 두덩뼈보다 더 앞쪽으로 기울어진다(그림 7.3b). 앞쪽경사 자세를 가진 클라이언트를 관찰할 때, 팬티의 허리밴드가 종종 골반 자세를 암시한다(그림 7.3c). 다리를 고정했을 때, 골반의 앞쪽경사는 엉덩관절을 굽힘하고, 허리뼈 만곡을 증가시킨다.

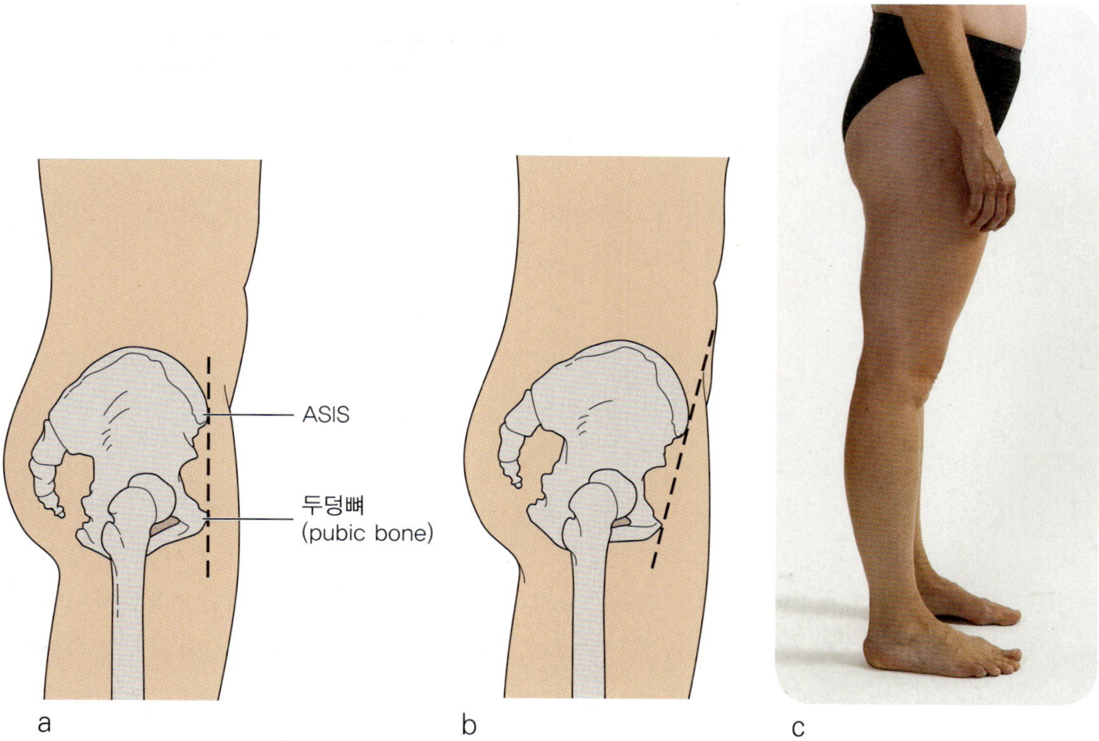

그림 7.3 (a) ASIS와 두덩뼈가 같은 수직선에 있는 중립위이고, (b) ASIS와 두덩뼈가 같은 수직선에 위치하지 않는 앞쪽경사를 보여준다. (c) 앞쪽경사 환자의 팬티 모습.

앞쪽경사의 결과

엉치뼈의 자세는 척추 만곡의 정도와 관련이 있고, 엉치엉덩관절은 귀모양의 관절면을 가지고 있다(Kapandji 2008). 중립위의 척추와 관련된 엉치뼈의 자세를 비교할 때, 허리뼈의 만곡이 증가된 경우(골반 앞쪽경사)에는 엉치뼈의 자세가 더욱 수평적으로 변한다. 그러나 이것은 명확한 결론이 아닐 수 있다. 그러나 척추 만곡이 달라질 때마다 엉치뼈의 귀모양 관절면도 달라질 수 있음이 밝혀졌고, 후관절의 형태가 그와 관련된 특정의 척추 형태에 적합하다고 추정할 수 있을 것 같다. 중립위에서 앞쪽경사로 변하는 골반(엉치뼈)의 방향이 힘을 견딜 수 있는 관절의 능력을 감소시킴으로서 엉치엉덩관절 이음부에 대한 결정적인 요소를 가질 수 있는가?

뉴테이션과 카운터뉴테이션은 엉덩뼈의 축을 중심으로 일어나는 엉치뼈의 움직임이다(회전축의 위치에 대해서는 논란이 존재한다). 골반이 앞쪽경사하면(그림 7.4의 적색 화살표), 엉치뼈는 반대방향으로 움직인데(그림 7.4의 청색 화살표), 이를 ***카운터뉴테이션***이라고 한다. 그림 7.4에서, 엉치뼈의 카운터뉴테이션이 일어나지 않는다면, 척추가 움직일 위치를 고려한다: 엉치뼈바닥(1번 엉치뼈)를 고정하면, 허리뼈(그것보다 위쪽에 있는 모든 척추뼈)가 앞쪽으로 움직여, 수직선으로부터 벗어나게 될 것이다. 카운터뉴테이션이 중요한데, 그 이유는 카운터뉴테이션이 수직 자세로 되돌아가는 척추의 움직임을 매우 작게 감소시키기 때문이다.

골반의 앞쪽경사가 뚜렷하거나 장시간 동안 유지되면, 척추가 수직 자세를 유지하도록 엉치뼈가 카운터뉴테이션될 수 있는가? 엉치엉덩관절을 위해 카운터뉴테이션이 어떤

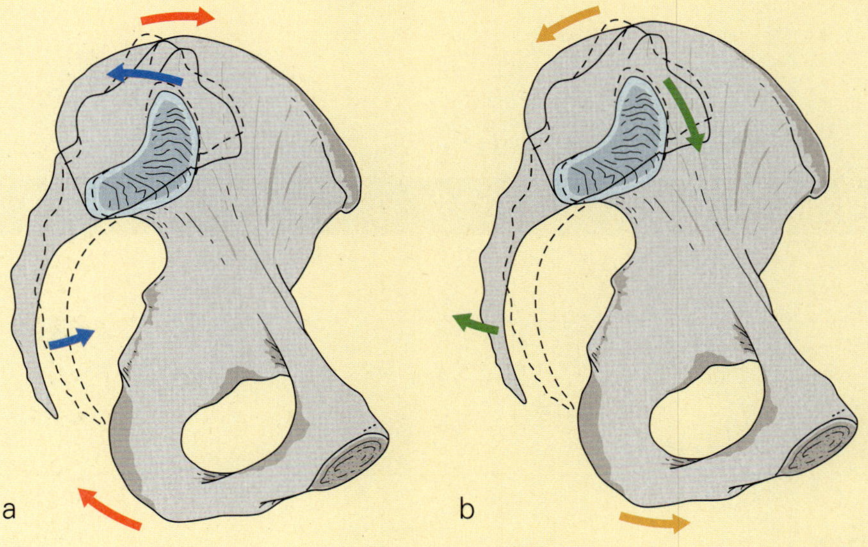

그림 7.4 앞쪽경사 때의 엉치뼈 (a) 카운터뉴테이션과 뒤쪽경사 때의 엉치뼈 (b) 뉴테이션.

결과를 가질 수 있는가? 비록 엉치엉덩관절의 움직임이 매우 작지만(1-3㎜), 많은 치료사들은 엉치엉덩관절의 기능부전 때문에 허리 통증이 발생할 수 있다고 믿는다. 또한 엉치인대는 강해서 뉴테이션과 카운터뉴테이션이 일어나지 않도록 막는다. 골반의 앞쪽 돌림이 뉴테이션과 카운터뉴테이션을 제한하는 인대에 스트레스를 줄 수 있는가? 심지어 뉴테이션과 카운터뉴테이션은 이들 인대와 관련된 근육(예: 위팔두갈래근의 위쪽힘줄과 엉치결절인대)에도 영향을 줄 수 있다.

넙다리뼈머리에서 발생하는 절구의 앞쪽 움직임은 이들 관절면 사이의 접촉지점을 변화시킬 수 있지만, 그들의 결과는 아직 밝혀지지 않았다. 부가적으로, 엉덩관절의 굽힘 증가는 엉덩관절 안쪽돌림근의 토크 증가와 가쪽돌림근의 토크 감소를 일으킨다. 이것은 체중부하와 지면반발력이 전달되는 넙다리뼈머리와 절구의 위치에도 영향을 미치고, 이론적으로 퇴행성 변화를 초래할 수 있고, 장기간 동안 엉덩관절 기능에 악영향을 줄 수 있다.

앞쪽경사 자세는 엉덩관절에 나쁜 영향을 줄 수 있는 굽힘근과 폄근의 불균형을 일으킨다(표 7.1 참고). 끝으로 앞쪽경사 자세는 허리뼈 만곡의 증가를 일으키고, 허리뼈 만곡 증가 자세의 결과를 공유한다. 골반이 앞쪽경사를 할 때, 허리뼈 뒤쪽의 물렁조직들이 압박을 받게 되고, 원반의 앞쪽보다 원반의 뒤쪽 부분이 큰 압박을 받게 되어, 영양분 교환에 나쁜 영향을 준다(Adams와 Hutton 1985); 후관절도 스트레스를 받고, 관절주머니 스트레인의 가능성이 존재한다(Scannell과 McGill 2003). 허리뼈의 뒤세로인대와 앞세로인대 사이의 불균형이 그들의 안정화 능력을 변화시킬 수 있다; 앞쪽경사는 환자에게 허리뼈 후관절과 원반의 퇴행성 변화를 초래하고, 허리 통증을 일으킨다; 그것은 다리에 영향을 줄 수 있는 증상을 야기시킨다.

표 7.1 앞쪽경사와 관련된 근육 길이

영역	단축된 근육	늘어난 근육
몸통(torso)	척주세움근(허리뼈) 큰허리근	배곧은근
엉덩관절 (hip)	넙다리곧은근 엉덩근 넙다리근막긴장근 넙다리빗근	큰볼기근 뒤넙다리근

팁 [TIP] 허리뼈 앞굽음의 증가와 함께 골반이 앞쪽경사되어 있다면, 등뼈와 목뼈의 만곡도 증가되기 때문에 이들도 치료를 받아야 한다.

치료사로서 여러분이 할 수 있는 것

골반의 앞쪽경사가 허리뼈 앞굽음의 증가와 관련이 있기 때문에, 치료 선택은 동일하다. 이것들을 반복해 언급하지 않고, 5장의 허리뼈 앞굽음증 증가에 대한 단락에 있는 해당 특성을 함께 서술했다.

- 앞쪽경사 자세는 달리기와 관련된 스포츠를 할 때 이점을 가진다(Bloomfield 등 1994). 그리고 여러분은 교정 치료가 클라이언트에게 도움이 되는지를 고려해야 한다.
- 클라이언트가 선 자세를 취할 때마다 앞쪽경사되는지를 확인하도록 장려하고, 가급적 그 자세를 피할 수 있도록 교육한다. 예를 들어, 어떤 사람은 선 자세를 취할 때 피곤해지면, 골반이 앞쪽경사되는 경향을 띤다.
- 그림 5.2a의 설명을 이용하여 뒤쪽경사를 어떻게 수행하는지를 클라이언트에게 교육한다. 올바르게 교육이 되면, 클라이언트는 골반을 수의적으로 뒤쪽경사하는 방법을 배울 수 있고, 이를 통해 허리뼈 만곡을 뚜렷하게 감소시킬 수 있다(Day 등 1984). 적절한 골반 정렬이 댄서에게 중요한 것으로 알려져 있다. 예를 들어, 효율적인 근육 동원과 함께 엉덩관절 가쪽돌림과 같은 특정 움직임의 효율적인 수행이다. 골반 뒤쪽경사를 가르치는 하나의 방법은 꼬리뼈를 감아말 듯이 움직이도록 교육하는 것이다(Deckert 2009).
- 그림 5.2에 제시된 제안을 이용하여 허리 폄근을 수동으로 스트레칭한다.
- 5장에 제시된 제안을 이용하여 허리뼈를 마사지한다.
- 골반이 중립위가 되도록 테이핑한다. 골반을 뒤쪽경사 자세로 테이핑하는 방법이 자주 높은 구두를 신는 여성 집단에서 발생하는 SIJ 통증을 감소시켰다(Lee 등 2014). 비록 이 연구가 통증을 감소시키기 위해 시도되었지만, 테이핑이 골반 재정렬에 도움이 된다면, 클라이언트가 골반의 중립위를 느끼도록 배우는데 도움이 되는 일시적인 방법으로 고려될 수 있을 것이다.
- 5장에 제시된 제안을 이용하여 허리근을 수동으로 스트레칭한다.
- 넙다리곧은근을 마사지한다. 근육의 먼쪽부위에서 몸쪽부위로 깊은 마사지 기법을 이용하여 근육을 마사지한다.
- 넙다리곧은근을 스트레칭한다. 이것은 누운 자세(그림 7.5a)나 엎드린 자세에서 수행될 수 있다(그림 7.5b). 엎드린 자세에서 이루어진 넙다리곧은근의 스트레칭은 허리 문제를 가졌던 사람에게는 좋지 않을 수 있다. 그 이유는 허리뼈가 엎드린 자세에서 폄되기

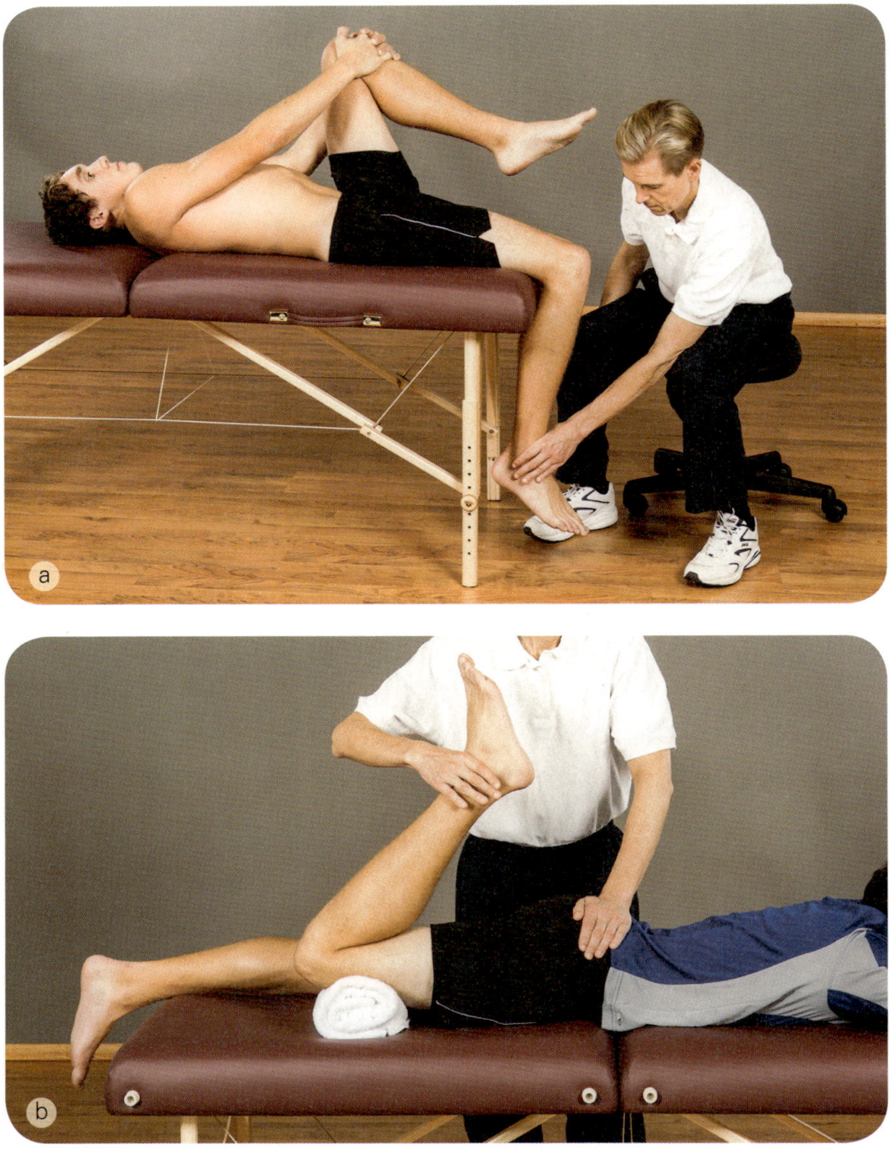

그림 7.5 골반 앞쪽경사를 위한 치료사 기법으로는 다음과 같은 자세에서 이루어지는 넙다리곧은근의 스트레칭이다: (a) 누운 자세, (b) 엎드린 자세,

때문이다. 허리뼈의 폄을 극복하는 하나의 방법은 클라이언트가 다리 자세를 그대로 유지하면서 골반을 뒤쪽경사하는 것이다. 클라이언트는 무릎을 더 굽힘할 필요도 없이 스스로 스트레칭할 수 있다. 이것은 MET를 사용하기 좋은 시작자세이다. 다른 방법은 무릎을 굽힘하기 전에 골반에 손을 배치하는 것으로써 이것은 골반과 허리뼈의 움직임을 예방하는 효과가 있다. 감은 타월이나 볼스터를 무릎 밑에 배치하는 것은 엉덩관절이

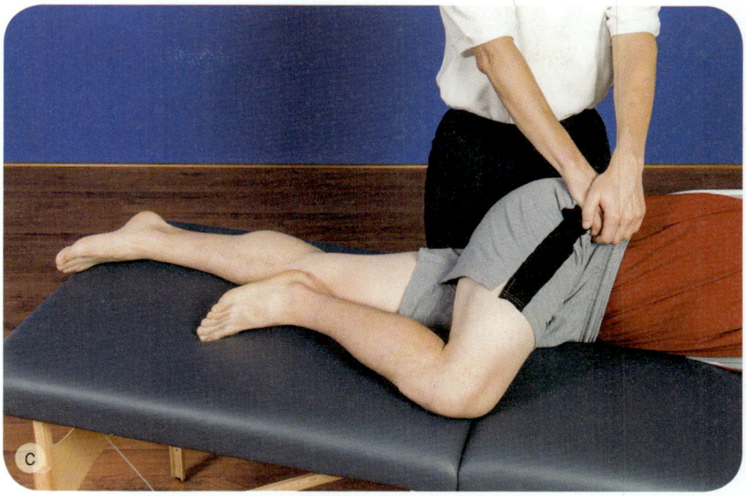

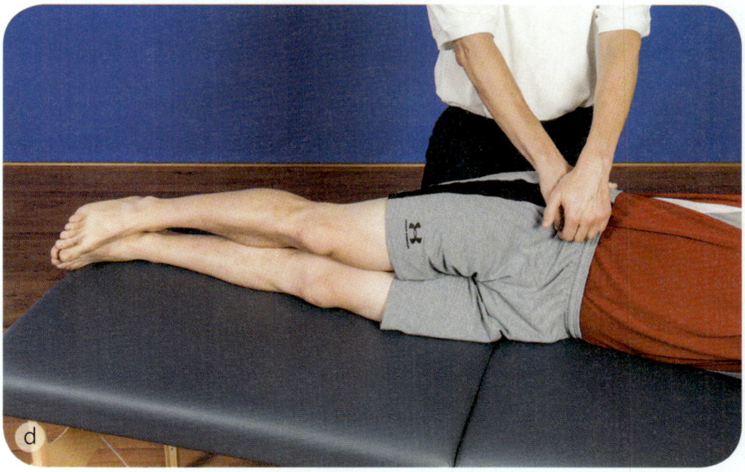

그림 7.5 *[계속]* (c) 엉덩근을 고정함으로써 이루어지는 물렁조직 이완술, (d) 스트레칭을 하는 동안 엉덩관절을 폄할 때 고정을 유지한다.

폄되도록 하고, 허벅지 앞쪽조직의 스트레칭을 촉진하는 것이다.

- 엉덩근 물렁조직 이완술(STR)을 이용한다. 흥미로운 것은 다른 중재가 없이 STR만 엉덩근에 적용할 때, 능동과 수동의 엉덩관절 폄이 증가된다. 이 기법을 사용하기 위해서는, 엉덩관절 앞쪽 조직을 부드럽게 고정한 상태에서, 엉덩관절을 수동으로 굽힘하고(그림 7.5c). 클라이언트가 엉덩관절을 폄할 때(그림 7.5d) 그 상태를 그대로 유지한다. 너무 깊게 압박하지 않도록 주의한다; 절차 전반을 피드백해 본다.
- 특히 허리부위와 허리근에 근막이완술을 이용한다.

클라이언트가 할 수 있는 것

- 선 자세에서 골반을 중립위로 유지하는 것을 배운다. 정기적으로 이루어지는 뒤쪽 경사의 수행은 볼기근과 배근육의 지구력을 강화하고, 골반의 앞쪽경사를 상쇄시키는데 도움을 준다. 뒤쪽경사 수행에 대한 교육은 그림 5.2a에 제시된 제안에 있다.
- 배근육, 볼기근 및 뒤넙다리근의 근력을 강화한다. 이들 근육이 골반을 뒤쪽경사 시키는데 사용되는 근육이기 때문에, 그들 근육을 강화하고 단축시키는 시도가 적절한 것 같다. 배근육은 뒤쪽경사의 수행으로 강화될 수 있다.
- 허리 근육을 스트레칭한다. 허리 근육의 스트레칭에는 많은 방법이다. 예는 그림 5.3a-c에 제시되어 있다.
- 그림 7.6a와 b와 같은 스트레칭을 이용하여 엉덩관절 굽힘근을 스트레칭한다. 스트레칭된 자세에서 이루어지는 골반 뒤쪽경사의 수행은 그 스트레칭을 더욱 증가시킨다. 누운 자세에서 이루어지는 허리근의 스트레칭은 허리뼈가 폄되는 원인이 될 수 있다. 즉, 스트레칭 동안 허리뼈 만곡이 감소되기 보다는 오히려 증가된다. 이것을 극복하기 위해서는, 이런 수행 동안 클라이언트에게 골반을 뒤쪽경사하도록 지시하는 것이다.

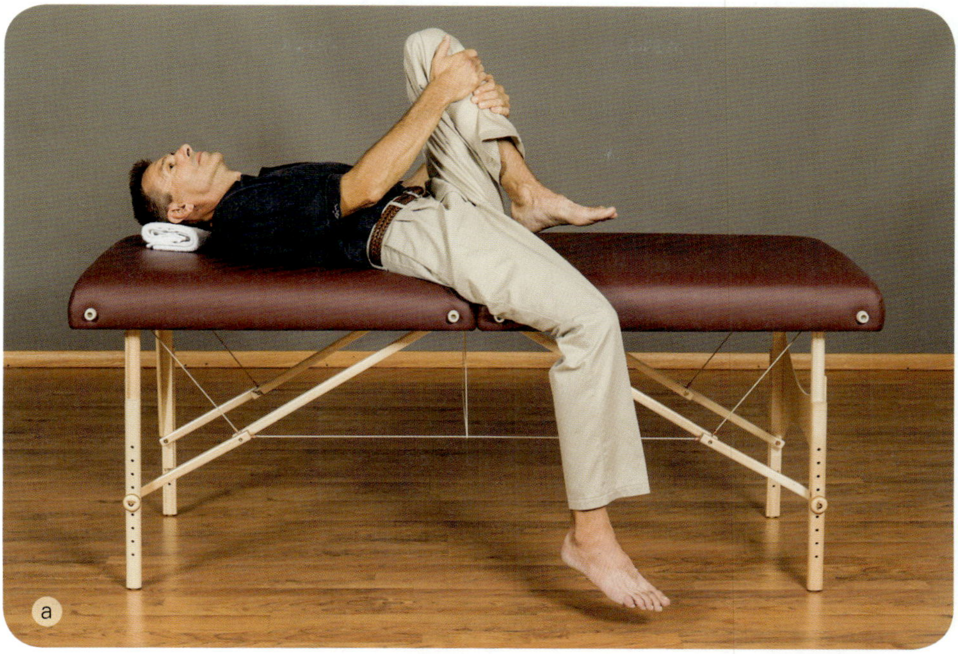

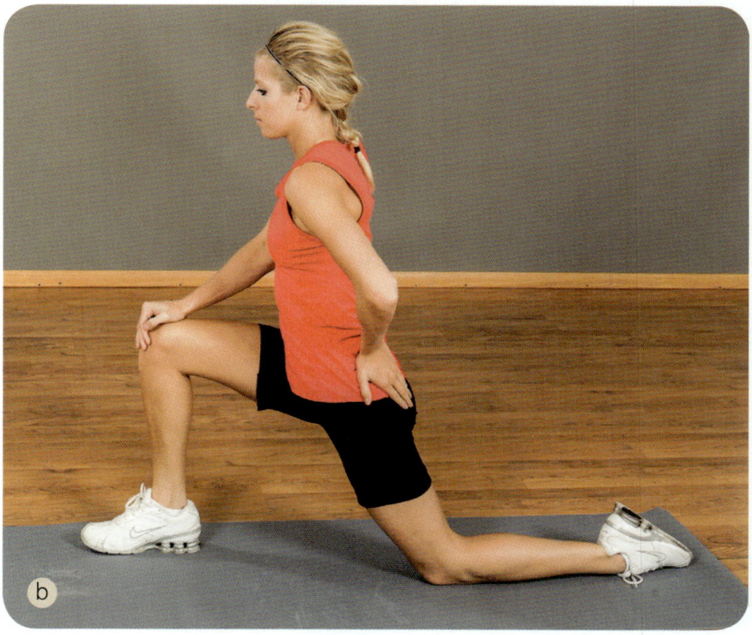

그림 7.6 골반 앞쪽경사 자세 환자를 위한 엉덩관절 굽힘근의 스트레칭으로는 (a) 침대나 테이블 위에 다리를 걸쳐 떨어뜨리고 수행하는 방법과 (b) 무릎꿇기 자세에서 수행하는 방법이 있다.

뒤쪽경사 (Posterior Pelvic Tilt)

이 자세에서, ASIS는 시상면상에서 볼 때 중립위 때(그림 7.7a; ASIS와 두덩뼈가 수직선상에 있는)와는 달리, 두덩뼈 뒤쪽으로 떨어진다(그림 7.7b). 다리를 고정하면, 골반의 뒤쪽경사는 엉덩관절의 폄을 일으키고, 허리뼈 만곡을 감소시킨다. 이 자세를 취하면 배근육의 긴장이 있는데, 이런 긴장은 복부의 가로주름 증가에 의해 관찰될 수 있다(그림 7.7c).

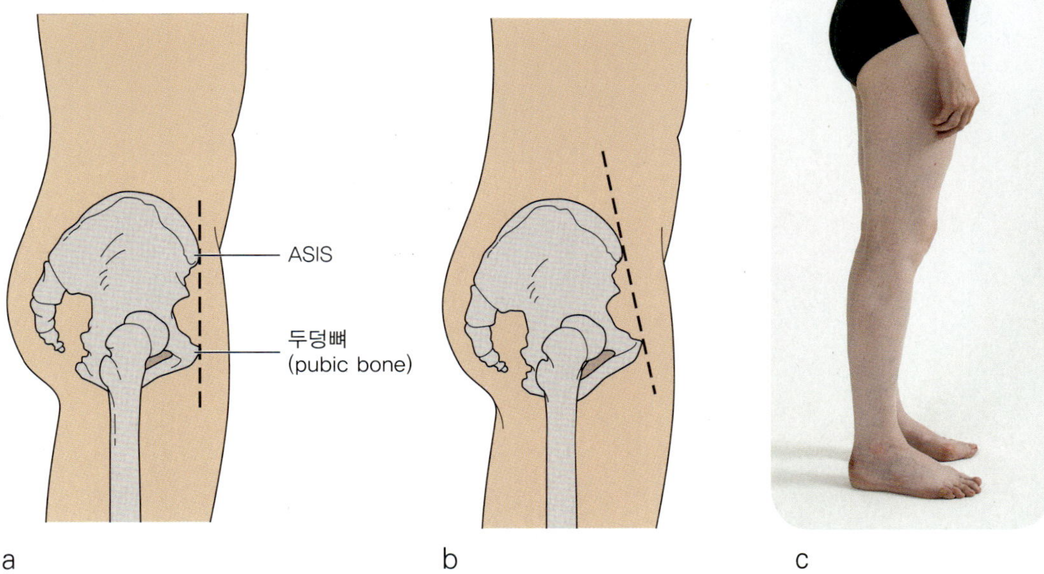

그림 7.7 (a) 골반의 중립위, (b) ASIS가 두덩뼈 뒤쪽에 위치하는 뒤쪽경사, (c) 골반 뒤쪽경사를 가진 환자.

팁 [TIP] 배근육에 긴장이 있으면, 그것에 의해 앞쪽 근막이 당겨져, 갈비우리를 내림하고, 등뼈의 폄을 방해한다.

치료사로서 여러분이 할 수 있는 것

이 자세는 허리뼈 앞굽음의 감소를 일으키고, 치료선택들은 동일하다. 치료선택이 해당 참고문헌과 함께 여기에 기술되고 있고, 그림을 통해 여러분은 보다 자세한 설명을 찾을 수 있다.

뒤쪽경사의 결과

중립위의 골반과 비교해 볼 때, 골반이 뒤쪽으로 경사지면, 엉치뼈가 더 많이 수직으로 변하고, 꼬리뼈가 수직에 가까워진다. 앉았을 때 골반경사가 뚜렷하게 변화되지 않으면, 뒤쪽경사를 가진 환자는 장시간 동안 앉은 자세를 취하면 꼬리뼈 통증이 발생할 수 있다.

골반이 뒤쪽경사되면, 엉치뼈는 뉴테이션을 한다(그림 7.4b 참고). 앞쪽경사와 마찬가지로, 엉치엉덩관절의 자세 변화가 일어나고, 지면에서 다리, 그리고 다시 척추로 전달되는 힘과, 몸통과 팔에서 다리로 전달되는 힘도 엉치엉덩관절의 기능에 영향을 줄 수 있다.

뒤쪽경사 자세는 엉덩관절의 기능에 악영향을 주는 굽힘근과 폄근의 불균형과 관계가 있다(그림 7.2 참고). 허리뼈의 앞굽음 감소와 마찬가지로, 낮은 하중 레벨에서도 원반의 앞쪽 섬유테에 압박성 스트레스가 증가하고, 속질핵의 정수압이 증가한다(Adams와 Hutton 1985).

표 7.2 골반 뒤쪽경사와 관련된 근육 길이

영역	단축된 근육	늘어난 근육
몸통	아래 배근육 큰볼기근	척주세움근(허리뼈) 허리근
엉덩관절	뒤넙다리근	엉덩근 넙다리곧은근

- 큰볼기근과 뒤넙다리근에 수동 스트레칭을 적용함으로써 단축된 근육을 늘인다(그림 5.5a와 b). 뒤넙다리근과 골반은 본질적으로 연결되어 있다. 다리를 곧게 뻗고 들어올리는 다리의 수동 운동은 거의 즉각적으로 골반 운동을 일으킨다(약 9°의 들어올림으로도)(Bohannon 등 1985). 궁둥뼈에 붙어 있는 뒤넙다리근은 수축을 통해 골반을 당겨, 뒤쪽경사를 일으킨다. 단축된 뒤넙다리근은 뒤쪽경사를 유지하는데 기여할 수 있다. 뒤넙다리근의 정적 스트레칭은 허리뼈 굽힘을 요구되는 활동을 수행할 때 골반경사와 허리뼈 굽힘을 크게 일으키지만(López-Miñarro 등 2012), 뒤넙다리근의 정적 스트레칭이 시상면에서 골반 자세에 어떤 영향을 주는지를 알려지지 않았다. 어떤 효과는 일시적일 수 있다.
- 깊은 조직 마사지를 이용하여 볼기근과 뒤넙다리근을 스트레칭하고 늘인다(그림 5.5c).

- 뒤넙다리근과 볼기근의 통증유발점을 치료한다.
- 뒤쪽경사 골반을 중립위로 바꾸는 테이핑 요법은 어렵다. 그 이유는 골반의 먼쪽 뒤쪽면에 테이핑을 부착할 만한 뼈 지점들이 없기 때문이다. 하나의 선택은 클라이언트가 골반의 앞쪽경사를 수행하고, 그 다음 허리 피부에 테이핑을 적용함으로써 골반 중립위를 잘 취하도록 장려하는 것이다. 테이핑이 앞쪽경사 자세(심지어 중립위)에서도 골반을 고정하지 못하겠지만, 골반이 뒤쪽경사되기 시작할 때 테이프가 당기기 때문에, 클라이언트로 하여금 골반의 자세 변화를 깨닫도록 도울 수 있다.

클라이언트가 할 수 있는 것

- 골반 뒤쪽경사를 장려하는 장기간의 자세를 피한다. 예를 들어, 구부정한 앉은 자세, 낮은 의자나 바닥에 앉은 자세 등을 피한다.
- 척추 폄을 장려하는 안정자세를 피한다(그림 5.6a)
- 앉을 때 허리뼈 지지대를 사용한다.
- 몸을 앞으로 숙여 의자에 앉거나, 쐐기 형태의 쿠션 위에 앉은 것은 골반의 앞쪽경사를 증가시킨다.
- 허리뼈를 가동시켜 골반의 움직임을 촉진하는 운동을 실시한다.
  예를 들어, 골반의 뒤쪽경사자세에서 중립위로 움직이는 운동.
- 골반을 앞쪽경사시키는 근육을 스트레칭한다: 척주세움근, 엉덩허리근, 넙다리곧은근. Kendall 등(1993)에 의해 제시된 운동을 알고 싶으면 그림 5.6b를 참고한다.
- 볼기근과 뒤넙다리근의 능동 스트레칭을 수행함으로서 단축된 근육을 늘인다.
- 앞쪽경사를 수행한다. 이들은 뒤쪽경사와 반대되는 작용이다.
- 경사로 위를 걷는다.

골반 돌림 (Pelvic Rotation)

골반 돌림은 가로면 상에 있는 수직축을 중심으로 일어난다. 골반 돌림은 환자를 앞쪽이나 뒤쪽 어느 쪽에서 관찰하는지 관계없이 한쪽 골반이 다른 쪽보다 검사자 쪽에 더 가까이 있을 때 관찰될 수 있다. 수직축은 골반의 중심에 위치할 수 있지만(환자가 양쪽 발로 균등하게 체중을 부하할 때), 보행 때 일어나는 것과 같이, 한쪽 다리로 선 자세를 취할 때는 그쪽 다리의 엉덩관절 쪽으로 더 많이 이동한다(Levangie와 Norkin 2001).

돌림 방향을 서술하는데 사용되는 용어들은 축 지점에 따라 달라질 수 있다. 수직축이 골반 돌림의 중심일 때, 골반 돌림을 시계방향(왼쪽 엉덩뼈의 앞쪽돌림) 또는 반시계방향(오른쪽 엉덩뼈의 앞쪽돌림)으로 설명할 수 있다. 이것은 한쪽 골반이 다른쪽보다 검사자쪽에 더 가까워지는 것으로 증명된다(그림 7.8). 예를 들어, 앞에서 환자를 관찰할 때, 환자의 왼쪽 엉덩뼈가 검사자 쪽에 더 가까이 있음(그림 7.8a)으로 관찰되는 것은 골반이 시계방향으로 돌림되었다는 것을 의미한다. 뒤쪽에서 관찰했을 때, 환자의 오른쪽 골반이 검사자쪽에 더 가까워지는 것으로 보인다(그림 7.8b). 역으로, 앞쪽에서 관찰했을 때 오른쪽 골반이 더 가까워진다는 것은 골반이 반시계방향으로 돌림되었다는 것을 의미한다. 즉, 뒤쪽에서 관찰했을 때 환자의 왼쪽 골반이 검사자에게 더 가까워지게 된다(그림 7.8c).

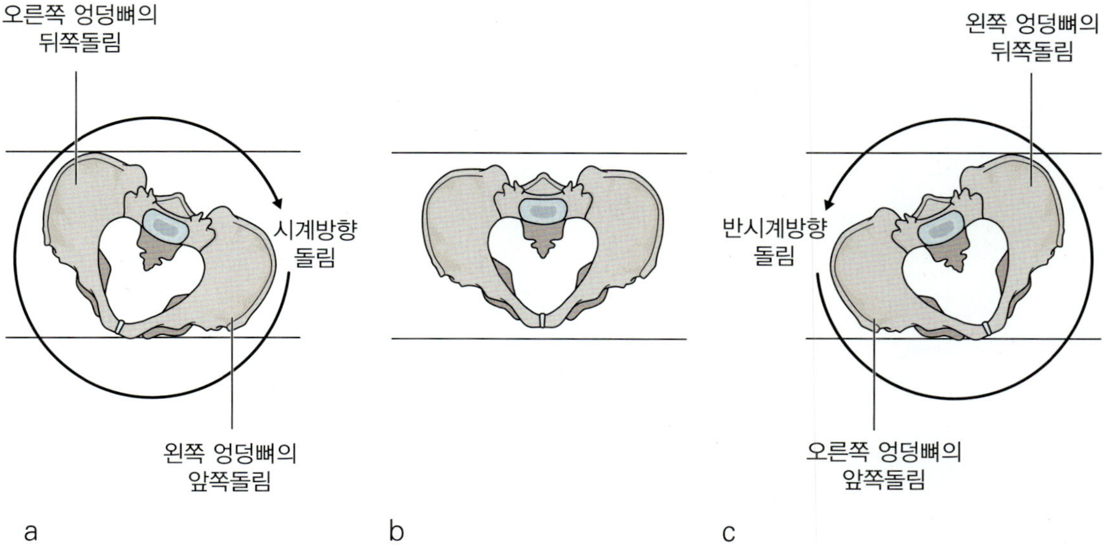

그림 7.8 양쪽 다리로 섰을 때처럼, 축이 골반의 중심에 위치할 때의 골반 돌림: (a) 시계방향 돌림, (b) 중립위, (c) 반시계방향 돌림.

엉덩관절 중심으로 골반이 돌림할 때, 돌림은 가로면 상에서 골반이 앞쪽으로 떨어지는지 아니면 뒤쪽으로 떨어지는지에 따라 언급된다. **"앞쪽으로"**와 **"뒤쪽으로"**의 용어는 항상 체중부하된 다리의 반대쪽 엉덩뼈의 움직임을 기술할 때 사용되는 용어이다. 그래서 왼쪽 다리가 고정된 축일 때, 오른쪽 앞쪽돌림은 오른쪽 엉덩뼈가 앞쪽으로 나간다는 것을 의미한다(그림 7.9a). 반면 오른쪽 뒤쪽돌림을 가진 사람은 왼쪽 다리에 대해 오른쪽 엉덩뼈의 뒤쪽돌림을 보인다(그림 7.9c). 움직임의 정도는 양쪽 다리로 선 자세를 취할 때보다 더 크지만, 여기 그림의 목적을 위해 과장되게 표현했다. 오른쪽 다리가 고정축일 때, 왼쪽 앞쪽돌림은 왼쪽 엉덩뼈가 앞쪽으로 돌림된 것을 의미하고(그림 7.10a), 왼쪽 뒤쪽돌림은 왼쪽 엉덩뼈가 뒤쪽으로 돌림된 것을 의미한다(그림 7.10c).

흥미롭게도, 뒤쪽에서 관찰했을 때, 클라이언트의 오른쪽 엉덩뼈가 여러분께 더 가까이 있을 수 있는데(또는 앞쪽에서 관찰했을 때, 왼쪽 엉덩뼈가 여러분께 더 가까이 있을 수

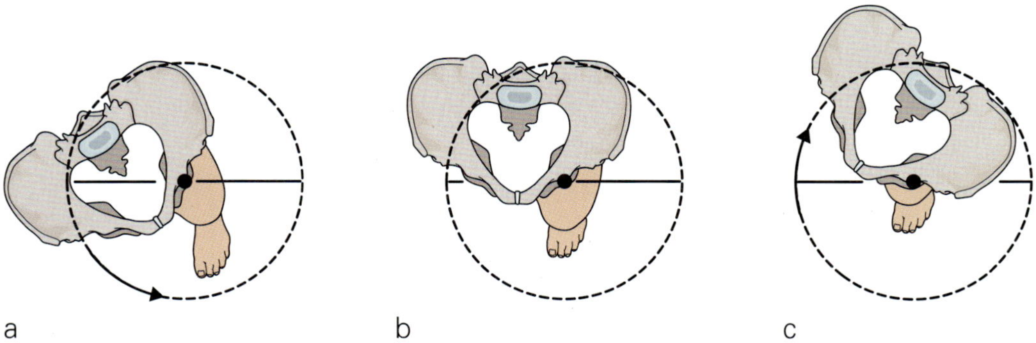

그림 7.9 축이 왼쪽 다리일 때의 골반 돌림: (a) 오른쪽 앞쪽돌림, (b) 중립위, (c) 오른쪽 뒤쪽돌림.

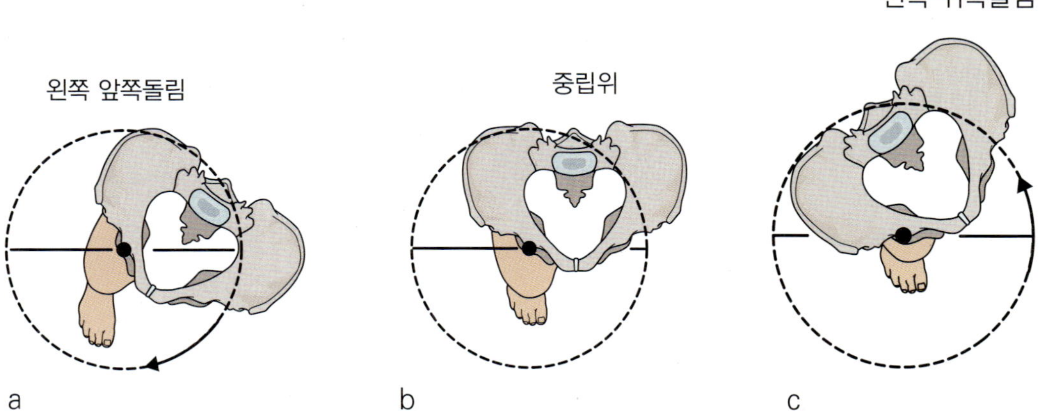

그림 7.10 축이 오른쪽 다리일 때의 골반 돌림: (a) 왼쪽 앞쪽돌림, (b) 중립위, (c) 왼쪽 뒤쪽돌림.

있는데), 그 이유는 클라이언트가 왼쪽 다리로 체중을 부하하고 골반이 뒤쪽으로 돌림되거나 (그림 7.9c) 또는 클라이언트가 오른쪽 다리로 체중을 부하하고 골반이 앞쪽으로 돌림되는 경우이다(그림 7.10a). 그림 7.9a와 그림 7.10a을 보면, 어느 쪽 다리가 고정되는지에 관계없이, 골반의 앞쪽돌림은 체중부하쪽 넙다리뼈의 안쪽돌림을 일으키고, 반대로 뒤쪽돌림은 체중부하 쪽 넙다리뼈의 가쪽돌림을 일으킨다(그림 7.9c와 그림 7.10c). 장기간의 넙다리뼈 안쪽돌림은 엉덩관절 안쪽돌림근의 단축을 일으킨다; 장기간의 넙다리뼈 가쪽돌림은 엉덩관절 가쪽돌림근의 단축을 일으켜, 엉덩관절의 기능에 나쁜 영향을 줄 수 있다.

골반 돌림의 결과

골반의 돌림은 다리와 몸통에 영향을 미치고, 다리와 몸통으로 영향을 받는다. 그림 7.8b에서처럼, 중심축을 중심으로 골반 돌림이 일어날 때 다리에 어떤 일이 일어나는지를 고려해 보자. 골반이 중립위를 취하는 경우, 힘은 다리를 통해 동등하게 전달된다 (그림 7.11b). 시계방향 돌림은 오른쪽 발의 뒤침 증가, 오른쪽 발앞쪽(forefoot)의 안쪽번짐, 그리고 오른쪽 발 가쪽면의 압박 증가를 일으킨다; 비록 왼쪽 발의 안쪽면과 가쪽면의 압박이 거의 균등하게 유지될지라도, 왼쪽 발에서 엎침 증가가 일어난다 (그림 7.11a). 반시계방향의 골반 돌림은 왼쪽 발의 뒤침 증가를 일으키고, 발의 안쪽번짐 때문에 발의 가쪽면 압박이 증가한다. 오른쪽 발의 압박은 균등하지만, 엎침의 증가가 일어난다(그림 7.11c). 발에서 발생하는 장기간의 불균등한 압박은 다리 관절에 나쁜 영향을 줄 수 있다. 발과 발목에서 일어나는 자세 변화를 자세히 알고 싶으면, 8장의 평발(pes planus), 까치발(pes cavus), 밖굽이발(pes valgus), 안굽이발 (pes varus)에 관한 단락을 참고하기 바란다.

비록 작지만, 정강뼈가 골반 돌림에 의해 비틀림될 수 있다. 여러분은 양쪽 발에 체중을 균등하게 배분하고 서서, 골반을 시계방향을 돌리고 다시 반시계방향으로 돌림함으로서 정강뼈 비틀림을 일으킬 수 있다. 무릎과 발목이 어떻게 되는지를 느껴본다. 정강뼈 비틀림에 대해 자세히 알고 싶으면, 8장의 정강뼈 비틀림에 대한 단락을 참고한다.

오른쪽 다리로 체중을 지지할 때 골반의 앞쪽돌림(왼쪽 엉덩뼈의 앞쪽 움직임)은 허리뼈가 반대쪽으로 돌림되는 보상 운동을 일으킨다; 뒤쪽돌림은 허리뼈가 오른쪽으로 돌아가는 움직임을 일으킨다. 골반이 시계방향으로 돌림할 때, 몸통과 어깨가 따라 움직인다. 여러분은 선 자세에서 이런 효과를 보여줄 수 있다. 골반을 천천히 시계방향으로 돌림하고, 여러분의 어깨가 비슷한 방향으로 얼마나 돌림하는지를 관찰한다. 얼굴을 정면으로 향하게 하려면, 머리와 목은 반시계방향으로 돌림해야 한다. 그래서, 골반에서 허리뼈, 등뼈, 목뼈, 그리고 최종적으로 머리까지 몸통을 통한 나선형 움직임이 일어난다.

(계속)

골반 돌림의 결과 (계속)

어떤 치료사들이 다른 신체 부위의 자세 비대칭 치료를 하기 위해서는, 항상 골반부터 먼저 치료해야 한다고 믿는 이유를 여러분은 이제 알 수 있을 것이다.

이들 신체 부위와 관련된 모든 근육들이 영향을 받을 것이고, 몇몇 근육들을 표 7.3과 표 7.4에서 제시하고 있다.

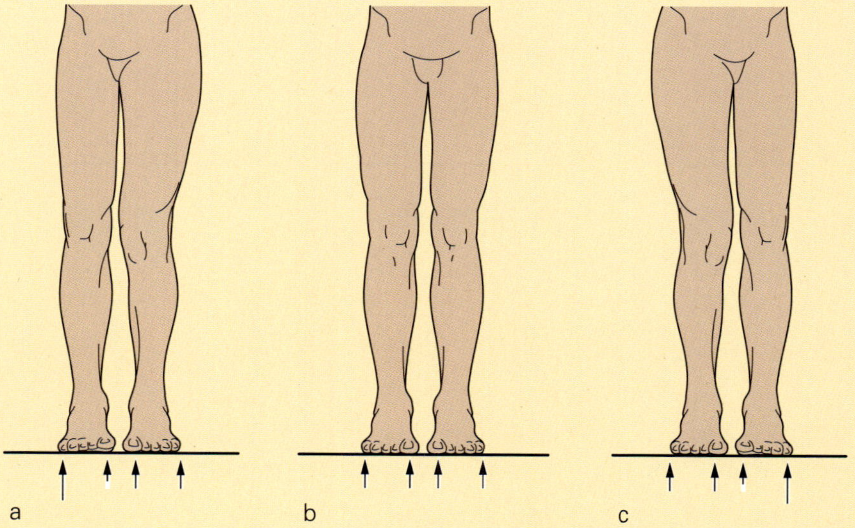

그림 7.11 골반이 돌림되었을 때 발 압박의 변화: (a) 시계방향 돌림, (b) 중립위(발의 압박이 균등하다), (c) 반시계방향 돌림.

표 7.3 오른쪽 다리 체중부하 시 골반의 앞쪽돌림과 관련된 근육 길이

영역	단축된 근육	늘어난 근육
몸통 근육	오른쪽 허리네모근 오른쪽 척주세움근(허리뼈) 왼쪽 척주세움근(등뼈)	왼쪽 허리네모근 왼쪽 척주세움근(허리뼈) 오른쪽 척주세움근(등뼈)
엉덩관절 근육	오른쪽 엉덩관절 안쪽돌림근 : 중간볼기근의 앞쪽 섬유, 넙다리근막긴장근 오른쪽 엉덩관절 모음근 오른쪽 엉덩관절의 안쪽돌림에 기여하는 기타 근육들; 안쪽 뒤넙다리근, 작은볼기근, 두덩근	왼쪽 엉덩관절 가쪽돌림근 : 속폐쇄근, 바깥폐쇄근, 위쌍둥이근, 아래쌍둥이근, 넙다리네모근, 큰볼기근

표 7.4 왼쪽 다리 체중부하 시 골반의 앞쪽돌림과 관련된 근육 길이

영역	단축된 근육	늘어난 근육
몸통 근육	왼쪽 허리네모근 왼쪽 척주세움근(허리뼈) 오른쪽 척주세움근(등뼈)	오른쪽 허리네모근 오른쪽 척주세움근(허리뼈) 왼쪽 척주세움근(등뼈)
엉덩관절 근육	왼쪽 엉덩관절 안쪽돌림근: 중간볼기근의 앞쪽 섬유, 넙다리근막긴장근 왼쪽 엉덩관절 모음근 왼쪽 엉덩관절의 안쪽돌림에 기여하는 기타 근육들; 안쪽 뒤넙다리근, 작은볼기근, 두덩근	오른쪽 엉덩관절 가쪽돌림근: 속폐쇄근, 바깥폐쇄근, 위쌍둥이근, 아래쌍둥이근, 넙다리네모근, 큰볼기근

팁 [TIP] 우리는 "결과" 단락을 통해, 골반 돌림이 전신을 나선 형태로 움직이게 한다는 것을 알게 되었다. 이것의 결과는 몸 전체의 근육에 영향을 주기 때문에, 근육의 길이를 개별적으로 평가해야 한다. 돌림의 정도가 클수록, 더 많은 근육들이 영향을 받게 될 것이고, 영향의 정도가 더 클 것이다.

치료사로서 여러분이 할 수 있는 것

여기에 서술된 기법들을 위해, 여러분이 치료할 근육이 왼쪽 근육 또는 오른쪽 근육인지를 결정하는데 도움을 받고, 또 근육의 길이를 평가하려면 표 7.3과 표 7.4를 이용한다.

- 단축된 조직을 늘이기 위해 그 조직을 마사지한다. 단축되는 근육들은 몸통 근육(허리네모근과 허리뼈세움근, 등뼈세움근)과 다음과 같은 엉덩관절 근육이다: 중간볼기근의 앞쪽섬유, 넙다리근막긴장근 및 엉덩관절 모음근.
- 엉덩관절 안쪽돌림에 기여하는 다른 근육들로는 뒤넙다리근, 작은볼기근 및 두덩근 등이 있다. 편측 허리네모근과 척주세움근의 마사지는 클라이언트를 옆으로 눕힌 상태에서 수행될 수 있고(그림 4.8b), 편측 등뼈 세움근이나 허리뼈 세움근의 마사지는 클라이언트를 앉힌 상태에서 수행될 수 있다(그림 4.6c). 앉은 자세를 이용하는 장점은 여러분이 마사지할 때 이들 조직을 스트레칭하는 방법과 같이, 여러분으로부터 멀어지는 굽힘이나 돌림을 클라이언트가 있다는 것이다. 넙다리근막긴장근(그림 8.2d), 작은볼기근 및 중간볼기근의 앞쪽섬유의 마사지는 옆으로 누운 자세에서 수행될 수 있고, 상대적으로 더 작은 근육을 늘이는 것을 돕기 위해 정적 스트레칭을 사용한다.

- 앞에서처럼, 누운 자세(그림 8.2d)나 옆으로 누운 자세(그림 4.8b)에서 수행되는 허리네모근과 허리뼈 세움근과 등뼈 세움근, 그리고 다음의 엉덩관절과 같은 단축된 근육을 수동으로 스트레칭한다: 중간볼기근의 앞쪽섬유, 넙다리근막긴장근 및 엉덩관절 모음근.
- "결과" 단락을 읽었기 때문에, 여러분이 골반의 위쪽이나 아래쪽에 있는 근육을 평가하여 그들이 단축되어 있음을 발견했다면 그들 근육의 긴장을 치료하길 원할 것이다. 예를 들어, 여러분은 배빗근을 촉진하고 마사지할 수 있다(그림 4.8d).
- 교정 도구로서 골반 블록을 어떻게 사용하는지를 클라이언트에게 설명해 준다. 클라이언트가 블록 위에 누워 있을 때 편안함을 느낀다면, 어떤 치료사들은 마사지를 선택한다. 블록의 사용은 단축된 조직을 마사지하는 것 이외에도, 골반의 교정을 촉진한다.
- 골반 재정렬에 도움이되는 것을 알려진 MFR(rocking 기법)의 사용을 고려한다.
- 보행분석을 위해 또는 다리 문제를 확인했던 족부의사에게 클라이언트의 의뢰를 고려한다.

클라이언트가 할 수 있는 것

- 특히 척추의 돌림 요소가 있는 앉은 자세와 선 자세에서 문제 요소를 확인하고 피한다.
- 휴식을 취할 때 골반 블록을 사용한다. 패드형 쐐기, 골반 쐐기나 골반 블록으로 알려진 이들 도구는 엉치-뒤통수 기법으로 알려진 카이로프랙틱 기법을 위해 사용되었던 딱딱한 폼형태의 도구이다. 이들 도구는 골반 비틀림을 극복하고, 또 통증을 감소시키는 목적을 위해 엉치엉덩관절에 스트레스-비스트레스를 하기 위해 사용된다. 카이로프랙틱에서는, 다리길이 차이의 결과와 특정 자세로 인한 골반의 비틀림과 불균형을 없애기 위해 2개의 블록을 사용한다. 골반 위치를 변화시키기 위해 블록을 사용한 것이 X선 상에서 확인되었다(Klingensmith와 Blum 2003). 클라이언트가 블록으로 이완되는 동안 단축된 조직의 늘임을 촉진함으로서, 1개의 블록을 이용하여 골반 돌림(척추의 축을 중심으로 돌림된 골반)을 상쇄시킨다. 클라이언트는 작게 감아말은 타월이나 딱딱한 스펀지로 수행할 수 있다. 여기에 제공된 처방은 다음과 같다:
    - 만약 골반이 시계방향으로 돌림된다면(그림 7.12a), 클라이언트를 엎드리게 한 후, 왼쪽 ASIS 밑에 블록을 배치하는 것은 시계방향의 돌림을 막아주고, 골반을

보다 대칭적인 자세로 재배치시킨다(그림 7.12b). 만약 골반이 반시계방향으로 돌림되면(그림 7.12c), 오른쪽 ASIS 밑에 블록을 배치해야 한다; 이것은 골반이 중립위가 되도록 재배치시킨다(그림 7.12d). 만약 누운 자세에서 휴식을 취하면, 블록을 오른쪽 엉덩뼈의 뒤쪽 밑에 배치할 필요가 있다. 시계방향으로 돌림된 골반을 중립위로 만들기 위해(그림 7.12f) 블록을 오른쪽 엉덩뼈의 뒤쪽 밑에 배치할 필요가 있는가? 또는 재정렬을 촉진하기 위해(그림 7.12h) 반시계방향 돌림을 치료할 때는 블록을 왼쪽 엉덩뼈의 뒤쪽 밑에 배치할 필요가 있는가? 개인의 선호에 따라 블록을 사용할 때 환자는 엎드린 자세나 누운 자세로 휴식을 취한다.

- 누운 자세나 앉은 자세에서 허리네모근과 허리뼈 세움근과 등뼈 세움근, 그리고 체중부하쪽 다리의 엉덩관절 안쪽돌림근과 같은 단축된 근육을 능동 스트레칭한다.

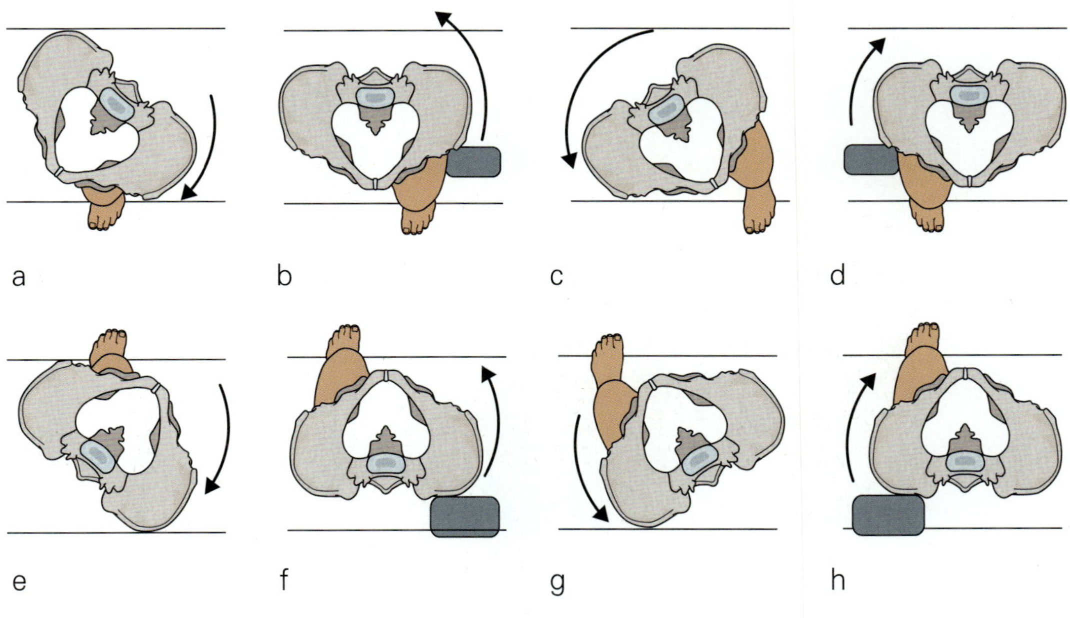

그림 7.12 엎드린 자세에서 블록을 사용하여 골반 돌림을 교정하는 방법: (a) 시계방향 돌림은 왼쪽 엉덩뼈능선을 앞쪽으로 움직인다; (b) 왼쪽 ASIS 밑에 블록을 배치하면, 골반의 돌림을 예방하고 중립위로 만든다; (c) 반시계방향 돌림은 오른쪽 엉덩뼈능선을 앞쪽으로 움직인다; (d) 엎드린 자세에서, 오른쪽 ASIS 밑에 블록을 배치하면, 골반의 돌림을 예방하고 중립위로 만든다. 누운 자세에서 블록을 사용하는 교정 방법: (e) 시계방향 돌림 시 오른쪽 엉덩뼈의 뒤쪽에 더 큰 압박이 가해진다; (f) 오른쪽 엉덩뼈의 뒤쪽 밑에 적용된 블록의 배치는 골반을 중립위로 만든다; (g) 반시계방향 돌림 시 왼쪽 엉덩뼈의 뒤쪽에 더 큰 압박이 가해진다; (h) 왼쪽 엉덩뼈의 뒤쪽 밑에 적용된 블록의 배치는 골반을 중립위로 만든다.

가쪽경사 (Laterally Tilted Pelvis)

골반의 가쪽경사에서는, 한쪽 골반의 볼기뼈(엉덩뼈, 궁둥뼈, 두덩뼈)는 이마면상에서 다른쪽보다 위쪽에 위치한다. 마치 한쪽 골반이 매달린 것처럼 보이고, 그것은 클라이언트를 뒤쪽(그림 7.13a)이나 앞쪽(그림 7.13c)에서 관찰했을 때 가장 두드러지게 보인다. 오른쪽과 왼쪽의 해부학적 표식점이 더 이상 수평을 이루지 못한다(그림 7.13b).

a

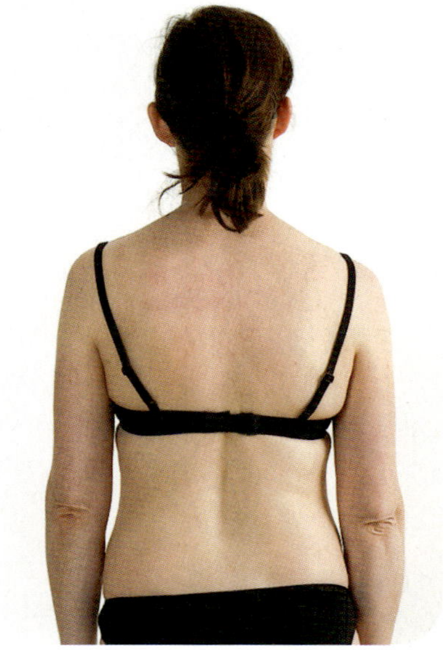

b

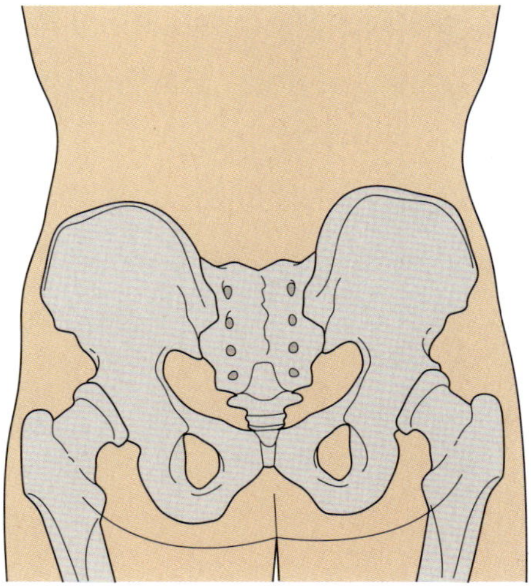

c

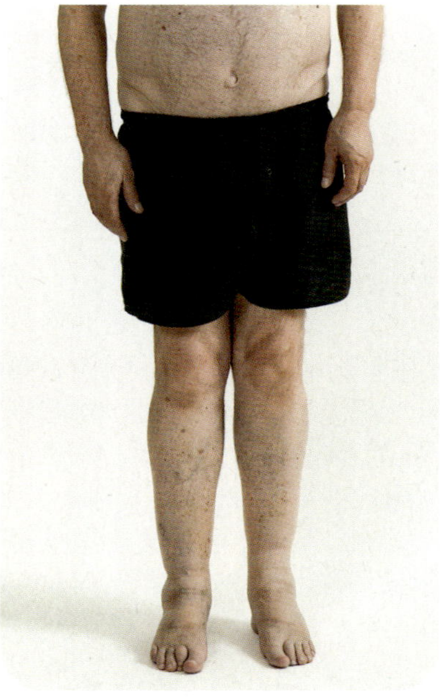

그림 7.13

가쪽으로 올림된 골반: (a) 올림된 오른쪽 골반, (b) 해부학적 표식점이 더 이상 수평을 이루지 못한다. 그리고 (c) 올림된 왼쪽 골반.

가쪽경사의 결과

이 자세에서 나타나는 가장 뚜렷한 결과 중의 하나는 엉덩뼈의 비틀림일 것이다. 이런 현상은 다리길이 차이, 가쪽경사를 일으키는 일반적인 원인과 허리 통증에 관심이 있는 많은 연구진에 의해 조사되었다. 본 책의 앞 단락들에서, 골반의 대칭성 움직임은 시상면상에서 볼 때 볼기뼈가 앞쪽으로 움직이는 앞쪽경사(본 장의 시작 부분인 "앞쪽경사" 단락 참고)나 뒤쪽으로 움직이는 뒤쪽경사(본 장의 "뒤쪽경사" 단락 참고)에서 일어나는 것으로 추측되어 왔다. 그러나 볼기뼈가 움직일 수 있고, 편측이 고정될 수 있다. 그리고 반대 방향으로도 일어날 수 있다. 이런 종류의 비틀림 경우, 긴 다리(올림된 골반) 쪽의 볼기뼈가 뒤쪽으로 움직이고, 짧은 다리쪽(내림된 골반)의 볼기뼈는 앞쪽으로 움직인다(Cooperstein과 Lew 2009). 이런 움직임은 cub의 반대쪽이 동시에 반대 방향으로 돌림되는 Rubik's Cube toy와 비슷하다고 생각된다. 앞의 단락들에서, 우리는 엉치뼈가 엉덩뼈에 대하여 움직이는 것을 보았다: 그 움직임은 뉴테이션과 카운터뉴테이션이었다(그림 7.4 참고). 골반 비틀림이 엉치엉덩관절에서도 일어나지만, 엉치뼈에 대해 움직이는 엉덩뼈의 움직임을 기술하고 있다: 즉, 왼쪽 엉덩뼈와 오른쪽 엉덩뼈는 시상면 상에서 서로 반대 방향으로 움직인다. 다리길이 차이로 인한 골반 비틀림은 허리엉치의 후관절을 비대칭으로 만들고, 5번 허리뼈를 쐐기모양으로 만들 뿐만 아니라, 척추뼈끝판을 오목하게 만든다. 그리고 옆굽음증을 초래할 수 있다(Klingensmith와 Blum 2003). 그런 비틀림은 허리 통증과도 관련이 있지만, 이유는 명확하지 않다. 엉치엉덩관절의 기능부전도 허리 통증과 관련된다(Cohen 2005). 골반 비틀림과 아래턱 위치 사이의 상관관계도 밝혀졌다(Lippold 등 2007). 이것은 부정교합과 같은 치과 환자의 치료에 대한 의미를 포함하고 있다.

표 7.5 오른쪽으로 올라간 가쪽경사와 관련된 근육 길이

영역	단축된 근육	늘어난 근육
허리뼈	오른쪽 허리네모근 오른쪽 척주세움근 오른쪽 배바깥빗근	왼쪽 허리네모근 왼쪽 척주세움근 왼쪽 배바깥빗근
엉덩관절	오른쪽 엉덩관절 모음근 왼쪽 엉덩관절 벌림근	왼쪽 엉덩관절 모음근 오른쪽 엉덩관절 벌림근

팁 [TIP] 엉덩정강띠와 다리 전체의 가쪽면은 내림된 골반 쪽에서 타이트해질 수 있고, 그쪽의 엉덩관절 벌림근이 단축된다.

치료사로서 여러분이 할 수 있는 것

- 골반 비대칭이 다리길이 차이의 결과인지를 확인한다. 만약 그렇다면, 치료 중재가 제한될 수 있다.
- "hip hitching"에 영향을 줄 수 있는 요소들을 확인하도록 클라이언트에게 도움을 준다. 이것은 균등하지 못한 좌석이나 부적절한 리프팅 기법 때문일 수 있다(Klingensmith와 Blum 2003). 심지어 두꺼운 지갑을 바지 뒷주머니에 넣고 앉는 것과 같은 단순한 경우도 골반 불균형에 영향을 줄 수 있다(Viggiani 등 2014).
- 마사지를 이용하여 단축된 조직을 늘일 수 있도록 돕는다. 이것을 수행하는 방법은 많다: 옆으로 누운 자세에서의 허리네모근 마사지와 엉덩관절 모음근 마사지(그림 7.14a). 엉덩관절 벌림근을 이완하고 늘이기 위해, 하나의 선택으로서 정적 압박 기법을 사용한다(그림 7.14b); 이 기법은 볼기 부위 마사지를 좋아하지 않는 사람에게 적합할 수 있다.
- 단축된 조직을 수동 스트레칭 한다. 예를 들어, 허리네모근을 스트레칭하기 위해, 여러분은 누운 자세(그림 4.8a)나 옆으로 누운 자세(그림 4.8b)를 사용할 수 있고, 클라이언트에게 엉덩이를 떨어뜨리도록 주문한다. 그러면 그 쪽의 허리네모근이 스트레칭된다. 여러분이 스트레칭을 시도하기 전에 엉덩이 떨어뜨리는 방법을 시범으로 보여주거나 클라이언트가 그 동작을 할 수 있으면, 이런 방법이 도움이 된다. 편측 엉덩관절 모음근의 스트레칭 방법은 많고, 무릎관절을 굽힘하거나 폄한 채로 적용할 수 있다(그림 7.14c).
- 내려간 골반쪽(볼기근이 단축된)의 엉덩정강띠를 위해 근막이완술, 깊은조직 마사지 또는 수동 스트레칭을 고려해 본다.
- 능동 스트레칭과 단순한 운동("클라이언트가 할 수 있는 것" 단락에서 설명되는)을 클라이언트에게 가르쳐 준다.
- 다리길이 차이가 원인일 수 있음을 의심했던 족부의사에게 의뢰하는 것을 고려해 본다.

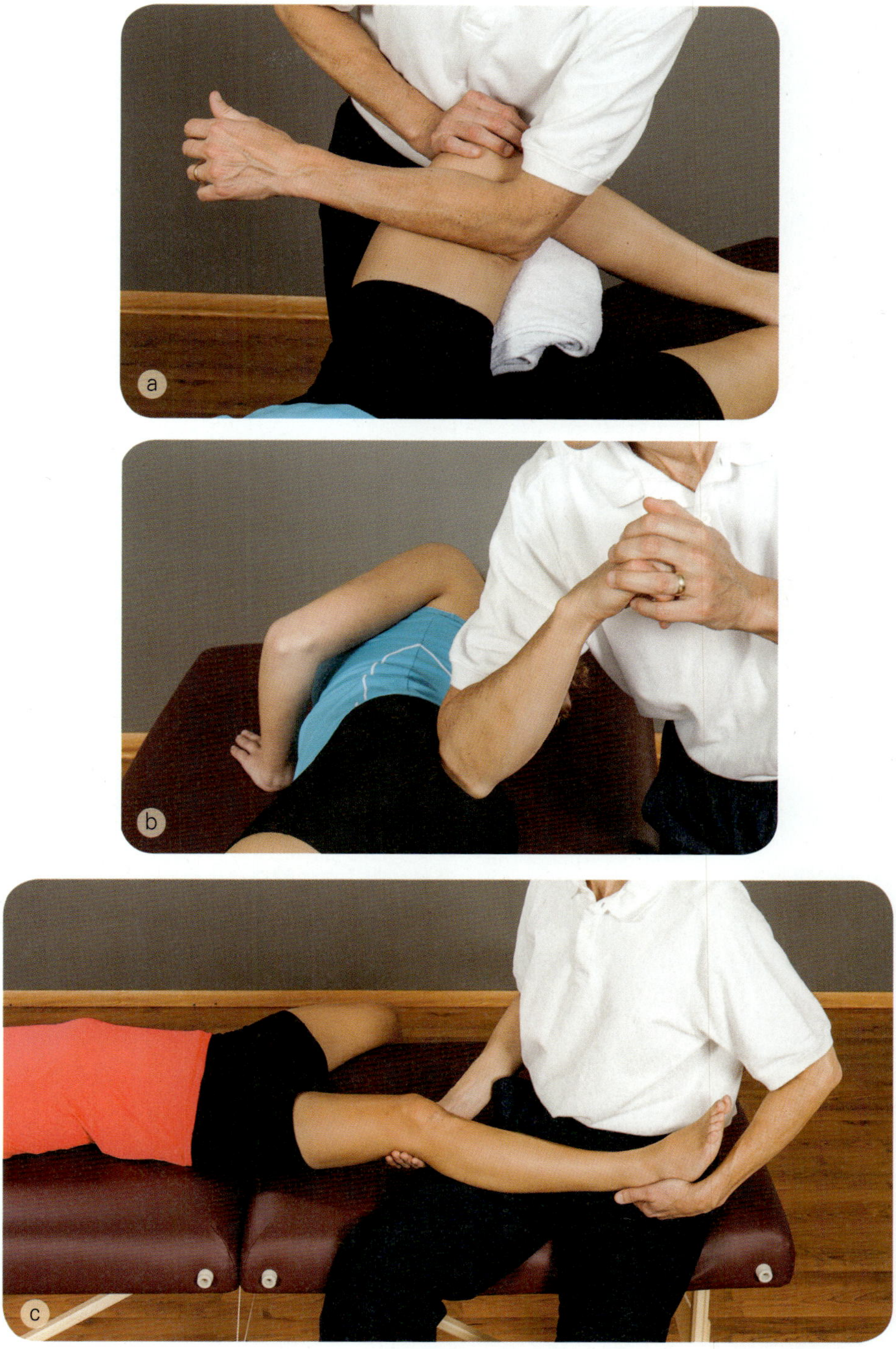

그림 7.14 골반의 가쪽경사를 위한 치료사 기법: (a) 엉덩관절 모음근의 마사지, (b) 엉덩관절 벌림근의 정적 압박기법, (c) 무릎을 편한 채로 이루어지는 편측 엉덩관절 모음근의 수동 스트레칭.

클라이언트가 할 수 있는 것

- 문제 요소(예: 다리를 교차하고 앉는 자세, 몸통을 약간 돌린 채로 앉는 자세, 뒤로 기대고 앉는 자세, 옆으로 기대고 앉는 자세, 한쪽으로 무거운 물건을 드는 경우)를 확인한다. 이들 자세는 허리네모근, 척추의 1차 옆굽힘근과 엉덩관절을 들어올리는 근육(hip hitcher)을 단축시킨다.
- 대개 올라간 쪽의 골반을 내리는 동작을 수행한다. 이것은 누운 자세에서 수행될 수 있다(그림 7.15a). 클라이언트는 종종 이런 운동과 교육을 통해 이점을 얻는다. 예를 들어, 클라이언트는 올림된 골반쪽 다리를 아래쪽으로 뻗어 발이 가상의 물건에 닿게 하는 시도를 한다. 본 예의 경우, 환자는 왼쪽 다리를 아래쪽으로 스트레칭하고 있다. 왜냐하면 왼쪽 엉덩뼈가 올라갔기 때문이다.
- 능동 스트레칭을 이용하여, 골반이 올라간 쪽의 허리네모근과 척주세움근(허리뼈)를 늘인다. 이것을 수행하는 방법은 많다. 예를 들어, 앉은 자세(그림 7.15b)에서 팔을 위로 뻗는 동작은 허리네모근에 붙어서 아래쪽으로 내려간 갈비뼈를 들어올린다. 가끔 클라이언트가 그림 4.8b와 그림 4.9와 같은 누운 자세 스트레칭을 수행할 때, 클라이언트는 골반의 비대칭을 알게 된다. 왜냐하면 한쪽이 다른쪽보다 쉽게 스트레칭되는 것을 느끼기 때문이다.
- 모음근을 능동 스트레칭하여, 올라간 쪽 골반의 모음근을 길게 늘인다.
- 골반이 내려간 쪽 엉덩관절 벌림근의 통증유발점에 정적 압박을 주기 위해 테니스공과 같은 치료용 공을 이용한다(그림 7.15c). 많은 클라이언트의 경우, 테니스공 위에 체중을 싣는 것이 고통스럽고, 어떤 클라이언트는 이런 자세를 취할 수 없다. 다른 방법은 테니스공을 벽에 대고 그 위에 체중을 싣는 방법을 제안하고, 선 자세에서 운동을 수행하는 방법이다.
- 폼 롤러를 이용하여, 내림된 골반쪽(볼기근이 단축되어 있음)의 엉덩정강띠를 능동으로 스트레칭한다(그림 7.15d).
- 골반 비틀림을 확인했다면, "골반 돌림"단락에서 설명된 블록을 이용한다 (그림 7.12 참고).

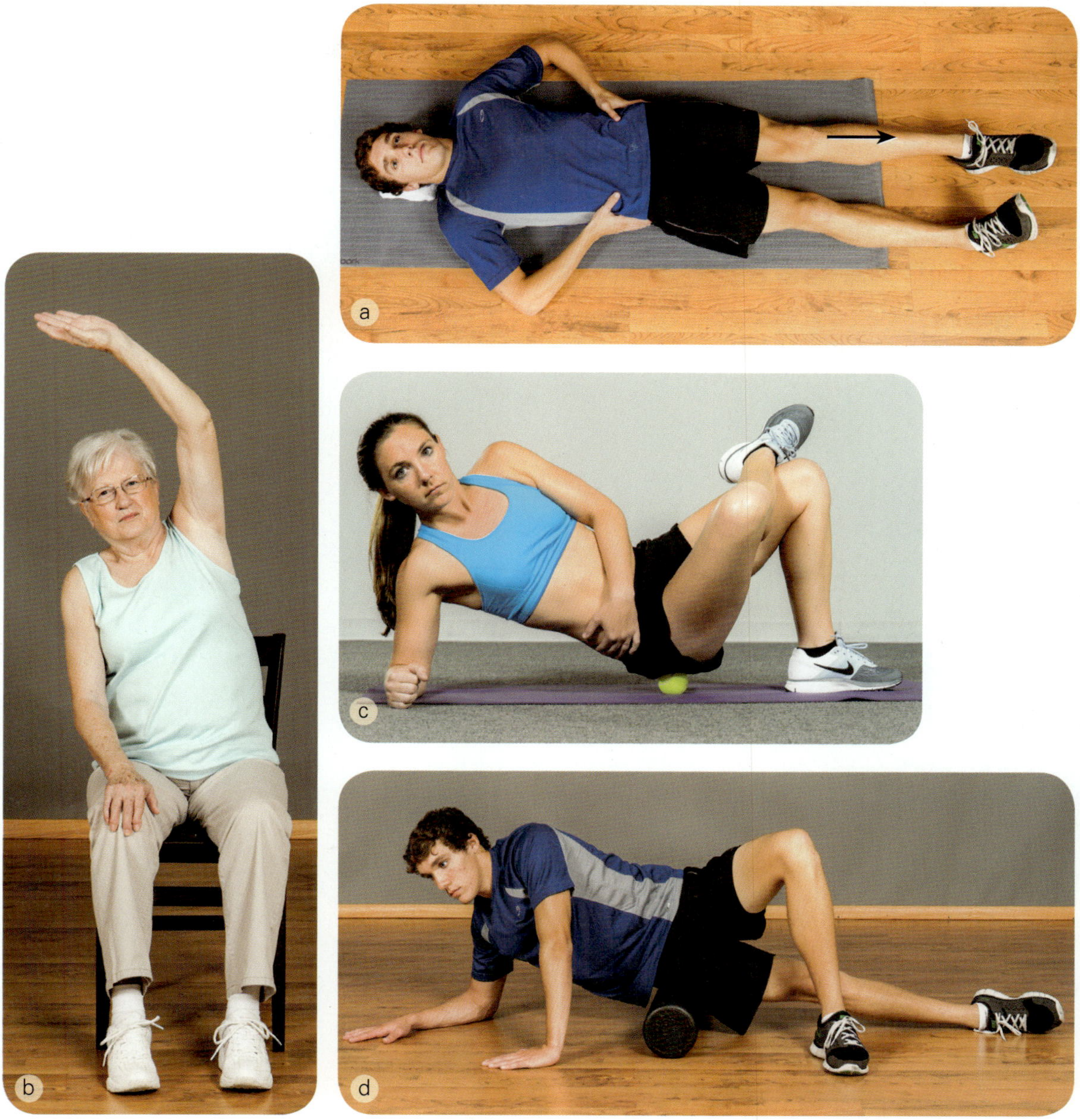

그림 7.15 골반 가쪽경사를 위한 클라이언트의 기법: (a) 허리네모근을 스트레칭하기 위해 올림된 골반을 내림한다; (b) 앉은 자세에서 이루어지는 허리네모근과 허리뼈 세움근의 스트레칭 방법; (c) 볼기근의 통증유발점을 비활성화시키기 위해 테니스공을 이용한다; (d) 볼기근에 폼 롤러를 적용한다.

맺음말

본 장에서, 여러분은 흔하게 발생하는 4가지 골반 자세를 배웠다: 앞쪽경사, 뒤쪽경사, 골반 돌림과 가쪽경사. 각 자세의 해부학적 특징은 사진과 그림으로 명시되었다. 각 자세의 결과가 설명되었고, 골반의 자세가 다리와 몸통의 자세에 중요한 역할을 한다고 배웠다. 각 병리를 위해, 표는 치료를 계획하는데 도움을 줄 수 있는 단축된 근육과 길어진 근육을 제시했다.

제 8 장

다리

Lower Limb

학습 목표

본 장을 공부한 후, 여러분은 다음을 할 수 있어야 한다:

- 안쪽돌림된 엉덩관절을 설명할 수 있어야 한다.
- 무릎에서 흔하게 발생하는 4가지 자세를 나열할 수 있어야 한다.
- 정강뼈 비틀림을 설명할 수 있어야 한다.
- 발과 발목에서 흔하게 발생하는 4가지 자세를 나열할 수 있어야 한다.
- 이들 각 자세의 해부학적 특징을 설명할 수 있어야 한다.
- 클라이언트에게 이들 자세를 인지시킬 수 있어야 한다.
- 각 자세의 해부학적 결과에 대한 예를 제공할 수 있어야 한다.
- 각 자세에서 단축되거나 길어지는 근육들을 나열할 수 있어야 한다.
- 각 자세의 교정에 대한 적절한 치료의 예를 제공할 수 있어야 한다.
- 그런 치료에 대한 근거를 제공할 수 있어야 하고, 특정 치료가 어떤 클라이언트에게 금기증인지를 설명하고 왜 그런지를 설명할 수 있어야 한다.
- 다리의 특정 자세를 가진 클라이언트에게 알맞은 스트레칭, 운동 및 활동의 예를 제공할 수 있고, 이들 자가-관리 도구가 어떤 클라이언트에게 금기증인지를 설명할 수 있어야 한다.

본 장에서 설명되는 10가지 자세는 안쪽돌림된 엉덩관절, 젖힌무릎, 굽힌무릎, 안굽이무릎, 밖굽이무릎, 정강뼈 비틀림, 평발, 까치발(발활이 높은 발), 엎침발(밖굽이발), 뒤침발(안굽이발) 등이다. 이들 자세는 본 책에서 루어진 다른 자세들와 관련될 수 있다: 내밈된 어깨뼈와 안쪽돌림된 위팔뼈는 등뼈 뒤굽음증(4장)과 관련된다; 올림된 어깨뼈는 옆굽힘된 목(3장)에서 종종 관찰된다.

안쪽돌림된 엉덩관절 (Internal Rotation of the Hip)

엉덩관절의 안쪽돌림은 넙다리뼈의 긴축을 중심으로 일어나는 안쪽돌림이다. 안쪽돌림된 엉덩관절을 가진 환자들은 안쪽으로 돌아간 발가락 자세(정강뼈가 안쪽으로 돌림된)나 중립위의 발 자세를 가질 것이다. 발이 안쪽으로 돌림되던 또는 중립위를 취하던 간에, 무릎뼈가 안쪽으로 향하게 되는데, 이것이 안쪽돌림된 엉덩관절 자세를 확인하는 하나의 방법이다. 그러나 가시적으로 징후가 나타나는 몇몇 다른 자세와는 달리, 넙다리뼈 안쪽돌림의 정도는 자세 평가만으로는 확인하기 어렵고, 이런 이유 때문에 근육길이 검사가 엉덩관절의 가쪽돌림이 감소되었는지를 결정하는데 중요하다. 가쪽돌림은 안쪽돌림과 반대되는 소견을 보인다.

중요한 것은 엉덩관절의 안쪽돌림이 넙다리뼈의 안쪽 비틀림과 다르다는 것이다. 넙다리뼈 비틀림은 뼈 자체 ***내의*** 돌림이고, 엉덩관절의 안쪽돌림은 뼈와 뼈 사이에서 일어나는 관절의 돌림이다. 이들은 가로면 상에서 넙다리뼈융기의 방향을 변화시킨다. 클라이언트의 무릎을 앞쪽이나 뒤쪽에서 관찰하는 것은 엉덩관절의 안쪽돌림을 확인하는데 유용할 수 있다. 엉덩관절의 안쪽돌림과 넙다리뼈의 안쪽 비틀림이 둘다 있으면, 가쪽넙다리뼈융기가 정상 보다 앞쪽으로 더 위치하게 되고, 안쪽넙다리뼈융기는 정상보다 더 뒤쪽으로 위치하게 된다. 이런 환자의 경우(그림 8.1a), 왼쪽 가쪽넙다리뼈융기는 앞으로 위치하게 되어, 뒤쪽에서 관찰했을 때 가쪽넙다리뼈융기를 볼 수 없다. 반면 안쪽넙다리뼈융기는 뒤쪽으로 위치하게 되어, 뒤쪽에서 관찰했을 때 더 잘 보인다. 이것은 왼쪽 엉덩관절의 안쪽돌림이나 넙다리뼈의 안쪽 비틀림이 있음을 의미한다.

클라이언트를 뒤쪽에서 관찰할 때 여러분이 안쪽돌림을 잘 확인할 수 있도록 돕기 위해, 오금 공간을 자동차의 헤드라이트처럼 상상해 보자(그림 8.1b). 클라이언트뒤쪽에 위치하여 헤드라이트 빔이 비추는 곳을 확인해 본다. 빔이 여러분 쪽으로 비추는지(정상적인 정강넙다리 정렬을 의미함) 아니면 여러분을 기준으로 했을 때 왼쪽이나 오른쪽으로 비추는지(엉덩관절의 돌림이나 넙다리뼈의 비틀림을 의미함)? 왼쪽 무릎과 오른쪽 무릎의 오금 공간이 같은 방향으로 향하고 있는지를 관찰한다; 왼쪽 무릎의 헤드라이트 빔은 여러분의 왼쪽을 비추고, 반면 오른쪽 무릎의 헤드라이트 빔은 여러분쪽으로 비춘다.

발을 정면으로 향하게 하고 선 사람도 엉덩관절의 안쪽돌림을 가지지 않을 수 있다. 정상적인 선 자세를 취할 때 양 발이 바깥으로 6–8° 정도 돌아간다는 것을 명심해야 한다. 그래서 발을 정면으로 향하게 하면 엉덩관절이 안쪽돌림되거나 정강뼈가 안쪽으로 비틀림되거나 또는 양쪽 모두가 나타날 수 있다(본 장의 "정강뼈 비틀림" 단락 참고). 엉덩관절 안쪽돌림의 주제는 혼동될 수 있는데, 그 이유는 넙다리뼈의 안쪽돌림과 넙다리뼈의 안쪽 비틀림이 다리 전체의 비틀림에 영향을 줄 수 있기 때문이다. 다리 전체의 안쪽돌림은 엉덩넙다리관절의

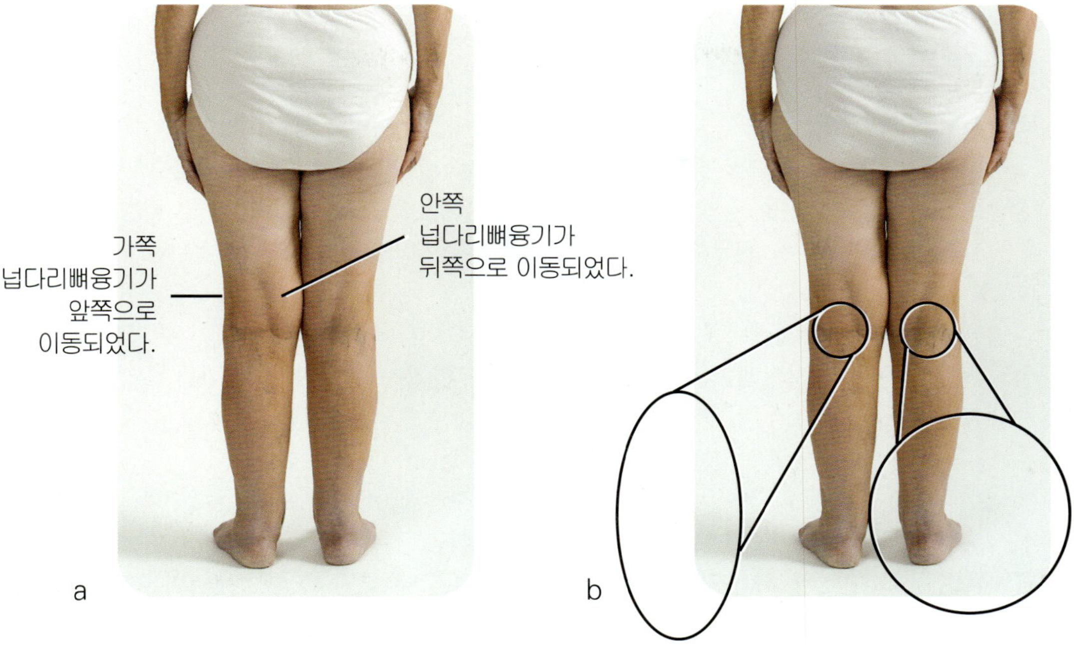

그림 8.1 (a) 왼쪽 엉덩관절의 안쪽돌림을 가진 환자(넙다리뼈가 안쪽 비틀림됨); (b) 오금 공간을 자동차의 헤드라이트처럼 생각해 보자.

요소와 무릎관절의 요소, 그리고 넙다리뼈와 정강뼈의 요소가 결합되어 일어난다. 본 책에서 설명한 다른 많은 자세와 마찬가지로, 자세평가에만 의존하기 보다는 근육길이 검사를 이용하여 안쪽돌림의 정도를 밝히는 것이 중요하다.

안쪽돌림된 엉덩관절의 결과

엉덩관절의 안쪽돌림이 증가되면, 이에 상응하는 엉덩넙다리관절의 가쪽돌림이 감소된다. 안쪽돌림근이 단축되고, 가쪽돌림근이 늘어진다. 이들 양쪽 근육 그룹들은 모두 약화되는데, 그 이유는 최적의 길이 또는 최적의 범위 내에서 자신들의 기능을 하지 못하기 때문이다. 엉덩관절 가쪽돌림근의 약증은 사춘기 소녀에서 일어나는 무릎넙다리관절 통증증후군과 앞십자인대의 비접촉성 손상과 같은 무릎관절의 근육뼈대 질환과 관련된다(Neumann 2010). 엉덩관절 주위 근육의 불균형은 엉덩관절의 기능에 악영향을 주고, 궁극적으로 보행 뿐만 아니라 기능 활동과 스포츠 활동에도 악영향을 준다.

넙다리뼈 비틀림이 엉덩관절의 안쪽돌림에 영향을 줄 수 있다. 넙다리뼈 비틀림의 각도는 넙다리뼈목을 통과하는 가상의 선을 양쪽 넙다리뼈융기를 연결하는 선 위에

(계속)

안쪽돌림된 엉덩관절의 결과 *[계속]*

중첩시켜 그 사이의 각으로 기술된다. 이 각은 대개 10-15° 이지만, 가변성이 매우 크다. 비틀림 각도가 증가된 것을 앞방향경사(anteversion)이라고 한다. 앞방향경사는 엉덩관절의 보상 변화를 일으킬 수 있고, 체중부하, 근육의 생체역학 및 엉덩관절의 안정성에 영향을 줄 수 있고, 무릎과 발의 기능부전을 발생시킬 수 있다(Levangie와 Norkin 2001).

엉덩관절의 안쪽돌림은 절구 내에서 넙다리뼈머리의 정상 위치를 변화시킨다. 엉덩관절의 관절면을 통과하는 힘 분포의 장기적 변화는 뼈, 관절연골 및 결합조직의 퇴행성 변화를 일으킬 수 있다. 엉덩관절의 안쪽돌림은 엉덩관절 앞쪽 구조물을 충돌시킬 수 있고, 이로 인해 통증이 발생할 수 있다.

넙다리뼈가 안쪽돌림되면, 비정상적인 무릎 방향이 일어난다. 이것은 발이 중립위를 취할 때 더욱 악화되는데, 그 이유는 이것이 넙다리뼈의 안쪽돌림이 있는 경우에 정강뼈의 가쪽돌림을 요구하기 때문이다. 변화된 엉덩관절과 무릎관절의 생체역학은 보행과 달리기의 능력을 변화시키고, 여가활동과 스포츠 활동의 참여에도 나쁜 영향을 줄 수 있다. 넙다리뼈의 비틀림 변형 때문에 안쪽돌림이 있으면, 이것이 무릎 관절염에 영향을 줄 것이다; 넙다리뼈의 안쪽 비틀림은 가쪽 관절면(lateral facet)의 압박을 증가시켜, 앞쪽 무릎 통증과 무릎넙다리 관절염을 일으킨다. 그리고 무릎뼈의 가쪽 아탈구가 일어날 수 있다.

엉덩관절의 안쪽돌림은 종종 목말밑관절의 엎침을 동반하고, 이것이 문제를 일으킬 수 있다(더 많은 정보를 원한다면 본 장의 후반부를 참고한다).

표 8.1 안쪽돌림된 엉덩관절과 관련된 근육 길이

영역	단축된 근육	늘어난 근육
엉덩관절	넙다리근막긴장근 작은볼기근 중간볼기근(앞쪽섬유) 긴모음근 짧은모음근 큰모음근 두덩근 두덩정강근	큰볼기근 중간볼기근(뒤쪽섬유) 궁둥구멍근 넙다리네모근 폐쇄근 쌍둥이근 허리근 넙다리빗근

팁 [TIP] 궁둥구멍근, 작은볼기근의 뒤쪽섬유와 큰볼기근의 앞쪽섬유는 엉덩관절이 굽힘되었을 때 가쪽돌림근에서 안쪽돌림근을 바뀐다.

치료사로서 여러분이 할 수 있는 것

- 안쪽돌림이 넙다리뼈 비틀림과 같은 뼈의 결과인지를 확인하고, 엉덩관절의 안쪽돌림을 교정하는 비수술적 중재가 제한되는지를 확인한다.
- 안쪽돌림근에 수동 스트레칭을 적용한다. 엉덩관절을 굽힌 상태에서 측정하면 엉덩관절의 정상 안쪽돌림은 30–40°이고, 가쪽돌림은 40–60°이다(Magee 2002). 누운 자세(그림 8.2a)와 엎드린 자세(그림 8.2b)가 엉덩관절의 돌림을 평가하는데 주로 사용되기도 하지만, 수동 스트레칭을 적용하는 자세이기도 하다. 이들 자세에서 수동 스트레칭을 수행할 때, 여러분은 가쪽돌림을 검사할 때처럼 클라이언트의 다리를 움직일 필요가 있다. 각 자세에서 수동 신장을 수행할 때, 여러분은 가쪽돌림을 검사할 때처럼 클라이언트의 다리를 움직일 필요가 있을 것이다. 각 도표의 화살표는 신장을 촉진하기 위해 여러분이 움직이는 다리의 방향을 의미한다. 안쪽돌림근이 단축된 지점에서는 여러분이 다리를 가쪽돌림할 수 있는 정도가 감소될 것이다. 안쪽돌림근을 신장하기 위해 단축된 지점에서 부드러운 과압박을 적용할 수 있다. 엉덩관절 가동범위의 측정에 대한 보고된 소견들에는 상당히 차이가 존재한다(Kouyoumdjian et al. 2012). 그리고

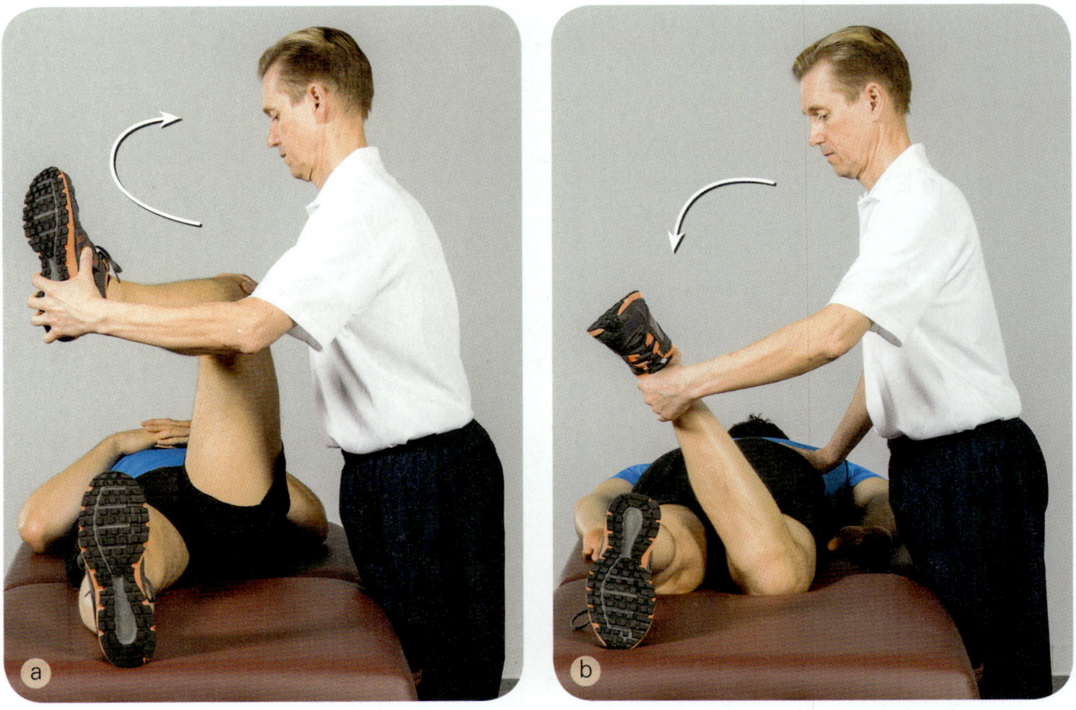

그림 8.2 안쪽돌림된 엉덩관절을 위한 치료사 기법: (a) 누운 자세를 이용한 안쪽돌림의 수동 스트레칭; (b) 엎드린 자세는 가쪽발목인대를 과도하게 스트레칭하는 것을 피해야 한다; *[계속]*

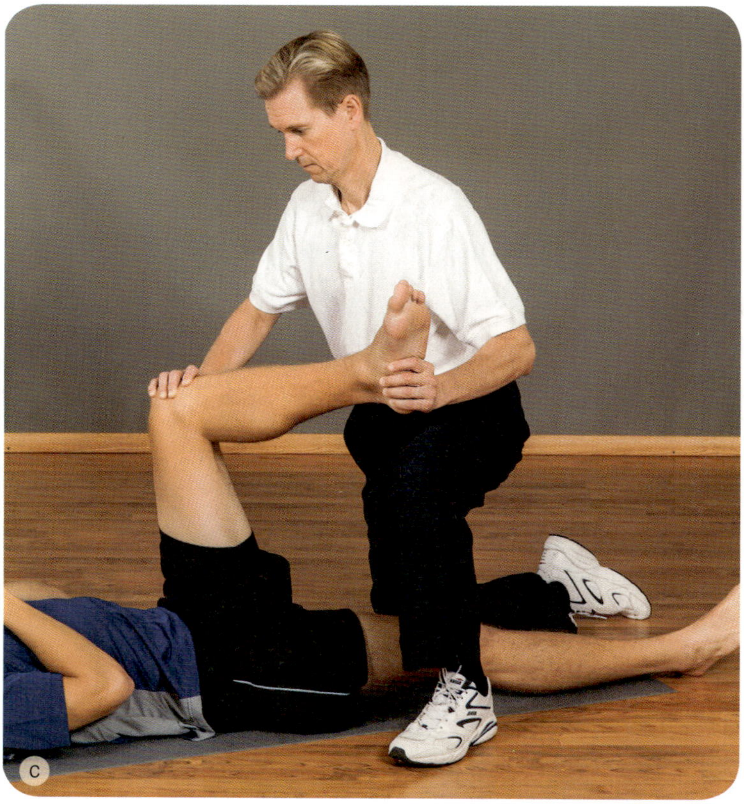

그림 8.2 *[계속]* (c) 누운 자세에서 이것을 수행한다;

정상값에 도달하려고 클라이언트의 조직을 과압박해서는 안 된다. 그림 8.2c는 누운 자세에서 안쪽돌림근을 신장할 때 그 다리를 유지하는 좋은 방법을 보여주고 있다. 치료사가 자신의 왼손으로 클라이언트의 발을 잡고 안쪽번짐하지 않은 채 지렛대를 촉진하는 서기 자세를 취하고 있음을 볼 수 있다. 이 자세가 어떤 클라이언트에게는 적절하지 않을 수도 있지만, 이 자세를 이용할 때는 치료 테이블 보다는 마루 바닥에서 수행하는 것이 더 안정적일 것이다.

- 넙다리근막긴장근의 스트레칭은 특히 안쪽돌림된 엉덩관절을 치료하는데 중요한 역할을 한다(Kendall 등 1993). 작은 근육의 정적 압박(그림 8.2d)이 근육의 긴장을 감소시킬 수 있는 하나의 방법이다.

- 중간볼기근을 길게 늘이기 위해 물렁조직 이완술을 이용한다. 엉덩관절이 중립위를 취하면, 엄지나 팔꿈치를 이용해 근육을 부드럽게 고정하고(그림 8.2e), 그런 다음 부드러운 고정을 유지하는 동안 클라이언트의 다리를 움직이기 위해 다른 손을 사용한다(가쪽돌림을 검사하는 것처럼).

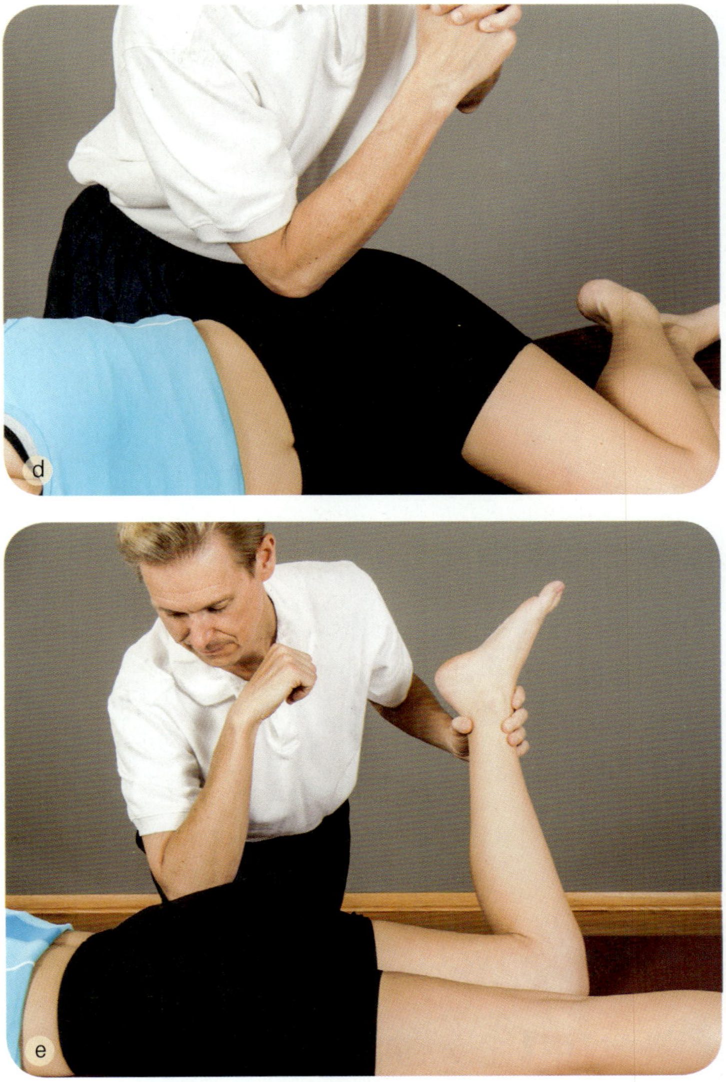

그림 8.2 *[계속]* (d) 넙다리근막긴장근의 정적 압박; (e) 중간볼기근에 적용된 물렁조직 이완술이 이 근육들을 길게 늘이는데 도움을 줄 수 있다.

- 침범된 쪽의 모음근을 마사지하고 수동 스트레칭한다(예시는 그림 7.14를 참고한다).
- 볼기근과 모음근의 통증유발점을 치료한다.
- 앞에서 설명된 몇몇 기법을 사용하기 전에, 다리를 길게 당기는 MFR 기법을 사용한다. 왜냐하면, 이런 MFR 기법이 엉덩관절과 다리 전체의 모든 근육을 이완시킬 수 있기 때문이다.

- 엉덩관절 가쪽돌림근의 강화 운동을 감독하기 위해 클라이언트를 피트니스 전문가에게 의뢰하는 것을 고려한다.
- SERF 스트랩(넙다리뼈의 가쪽돌림을 통한 안정성)과 같은 도구 사용을 고려해 본다. 스트랩을 사용하여 운동을 할 때 주의해야 하는데, 그 이유는 스트랩들이 엉덩관절뿐만 아니라 무릎, 발목 및 발의 정렬을 변화시킬 수 있기 때문이다(스트랩 사용의 결과는 부정적일 수도 있고 긍정적일 수도 있다). 클라이언트는 엉덩관절 가쪽돌림근의 강화 운동을 수행하기 위해 SERF 스트랩을 사용한다.
- 보조기가 비틀림 각도를 교정하는데 도움을 줄 수 있기 때문에, 족부의사에게 의뢰하는 것을 고려해 본다.

클라이언트가 할 수 있는 것

- 엉덩관절 안쪽돌림에 영향을 주는 자세를 확인하고 피한다. 예를 들어, 까치발로 서는 것, 의자다리 뒤로 발을 감는 경우(그림 8.3a), 엎드린 자세로 잠을 자는 자세, 그리고 W자 모양의 앉기 자세(엉덩관절의 안쪽돌림을 발달시킬 수 있는 아동의 앉기 자세) 등을 피한다.
- 그림 8.3b와 같은 스트레칭을 이용하여 엉덩관절의 안쪽돌림근을 능동으로 스트레칭한다. 안쪽돌림근이 특히 타이트하면, 침범된 허벅지를 수평 자세로 내림하기가 어려워질 것이다. 부드러운 압박을 무릎에 적용할 수 있고, 궁둥구멍근이나 엉덩관절 모음근과 같은 근육의 스트레칭을 증가시킨다.
- 넙다리근막긴장근을 능동으로 스트레칭한다. 넙다리근막긴장근과 엉덩정강띠의 스트레칭을 원하는 클라이언트에게 선 자세의 스트레칭을 처방한다. 그러나 이들 스트레칭이 항상 효과적인 것은 아니다. 작은 근육의 통증유발점을 완화시키기 위한 테니스공의 이용은 넙다리근막긴장근을 이완하고 늘이는데 도움을 줄 수 있다.
- 엉덩관절 모음근을 능동으로 스트레칭한다. 어떤 클라이언트는 볼기근 스트레칭을 수행할 때 스트레칭을 느낄 수 있는데, 그 이유는 엉덩관절이 이 자세에서 벌림되기 때문이다.
- 엎드린 자세에서 이루어지는 엉덩관절 폄과 브릿지 운동과 같은 운동을 이용하여 엉덩관절의 가쪽돌림근을 강화한다. 많은 운동이 엉덩관절 가쪽돌림근을 강화시키고 있고, 운동이 바르게 수행되고 있는지를 알기 위해 피트니스 전문가나 다른 전문가들과 함께 운동을 한다. 이것은 한쪽만 안쪽돌림된 엉덩관절에서 특히 중요할 수 있다.

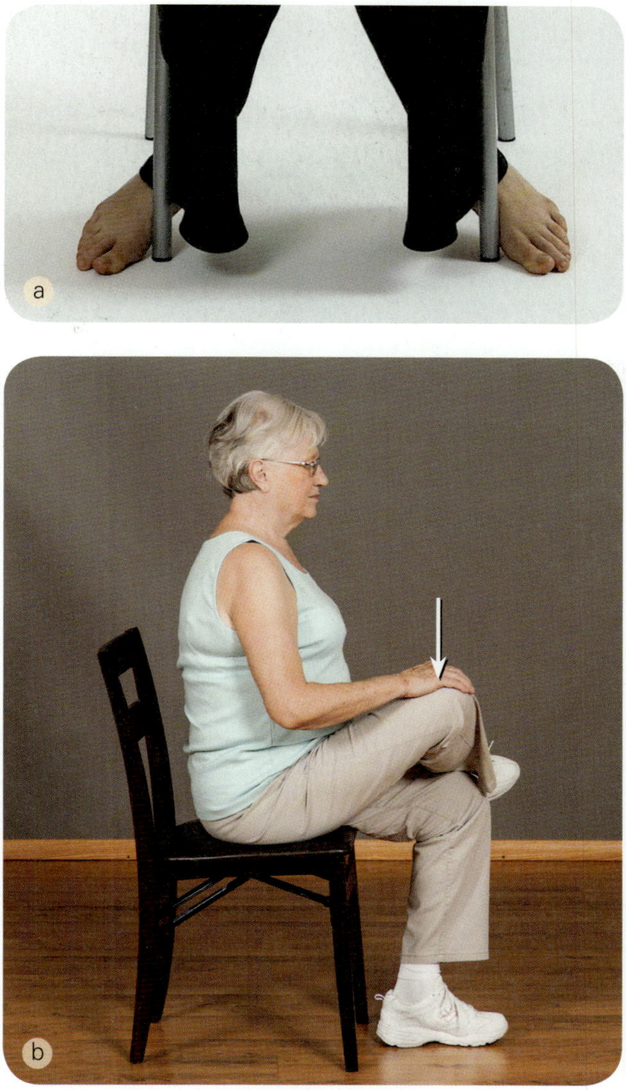

그림 8.3 안쪽돌림된 엉덩관절을 위한 클라이언트의 기법: (a) 발을 의자다리 뒤에 감고 앉은 것과 (b) 엉덩관절의 안쪽돌림근과 모음근을 스트레칭하는 것과 같이, 안쪽돌림에 영향을 줄 수 같은 자세를 피한다.

최근에 허리 원반 탈출을 가진 환자는 엎드린 자세에서 이루어지는 엉덩관절 폄 운동을 수행해서는 안 된다.

- 평영기법의 수영을 고려한다. 이런 영법은 넙다리뼈의 가쪽돌림을 필요로 하고, 안쪽돌림근을 길게 늘이는데 도움을 줄 수 있다.

젖힌무릎 (Genu Recurvatum)

이 ***젖힌무릎*** 자세는 체중부하를 하고 선 자세를 취했을 때 무릎이 중립위나 0°보다 더 많이 펴되는 것으로 정의된다. 측면에서 관찰했을 때, 가쪽복사뼈의 바로 앞쪽에서 수직으로 그려진 가상의 선은 정상적인 무릎 자세에서 정강뼈를 세로로 이등분한다(그림 8.4a). 젖힌무릎 자세에서, 장딴지의 큰 부분이 위의 가상선 보다 뒤쪽에 위치한다. 다시 말해 더 이상 정강뼈를 이등분하지 않는다(그림 8.4b). 약간의 젖힌무릎을 가진 환자를 관찰하면(그림 8.4c), 발바닥굽힘이 증가되는 일반적인 소견이 나타낸다.

젖힌무릎은 시상면에서 클라이언트를 관찰했을 때 가장 잘 확인된다. 클라이언트를 뒤쪽에서 관찰했을 때 장딴지와 오금공간이 두드러지게 보이고, 앞쪽에서 관찰했을 때는 무릎뼈가 압박되어 아래쪽 방향으로 향한다. 젖힌무릎 자세는 과도한 넙다리뼈 안쪽돌림, 안굽이무릎/밖굽이무릎, 안굽이정강과 목말밑관절의 과도한 엎침과 관련되고, 이들 모든 자세는 클라이언트를 앞쪽에서 관찰했을 때 잘 보인다.

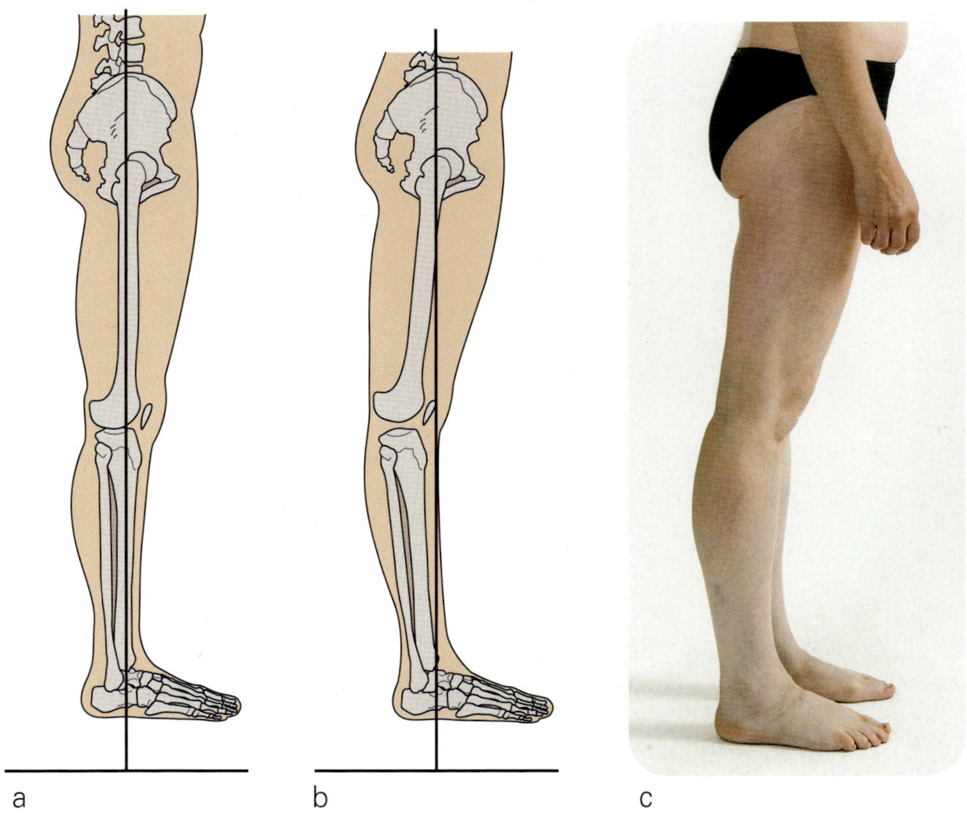

그림 8.4 젖힌무릎 자세: (a) 정상의 무릎 정렬; (b) 젖힘된 무릎 정렬; (c) 가벼운 젖힌무릎.

젖힌무릎의 결과

젖힌무릎 자세에서는 무릎의 뒤쪽 구조물(오금과 같은)이 긴장되고, 앞쪽 구조물(무릎넙다리관절과 같은)이 압박된다, 결과적으로, 성인이 무릎을 젖힘하고 선 자세를 취하면, 오금 공간 통증(Kendall 등 1993)과 무릎넙다리관절 통증이 발생할 수 있다. 과가동성 환자는 무릎인대의 느슨함을 가지고, 선 자세를 취할 때 무릎이 젖힘된다. 무릎관절이 과가동성을 가질 때 심한 통증이 무릎에서 발생하고, 무릎넙다리통증 증후군이 흔한 문제이다(Tinkle 2008).

부가적으로, 정강넙다리관절의 생체역학이 변하기 때문에 무릎의 정상 운동형상학에 문제가 발생한다. 정상적인 체중부하를 할 때, 넙다리뼈는 고정된 정강뼈 위에서 앞쪽으로 롤링하고, 뒤쪽으로 활주하지만, 무릎이 젖힘된 경우에는 넙다리뼈가 앞쪽으로 경사져 넙다리뼈와 정강뼈의 앞쪽 압박이 초래된다. 체중부하할 때, 뒤쪽의 관절주머니와 인대 구조물에서 손상의 위험이 있고, 이것은 기능적 보행 문제를 초래할 수 있다. 젖힌무릎을 가진 사람은 정상보다 느리게 보행을 하고, 정상 무릎 자세를 가진 사람보다 높은 무릎 폄근 토크를 가질 수 있다(Kerrigan 등 1996).

다른 관절도 침범된다. 엉덩관절의 폄이 증가하고 발등굽힘이 감소하는데, 이들 모두는 보행에 나쁜 영향을 주고, 다리 민첩성에 의존하는 스포츠 활동의 수행에도 문제를 일으킨다. 엉덩관절이 과도하게 앞쪽경사된다. 이 자세는 이상 보행을 초래하고, 앞쪽 모멘텀을 유지하는데 많은 노력을 요구한다(Fish와 Kosta 1998).

넙다리네갈래근과 가자미근이 단축되고, 무릎 폄근은 길게 늘어난다. 무릎 굽힘근과 폄근 사이의 불균형은 무릎관절과 엉덩관절의 기능과 안정성에 문제를 일으킨다. 오금근의 스트레칭이 허벅지에 대해 종아리를 안쪽으로 돌림하고 무릎을 굽힘하는 능력을 감소시키기 때문에, 적절한 무릎 기능을 손상시킨다. 폄 가동범위의 끝범위 근처에서 고유수용성 결손이 일어날 수 있다(Loudon 1998). 환자는 무릎 불안정성을 느낄 수 있다.

여성 운동선수에게 있어 젖힌무릎과 앞십자인대 손상 사이에서 양성 관계가 발견되었다(Loudon 1998). 여성 운동선수의 젖힌무릎 자세는 무릎의 과사용 손상으로 초래될 수 있다(Devan 등 2004). 무릎 젖힘은 수영선수에게서 많이 발견되는데, 그 이유는 반복적인 킥 동작으로 인한 십자인대의 과도 스트레칭 결과인 것으로 주장되어 왔다. 이 자세는 큰 가동범위를 가진 무릎의 앞뒤 움직임을 일으키지만, 젖힌무릎이 수영선수에게 유익한지는 명확하지 않다(Bloomfield 등 1994).

표 8.2 젖힌무릎과 관련된 근육 길이

영역	단축된 근육	늘어난 근육
허벅지	넙다리네갈래근	반힘줄모양근 반막모양근 넙다리두갈래근
종아리	가자미근	오금근 장딴지근

치료사로서 여러분이 할 수 있는 것

- 좋은 자세 정렬을 클라이언트에게 가르쳐 준다. 클라이언트가 무릎을 젖힘하고 선 자세를 취할 때마다 그 자세를 확인하는데 도움을 준다.
- 무릎 뒤쪽에 테이핑 요법을 적용한다. 테이핑의 목적은 젖힘을 예방하기 보다는, 클라이언트가 젖힘된 것을 확인하는데 도움을 주는 감각 피드백을 제공하는 것이다. 이것은 과가동성 증후군을 가진 댄서를 치료할 때 특히 유용할 수 있다(Knight 2011). 궁극적으로, 자세의 자가 교정이 테이프에 의존하는 것보다 더 좋다. 테이핑 요법은 클라이언트가 젖힘 예방 방법을 배우는 동안 단기간 적용되어야 한다. 테이핑 요법은 다양한 방법으로 적용될 수 있다: 1개의 일자 형태(그림 8.5a), 좁은 2개의 일자 형태(그림 8.5b), 십자형태(그림 8.5c). 여러분이 선택한 방법이 무엇이든간에, 무릎을 중립위하고 테이핑을 적용한다. 선 자세에서 테이핑을 적용하기 보다는, 엎드린 자세에서 무릎을 중립위로 하고 테이핑을 적용한다.
- 넙다리네갈래근을 수동으로 스트레칭한다. 엎드린 자세와 같이, 수동 스트레칭을 수행하는 방법은 많이 있다. 엎드린 자세의 수동 스트레칭 경우에는 골반의 앞쪽경사과 허리뼈의 폄을 막기 위해 골반을 고정한다. 만약 이렇게 하지 않으면, 스트레칭의 효율성이 감소될 것이고 불편해질 것이다(그림 7.7b).
- 넙다리네갈래근을 이완하고 길게 늘이기 위해 깊은 마사지 기법을 적용한다.
- 만약 여러분의 전문 분야에 해당한다면, 무릎 굽힘근을 강화하는 운동을 실시한다. 강화 운동에는 뒤넙다리근 강화 운동과 종아리근육 강화 운동이 있다. 예를 들어, 클라이언트에게 무릎을 약간 굽히도록 주문하고 무릎 밑에 여러분의 손을 배치하여 가벼운 저항을 준다(그림 8.5d). 이때 클라이언트는 작은 가동범위로 무릎 굽힘 운동을 수행한다. 이런 운동을 수행할 때 자신의 자세에 집중한다. 즉, 여러분 자세가 너무 구부정해지지 않도록 클라이언트의 발을 플랫폼 위에 올려놓고 운동을 수행시킨다.
- 고유수용성 훈련과 보행 훈련을 위해 물리치료사에게 클라이언트 의뢰를 고려해 본다.
- 일상활동 동안 젖힘 범위를 제한하기 위해 치료를 제공했던 족부의사에게 의뢰를 고려해 본다. 예를 들어, 발꿈치를 약간 올림하면, 보행 때 무릎 굽힘이 일어날 수 있다. 즉, 보행이 느려지고 무릎의 젖힘을 예방하는데 도움이 된다. 발 안쪽가장자리 밑에 배치된 보조기의 사용은 젖힌무릎 자세와 관련된 목말밑 엎침을 제한하는데 도움을 줄 수 있다. 보행 동안 AFO(강직성 발목-발 부츠)가 가끔 젖힌무릎을 교정하는데 처방된다; 비록

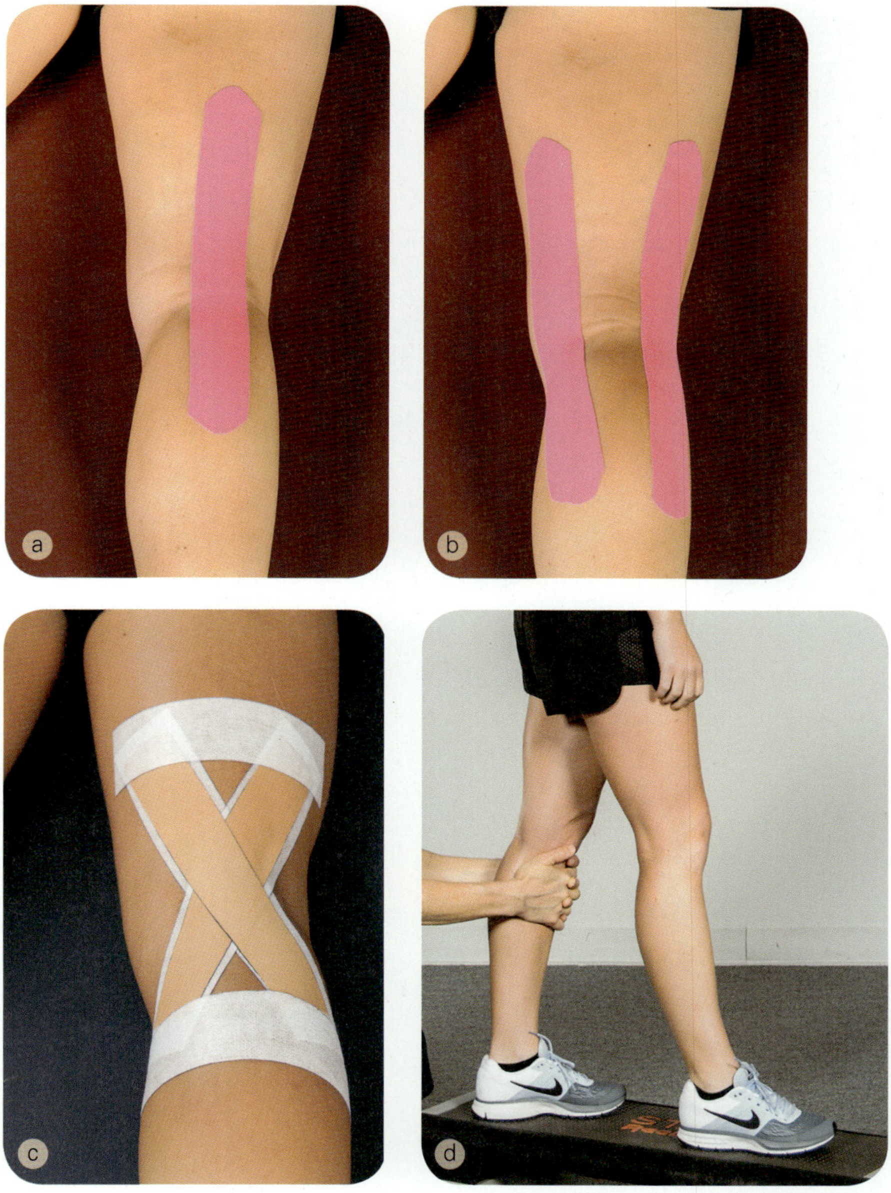

그림 8.5 젖힌무릎 자세를 위한 치료사 기법: (a) 한쪽 다리에 적용되는 테이핑 요법, (b) 양쪽 다리에 적용되는 테이핑 요법, (c) 십자형태의 테이핑 요법, (d) 무릎을 강화하는 운동.

AFO가 보행 때 요구되는 에너지를 감소시킬 수 있지만, 무릎에서 폄근 움직임을 향상 감소시키지 못한다는 것이다(Kerrigan 등 1996).

- 빠르고 동적인 움직임 동안 특정 스포츠 기술을 위해 클라이언트가 굽힘된 무릎 자세를 마스터할 수 있도록 스포츠 치료사에게 클라이언트의 의뢰를 고려해 본다.

클라이언트가 할 수 있는 것

- 일상 활동 동안 의식적으로 무릎 자세에 집중한다.
- 정적 자세에서 좋은 무릎 정렬을 유지한다. 예를 들어, 선 자세를 취할 때 무릎이 잠김되지 않도록 주의한다; 앉을 때 발판 위에 발목을 배치하지 않는다. 왜냐하면, 이것이 무릎을 완전히 폄시켜, 뒤쪽 조직을 스트레칭하기 때문이다.
- 계단을 오르거나 앉은 자세에서 선 자세로 일어설 때와 같은, 동적 기능을 하는 동안 좋은 무릎 정렬을 유지한다.
- 고유수용성 감각을 향상하기 위해, 무릎 정렬을 적절하게 유지하고 한발 서기를 수행한다.
- 무릎 굽힘근과 폄근 사이의 근력 비율을 향상시키기 위해 운동을 수행한다. 넙다리네갈래근과 뒤넙다리근 사이의 균형이 무릎 손상을 예방하는데 중요할 수 있지만, 불행하게도 이들 근육 사이의 이상적인 근력 비율을 할 수 없다. 왜냐하면 그것이 스포츠뿐만 아니라 다른 관절의 각도에도 좌우되기 때문이다(Alter 2004).
- 스포츠 활동(특히 점핑과 같은 충격이 발생하는) 동안 무릎이 젖힘되는 것을 보호한다.
- 무릎을 폄하는 운동이나 스트레칭을 피한다. 예를 들어, 선 자세에서 이루어지는 뒤넙다리근과 종아리근의 스트레칭을 피한다.
- 젖힌무릎 자세를 가진 사람에게 가장 적합한 운동 형태가 무엇인지를 토의한다. 무릎 젖힘의 예방은 관절 조절에 대한 집중을 필요로 하고, 빠른 움직임을 요하는 스포츠 활동에 의해 악화될 수 있다. 이런 자세는 럭비, 축구, 하키 및 라크로스 등와 같은 필드 스포츠의 참여시 불이익을 준다(Bloomfield 등 1994). 그리고 점핑 스포츠와 다리에 과도한 하중이 가해지는 스포츠에 참여할 때 불이익을 주는 것 같다. 젖힘된 무릎을 가진 클라이언트는 라켓 스포츠와 같이 운동 방향을 자주 바꾸는 고충격 스포츠 활동보다는 태극권처럼 느리고 통제된 활동을 할 때 가장 적합할 수 있다. 단순한 균형 운동이 이들 환자에게 유익할 수 있다. 왜냐하면, 그들이 중립위의 무릎 자세에 적응하고, 그것을 유지할 수 있기 때문이다.

굽힌무릎 (Genu Flexum)

이름이 의미하듯이, 굽힌무릎 자세에서는, 사람은 정상적으로 선 자세를 취할 때보다 무릎을 더 굽힘한 상태로 무릎을 통해 체중을 부하한다. 굽힘무릎은 젖힌무릎보다 덜 일반적이지만, 노인이나 좌식생활을 많이 한 사람, 또는 장시간 동안 무릎을 굽힘한 사람에게서 관찰될 수 있다. 측면에서 관찰했을 때, 가쪽복사뼈 보다 약간 앞쪽으로 떨어진 가상의 수직선은 정상 무릎 자세에서 정강뼈를 종으로 이등분한다(그림 8.6a). 굽힌무릎 자세에서는 무릎 자체가 위의 가상선보다 앞쪽에 위치하게 되어, 더 이상 정강뼈를 이등분하지 못한다(그림 8.6b). 그림 8.6c의 환자처럼, 시상면에서 클르틀 관찰했을 때 굽힌무릎 자세를 가장 잘 확인할 수 있다. 일반적으로 이 자세와 관련되어 발등굽힘이 증가된다.

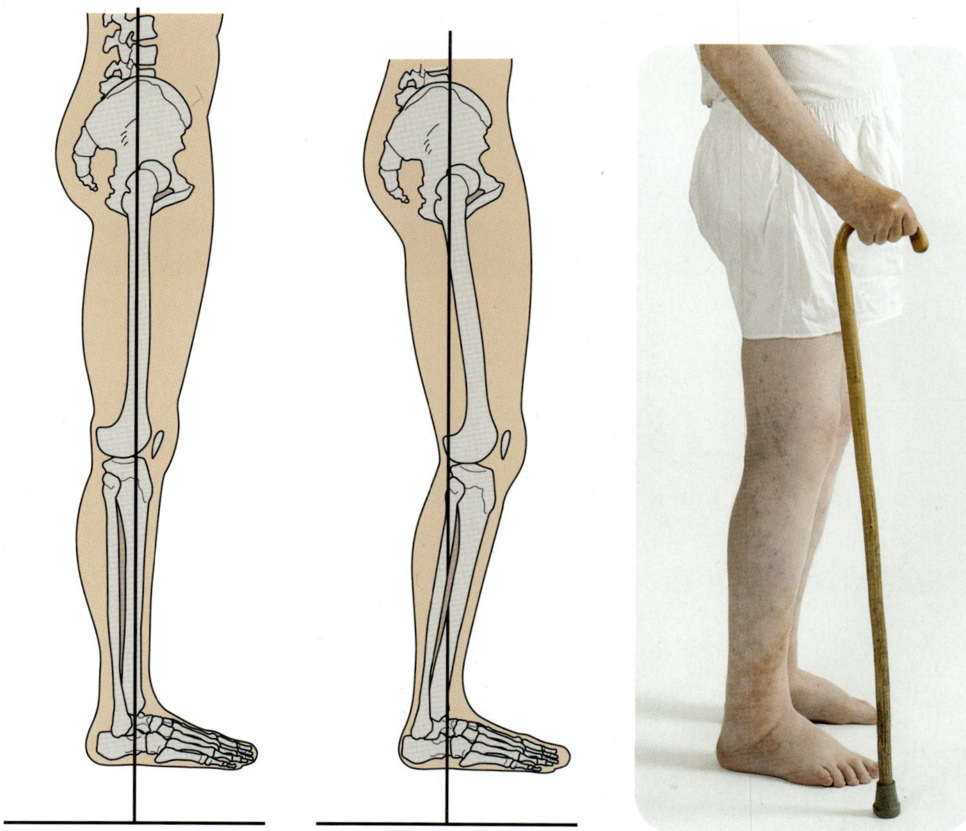

a b c

그림 8.6 굽힌무릎 자세: (a) 정상 무릎 정렬, (b) 굽힌무릎에서의 무릎 정렬, (c) 오른쪽 다리의 굽힌무릎.

굽힌무릎의 결과

무릎을 폄할 때, 곁인대가 상대적으로 팽팽해져 관절을 안정화하는데 도움을 줄 것이다. 곁인대는 무릎을 굽힘할 때 느슨해지고, 어느 정도 축성 돌림을 허용한다. 굽힘된 무릎을 통한 반복적인 체중부하는 무릎 손상의 가능성을 증가시킬 수 있다.

무릎을 굽히고 선 자세를 취할 때, 근육의 작용이 필요한지를 고려한다. 넙다리네갈래근의 지속적인 수축은 다른 문제를 가진다. 넙다리네갈래근은 정강뼈 거친면에서 정강뼈를 당기고, 압통을 유발하거나 원치 않는 힘줄-뼈 병리의 발생을 초래할 수 있다. 그리고 발등 굽힘의 증가로 인해 발목 앞쪽면에서 압박이 증가된다.

장기간의 편측 무릎 굽힘은 발의 엎침과 반대쪽 허벅지의 안쪽돌림, 동측 엉덩관절 떨어짐(반대쪽 엉덩관절 올림), 환측 쪽으로 척추뼈 휘어짐, 반대쪽 어깨 떨어짐과 관련된다(Kendall 등 1993). 예를 들어, 오른쪽 무릎 굽힘을 가진 사람은 왼발의 엎침, 왼쪽 허벅지의 안쪽돌림, 오른쪽 엉덩의 떨어짐을 가질 수 있고, 또 왼쪽 엉덩의 올림과 왼쪽 어깨의 떨어짐을 가질 수 있다.

표 8.3 굽힌무릎과 관련된 근육 길이

영역	단축된 근육	늘어난 근육
허벅지	반힘줄모양근 반막모양근 넙다리두갈래근	넙다리네갈래근
종아리	오금근	가자미근

치료사로서 여러분이 할 수 있는 것

무릎 수술로 인한 굽힌무릎을 치료할 때나 또는 질병이나 손상으로부터 회복 중이거나 약한 사람처럼 휠체어를 사용하는 사람이나 많은 시간을 의자에서 보내는 사람을 치료할 때 주의가 요구된다. 제안된 각 기법을 위해, 깊은 압박(물렁조직 이완술을 적용하거나 통증유발점을 치료할 때 이용되는)이 클라이언트에게 금기증인지를 고려한다; 선 자세 운동을 수행할 때 충분한 균형을 클라이언트가 가지고 있는지를 확인한다.

- 비정상의 높은 근긴장(예: 뇌성마비와 관련된 경련)으로부터 초래된 굽힌무릎을 가진 클라이언트에게 제한되어야 하는 중재를 인지한다.

- 근막이완술을 이용하여 무릎 뒤쪽 구조물을 수동으로 이완시킨다. 이것은 무릎 뒤쪽 조직이 긴장되고, 오금동맥과 림프절의 존재 때문에 무릎 뒤쪽의 압박을 피하는 자세를 위해 사용되는 이상적인 기법이다. 양 손 교차 기법이 여기에서 이용될 수 있는데, 한 손을 무릎 위쪽에 배치하고, 다른 손은 무릎 아래쪽에 배치한다.
- 뒤넙다리근과 가자미근과 같이, 단축된 근육을 수동으로 스트레칭한다. 현존하는 범위의 끝지점에서 유지되는 단순한 스트레칭을 포함하여, 이것을 수행하는 방법이 많다(그림 8.7). 누운 자세에서 이루어지는 뒤넙다리근 스트레칭의 장점 중 하나는 무릎을 굽힘한 채로 수행될 수 있고, 끝범위에서 엉덩관절을 수동으로 굽힘하지 않는 대신, 무릎을 폄하도록 클라이언트에게 주문한다. 넙다리네갈래근의 수축은 뒤넙다리근의 이완을 촉진하고, 추가적인 엉덩관절 굽힘을 위해 무릎 폄을 증가시킨다.
- 뒤넙다리근과 가자미근을 이완하고 늘이기 위해 마사지를 적용한다. 특정 조직의 긴장을 치료하기 위해 깊은 조직 마사지나 물렁조직 이완술이 여기에 포함된다. 물렁조직 이완술이 여기에서 유용한데, 그 이유는 굽힌무릎 자세의 범위 내에서 여러분이 치료를 할 수 있기 때문이고, 또 클라이언트를 위해 편안한 상태에서 국소 조직을 스트레칭하기 때문이다.

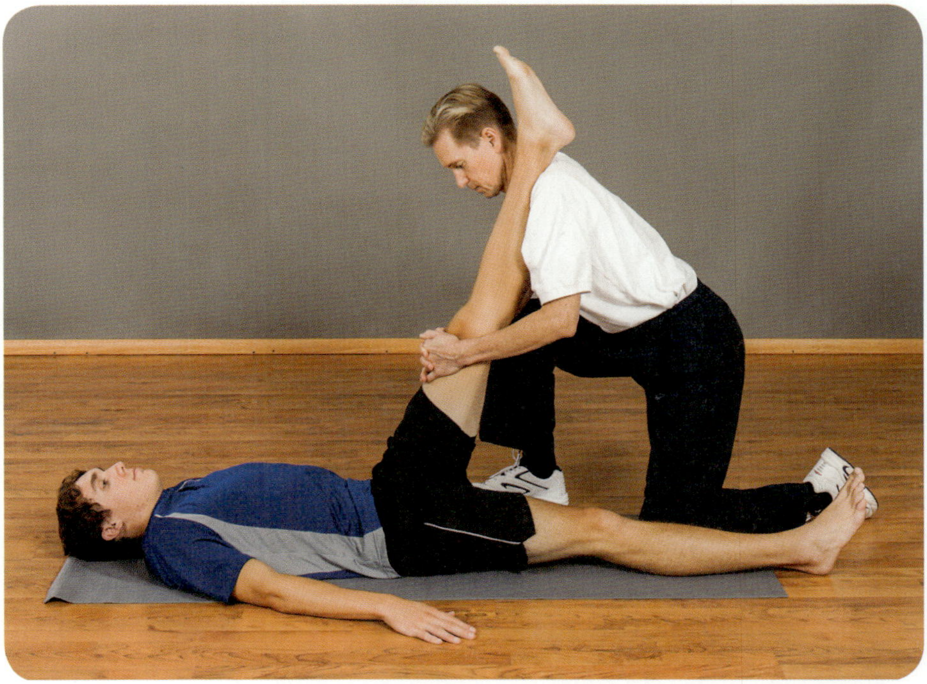

그림 8.7 굽힌무릎 자세를 위한 치료사 기법은 무릎 굽힘근의 수동 스트레칭을 포함한다.

- 국소 정적 압박으로 무릎 뒤쪽 조직의 통증유발점을 치료한다. 그러나 오금 공간을 직접적으로 압박해서는 안 된다.
- 엉덩관절 굽힘(골반 앞쪽경사)으로도 굽힘무릎이 초래될 수 있다. 만약 여러분의 평가가 골반 앞쪽경사와 엉덩관절 굽힘근의 단축을 의미하면, 7장에서 설명된 아이디어를 이용해 치료를 한다.
- 다른 단락에서 설명된 아이디어를 이용하여, 발 엎침, 엉덩관절 안쪽돌림, 엉덩관절 올림 및 척추의 휘어짐과 같이 굽힌무릎과 관련된 다른 관절의 자세 변화를 치료한다.

클라이언트가 할 수 있는 것

- 무릎 뒤쪽 조직을 스트레칭할 것 같은 안정자세를 취한다. 예를 들어, 발판을 이용하여, 중력을 통해 무릎 뒤쪽을 스트레칭한다(그림 8.8a). 엎드린 자세에서, 발을 테이블 밖으로 내어 놓고, 가벼운 하중을 발목에 적용한다. 엎드린 자세를 취할 때 테이블에 의해 무릎 앞쪽이 손상되지 않도록 주의를 해야 한다. 엎드린 자세는 무릎넙다리 문제를 가진 클라이언트에게는 적합하지 않다. 그 이유는 무릎뼈의 압박이 악화될 수 있기 때문이다.

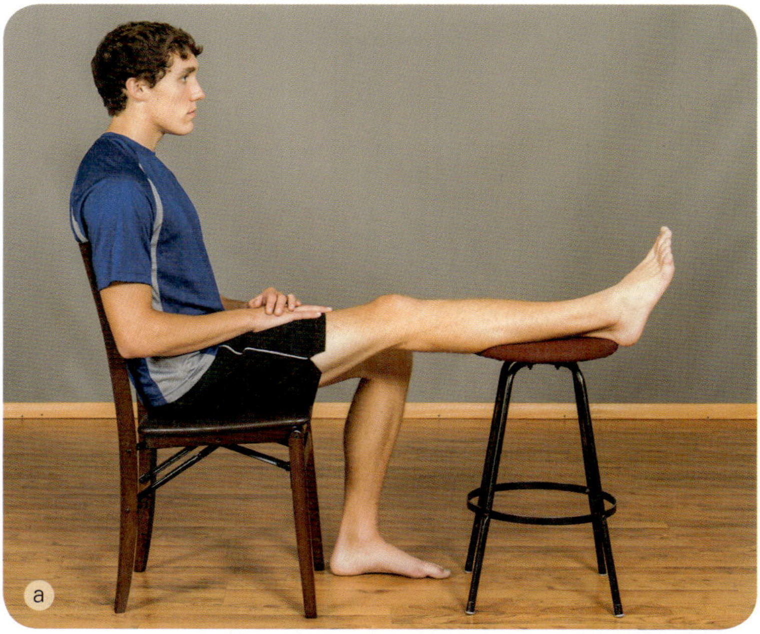

그림 8.8 굽힌무릎 자세를 위한 클라이언트의 기법: (a) 앉은 자세에서 뒤쪽 구조물을 스트레칭하기 위해 중력을 이용하는 것.

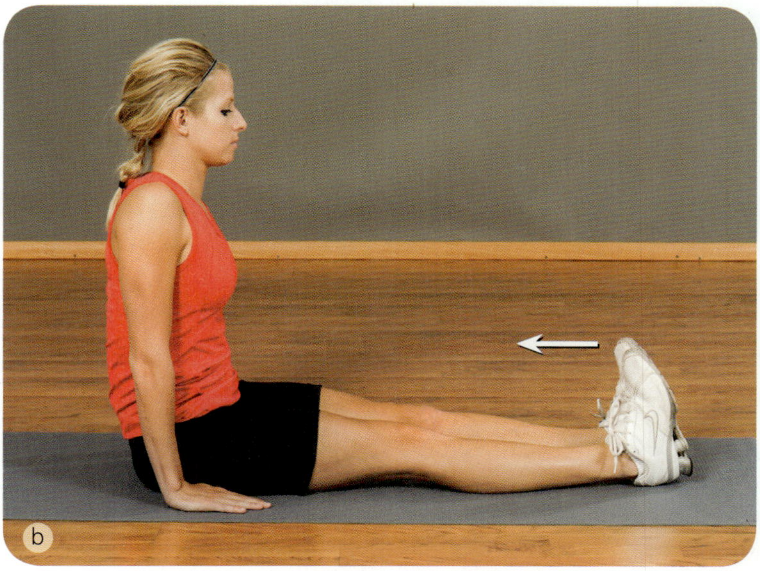

그림 8.8 *[계속]* (b) 누운 자세에서 능동으로 무릎을 펌하는 것.

- 스트레칭 밴드를 이용하여 선 자세에서 무릎 폄 운동을 수행한다. 밴드가 너무 좁지 않아야 하는데, 그 이유는 좁은 밴드가 무릎 뒤쪽을 압박하여 통증을 일으킬 수 있기 때문이다. 무릎 폄근의 능동 수축은 무릎 굽힘근인 반대쪽 근육군을 이완하는데 도움을 준다.
- 누운 자세에서 무릎 폄을 수행한다(그림 8.8b). 이것은 통증이나 균형 문제를 가진 클라이언트에게 좋은 출발점이다. 편안하게 휴식을 취하고 무릎 뒤쪽을 압박하기 위해 침대, 바닥이나 치료테이블을 이용한다. 어떤 사람은 지렛대를 제공하기 위해 볼스터나 감은 타월을 발목 밑에 배치한다.
- 가자미근을 능동으로 스트레칭한다.
- 다리를 뻗고 무릎을 펴하지 않는다면, 장시간 앉은 자세를 피한다. 앉은 자세에서 일을 수행하는 직업을 가지고 있다면, 휴식을 짧게 하고, 다리 뒤쪽을 스트레칭하기 위해 매시간마다 선 자세를 취한다.
- 능동 물렁조직 이완술이 뒤쪽 허벅지 조직 중 특정의 긴장 부위를 치료하는데 유용할 수 있다; 이 기법은 클라이언트로 하여금 굽힘된 무릎을 자가 치료하는 기법이다.
- 로잉과 사이클링과 같이 굽힘된 무릎 자세를 지속시킬 수 있는 스포츠 활동을 일시적으로 피한다.

안굽이무릎 (Genu Varum)

넙다리뼈의 해부학 축과 정강뼈의 해부학 축 사이에서 형성된 정상 각도는 무릎 안쪽 측면에서 약 195°이다(Levangie와 Norkin 2001). ***"O"자 다리로 알려진***, 안굽이무릎은 무릎의 부정정렬로서, 안쪽정강넙다리 각도가 180° **미만**이다. 이런 자세의 심각도는 양쪽의 안쪽복사뼈를 붙이고 선 자세를 취할 때 양쪽 안쪽넙다리뼈융기 사이의 간격으로 결정된다(그림 8.9b). 안굽이무릎 변형은 편측으로도 발생할 수 있다. 비록 그림 8.9c의 환자가 양쪽 발목을 붙이고 선 자세를 취하지 않았지만, 여러분은 클라이언트에게 약간의 안굽이무릎과 오른쪽 정강뼈의 휘어짐이 있음을 알 수 있다. 자세성 "0"자 다리는 넙다리뼈 안쪽돌림과 발 엎침의 결과로 일어난다(Kendall 등 1993). 자세성 "0"자 다리는 엉덩관절의 안쪽돌림, 무릎 젖힘 및 발 엎침을 가진다.

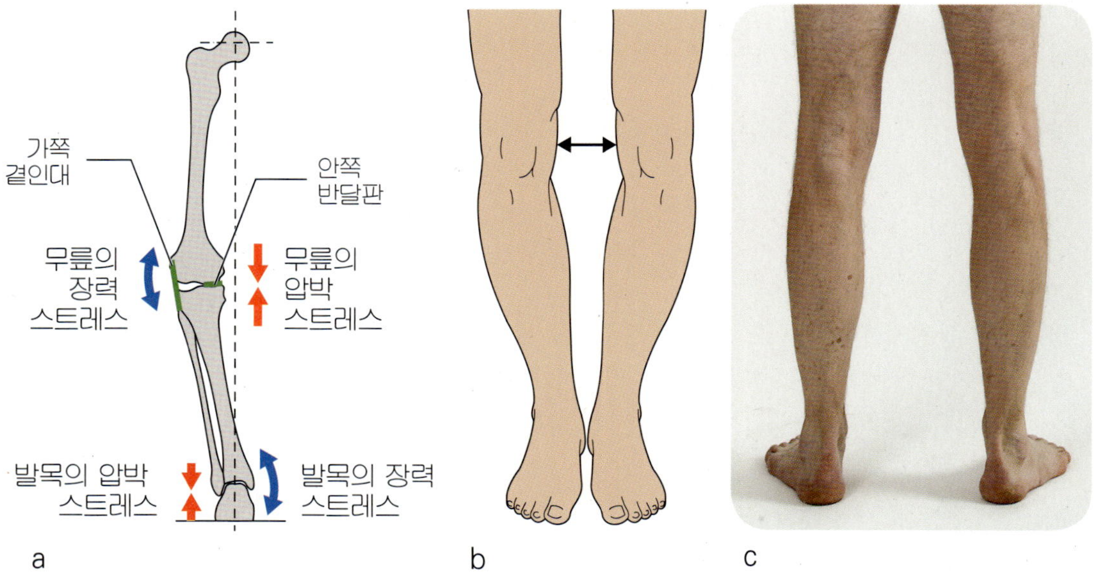

그림 8.9 안굽이무릎: (a) 갭핑과 압박력, (b) 양쪽의 안쪽복사뼈가 서로 닿아 있는 선 자세, (c) 가벼운 안굽이무릎과 오른쪽 정강뼈의 휘어짐.

안굽이무릎의 결과

안굽이무릎 자세에서는 무릎의 가쪽면과 발목의 안쪽면에서 장력 스트레스가 발생하고, 무릎의 안쪽면과 발목의 가쪽면에서 압박 스트레스가 발생한다(그림 8.9a).

이런 스트레인의 결과를 이해하는 하나의 방법은 무릎관절의 가쪽면에서 발생하는 갭핑 운동을 상상하는 것이다(그림 8.9a). 갭핑(gapping)이 일어났다는 것은 가쪽곁인대가 긴장과 약화되어 안정성을 떨어뜨리고 가쪽곁인대의 손상 가능성이 증가되었음을 의미한다. 이때 안쪽반달판이 압박되어 손상이 일어날 수 있다.

수직축인 무릎의 역학적 축은 양쪽 다리로 체중부하했을 때 무릎관절의 중심을 통해 전달된 힘들이 안쪽구획과 가쪽구획을 통해 균등하게 분포되었음을 의미한다. 관절의 부정정렬은 힘의 전달을 무릎의 안쪽면으로 이동시켜, 균형과 보행에 악영향을 미치고, 관절병리를 유발시킬 수 있다. 예를 들어, 몇몇 연구들은 무릎의 부정정렬이 무릎 관절염의 높은 비율과 관련 있음을 발견했다(McWilliams 등 2010). 심한 관절염으로의 관절 진행은 현재의 취약 상태에 좌우된다: 예를 들어, 가벼운 골관절염은 더 많이 손상된 관절보다 부정정렬의 생체역학적 효과에 덜 취약할 것이다(Cerejo 등 2002). 만약 여러분이 그림 8.9a의 역학적 축을 활시위처럼 생각하면, 이 자세가 왜 이런 이름을 얻었는지를 알 수 있을 것이고, 안굽이무릎 자세에서 어떤 것이 약화되는지를 알 수 있을 것이다.

표 8.4에서 알 수 있듯이, 안굽이무릎에서는 특정 근육이 길어지고, 다른 근육이 짧아진다. 허벅지 뒤쪽만을 봤을 때, 여러분은 정상 자세 때보다 엉덩정강띠가 긴장되고 길어지는 것을 볼 수 있고, 반면 두덩정강근과 반힘줄모양근이 단축되는 것을 볼 수 있다. 이것이 일상활동에 큰 영향을 주지 않지만, 스포츠에 참여하는 환자에게 나쁜 영향을 줄 수 있다.

부가적으로, 넙다리네갈래근이 단축될 뿐만 아니라, 안굽이무릎 자세가 무릎뼈에 대한 넙다리네갈래근의 당김 방향에도 나쁜 영향을 준다. 그리고 무릎뼈가 안쪽으로 당기는 경향이 있다. 무릎뼈 당김은 전반적인 무릎 안정성에 중요한 역할을 하고, 이런 무릎뼈 당김 방향의 변화는 뼈의 정상 활주 기전을 파괴하여 무릎 불안정을 초래할 수 있다. 심한 안굽이무릎 자세는 무릎넙다리관절의 퇴행성 변화에 영향을 줄 수 있다.

비정상적인 관절 자세는 무릎의 굽힘과 폄 동안 정강뼈 위에서 일어나는 넙다리뼈의 활주와 구름(롤링)에 나쁜 영향을 줄 것이다. 체중부하 동안, 종아리의 안쪽돌림이 발생할 수 있고, 연이어 보상성 목말밑 엎침이 일어나지 않으면 발의 안쪽면이 바닥으로부터 올림된다. 다른 보상 운동으로는 지면과의 접촉을 다시 얻는 수단으로서 목말뼈의 가쪽번짐과 발목뼈사이관절의 엎침이 일어날 수 있다. 이 자세는 균형에 역효과를 줄 수 있고, 특히 노인층에서 안굽이무릎이 흔하게 발생한다. 안굽이무릎 기형은 안가쪽 방향의 정상 자세동요를 증가시켜, 낙상의 위험을 증가시키는 것으로 알려져 있다(Samaei 등 2012).

표 8.4 안굽이무릎과 관련된 근육 길이

영역	단축된 근육	늘어난 근육
허벅지	넙다리네갈래근 엉덩관절 안쪽돌림근 두덩정강근 반힘줄모양근과 반막모양근	엉덩관절의 가쪽돌림근 반힘줄모양근과 반막모양근에 비해 넙다리두갈래근
종아리	종아리근육	오금근 뒤정강근 긴발가락 굽힘근

팁 [TIP] 엉덩정강띠가 길어질 수 있다.

치료사로서 여러분이 할 수 있는 것

- 넙다리뼈나 정강뼈의 휘어짐과 같은, 뼈 변화가 일어난 지점을 인지하고, 비수술적 중재가 제한됨을 인지한다.
- "0"자 다리가 자세에 의한 것이고 해부학적 변화가 거의 없으면, 이런 자세(예: 침범된 다리쪽으로 체중을 이동하고 바깥쪽으로 무릎이 휘어지도록 하는)가 악화될 때마다 확인하고 피할 수 있도록 클라이언트를 교육한다.
- 특별한 조언을 잘 해주는 족부의사에게 클라이언트의 의뢰를 고려한다. 예를 들어, 무릎의 안쪽구획에서 가쪽구획으로 하중을 이동시키기 위해 인솔을 사용할 수 있다. 이런 인솔은 정강넙다리관절의 각도를 변화시킬 수 있다. 쐐기형의 가쪽 발앞쪽 인솔과 발뒤쪽 인솔이 발 엎침을 촉진하기 위해 사용되었다(Gross 1995).
- 엉덩관절 가쪽돌림근을 강화운동을 위해 운동 전문가에게 클라이언트 의뢰를 고려한다.
- 비록 논란이 있지만, 테이핑이 볼기근 훈련에 도움을 줄 수 있다는 근거가 있다. 여기에 제시된 방법은 Langendoen과 Sertel(2011)에 의해 추천된 것을 바탕으로 한다. 한 번에 하나씩, 2개의 테이프를 몸쪽 허벅지의 앞쪽면에서 각각 부착한 후, 볼기근 섬유의 방향처럼 뒤쪽 방향으로 부착한다(그림 8.10a).
- 무릎관절의 가쪽면에 테이핑을 적용한다. 이것은 일시적인 방법으로서 대개 무릎 통증을 치료하는데 이용된다. 클라이언트에게 감각 피드백을 제공하는데 이런 방법이 유용할 수 있지만, 자세성 안굽이무릎보다 해부학적 안굽이무릎에 대한 효과가 적은 편이다. 무릎 가쪽면의 갭핑을 예방하는 것이 가쪽곁인대 스트레인을 위한 것처럼,

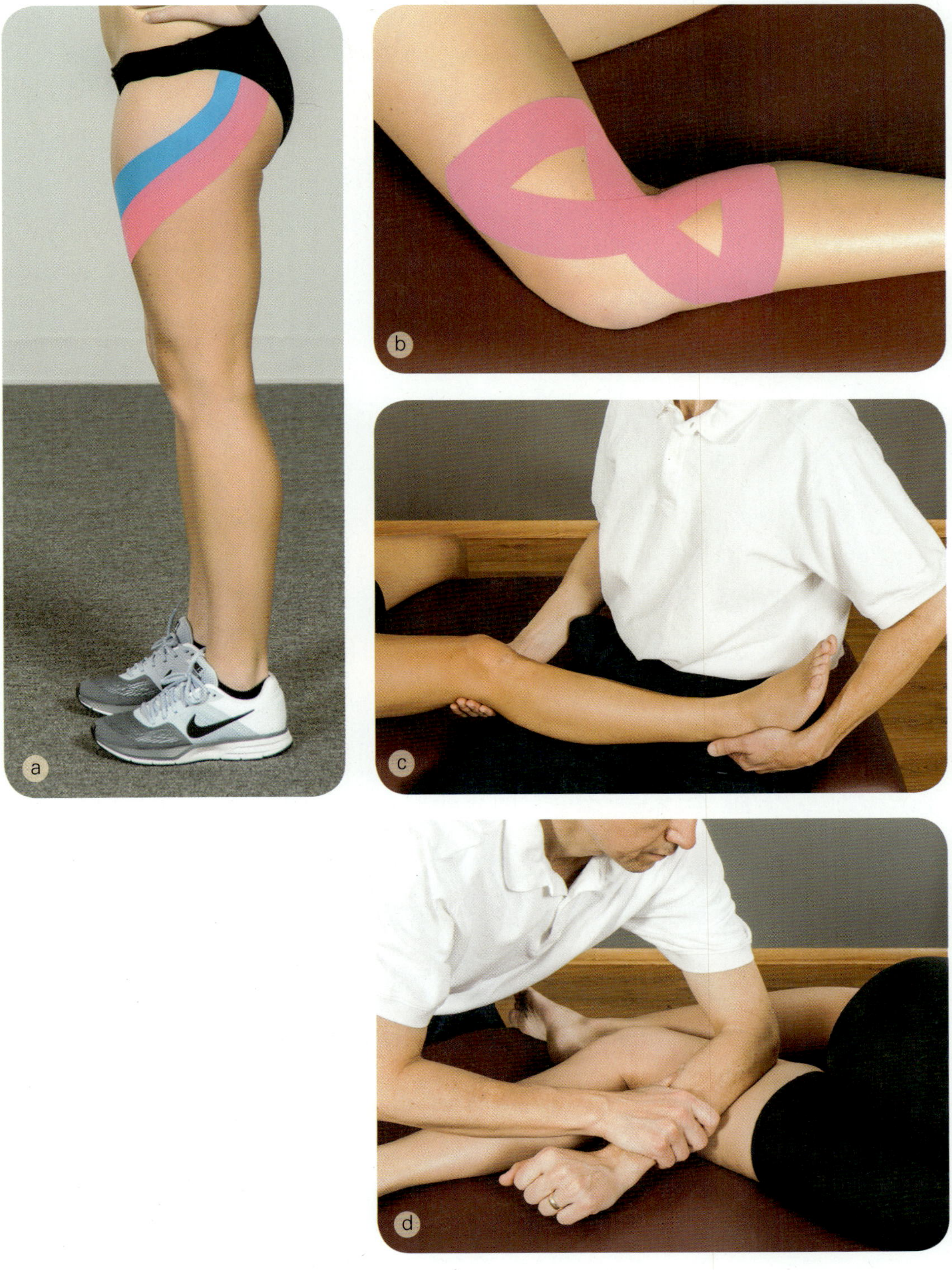

그림 8.10 자세성 안굽이무릎을 위한 치료사 기법: (a) 엉덩관절 가쪽돌림을 촉진하는 볼기근 테이핑, (b) 염좌를 위한 가쪽곁인대 테이핑, (c) 벌림근 스트레칭, (d) 모음근 마사지.

하나의 방법은 테이핑 요법이다. 이 경우에는, 여러분이 무릎 위쪽과 아래쪽에 수평의 고정 스트립을 부착하고, 그 다음에 그것들 사이에 2개의 테이프를 이용하여 십자 형태로 테이프를 부착한다. 이때 가쪽곁인대 위에 십자의 중심이 놓이도록 적용한다 (그림 8.10b). 어떤 치료사는 선 자세의 클라이언트에게 테이핑 요법을 적용하지만, 침범된 쪽 무릎을 위쪽으로 하고 옆으로 누운 자세를 취하는 것이 도움이 된다. 이런 방법에서는, 테이핑을 하기 전에 중력이 무릎 가쪽면의 갭핑을 줄이는데 도움된다.

- 무릎 안쪽면 위에 손 교차 기법과 같은 방법을 사용하는 근막이완술의 가치를 고려한다.
- 엉덩관절 안쪽돌림에 대한 7장의 아이디어를 이용하여, 엉덩관절 안쪽돌림근을 수동으로 스트레칭한다.
- 표 8.4를 이용하여 여러분이 타이트한 것으로 확인했던 부가적인 근육을 수동으로 스트레칭한다. 이것은 넙다리네갈래근과 모음근을 포함하고 있다(그림 8.10c).
- 단축된 근육을 길게 만들기 위해 마사지한다. 여러분이 모음근을 마사지하고자 할 때, 클라이언트를 누운 자세로 마사지를 하면 불편해질 수 있다. 때때로 무릎의 가쪽면이 긴장되기 때문에, 옆으로 누운 자세가 더 선호될 수 있다(그림 8.10d).
- 특별한 균형 훈련을 위해 클라이언트를 물리치료사나 스포츠 치료사에게 의뢰하는 것을 고려해 본다.

클라이언트가 할 수 있는 것

- 안굽이무릎을 악화시키는 선 자세를 확인한다. 가끔 안굽이무릎 서기 자세는 피곤할 때 일어나고, 습관적으로 체중을 한쪽 다리로 이동할 때 일어난다.
- 엉덩관절 안쪽돌림근을 능동으로 스트레칭한다. 이것을 수행하는데 하나의 어려운 점은 이들 근육을 옹호하는 스트레칭의 종류가 무릎 가쪽면의 갭핑을 촉진하기 때문이고 (그림 8.3b), 이것으로 인해 주의깊게 수행할 필요가 있다.
- 엎드린 자세에서 이루어지는 엉덩관절 폄과 브릿지 운동과 같은 운동을 이용하여 가쪽돌림근을 강화한다.
- 엉덩관절 모음근을 스트레칭한다. 그리고 무릎 가쪽면에 스트레칭을 주지 않도록 주의해야 한다.
- 스포츠 활동에 참여할 때 무릎 브레이스 착용을 고려해 본다. 이것은 체중부하로 일어나는 통증을 감소시킬 수 있고, 손상의 기회를 감소시킬 수 있다.

- 만약 가능하다면, 고충격이나 과도한 하중을 요하는 스포츠 활동을 피한다. 왜냐하면 이것이 무릎관절을 통한 스트레스(구조물을 더욱 압박하거나 긴장시킬 수 있는)를 증가시킬 수 있기 때문이다.
- 뒤정강근과 긴발가락근육이 길어진 것으로 확인되면, 이들 근육을 강화한다. 하나의 방법은 부드럽고, 폭이 넓은 스트레칭 밴드를 하는 것이다. 조직을 스트레칭하기 위해 발가락(발목이 아닌)을 이용한다(그림 8.11).
- 발 엎침을 교정하기 위해 족부의사가 추천한 보조기의 사용을 고려한다.
- 자세성 "0" 자 다리를 교정하기 위해, Kendall 등(1993)은 발활을 들어올리기 위해 양 발을 5㎝ 벌리고, 무릎을 약간 이완하고, 궁둥이 근육을 타이트하게 만든 선 자세를 선호한다. 발의 가쪽 가장자리로 체중을 약간 이동하고, 그런 다음 궁둥이 근육을 타이트하게 만들어 다리의 가쪽돌림을 시도하고, 무릎뼈를 정면으로 향하게 만든다.

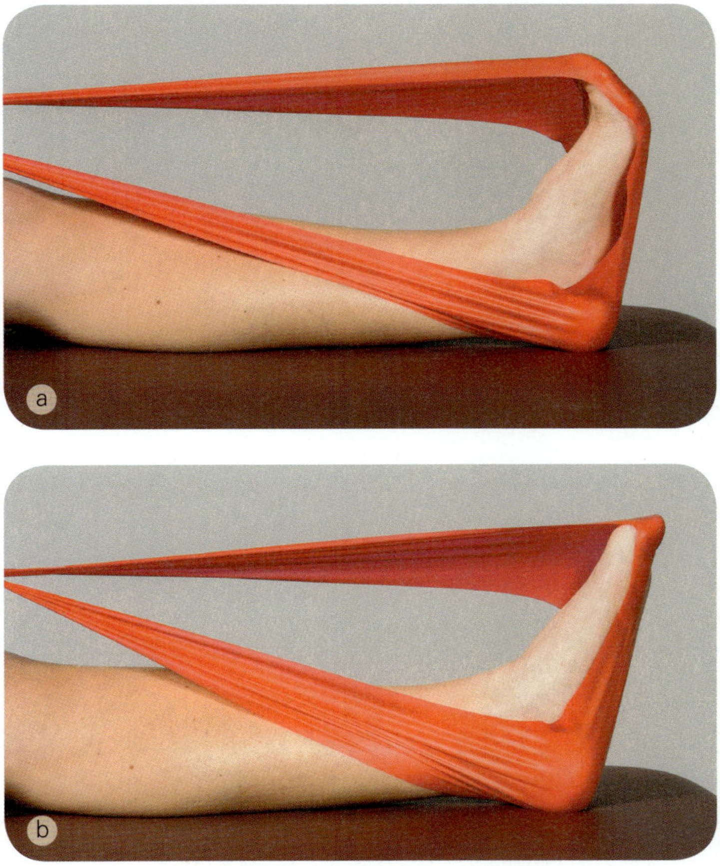

그림 8.11 자세성 안굽이 무릎을 위한 클라이언트의 기법은 뒤정강근과 긴발가락 굽힘근의 강화를 포함하고 있다. 이 근육들을 강화하기 위해 스트레칭 밴드를 발바닥을 따라 배치하고, 밴드를 스트레칭하기 위해 발가락을 이용한다.

밖굽이무릎 (Genu Valgum)

넙다리뼈의 해부학 축과 정강뼈의 해부학 축 사이에서 형성된 정상 각도는 무릎의 안쪽 측면에서 약 195°이다(Levangie와 Norkin 2001). ***"X"자 다리로 알려진***, 밖굽이무릎은 무릎의 부정정렬로서, 안쪽정강넙다리 각도가 195° ***이상***이다(그림 8.12a). 이런 자세의 심각도는 양쪽의 안쪽넙다리뼈융기를 붙이고 선 자세를 취할 때 양쪽 안쪽복사뼈 사이의 간격으로 결정된다(그림 8.12b). 밖굽이무릎 변형은 편측으로도 발생할 수 있다(그림 8.12c).

밖굽이 각도의 증가는 종종 다리길이 차이를 동반하고, 다리가 더 긴 쪽에서 일어난다. 그리고 다리가 긴 쪽의 엉덩뼈가 뒤쪽으로 비틀림된다(Cooperstein과 Lew 2009).

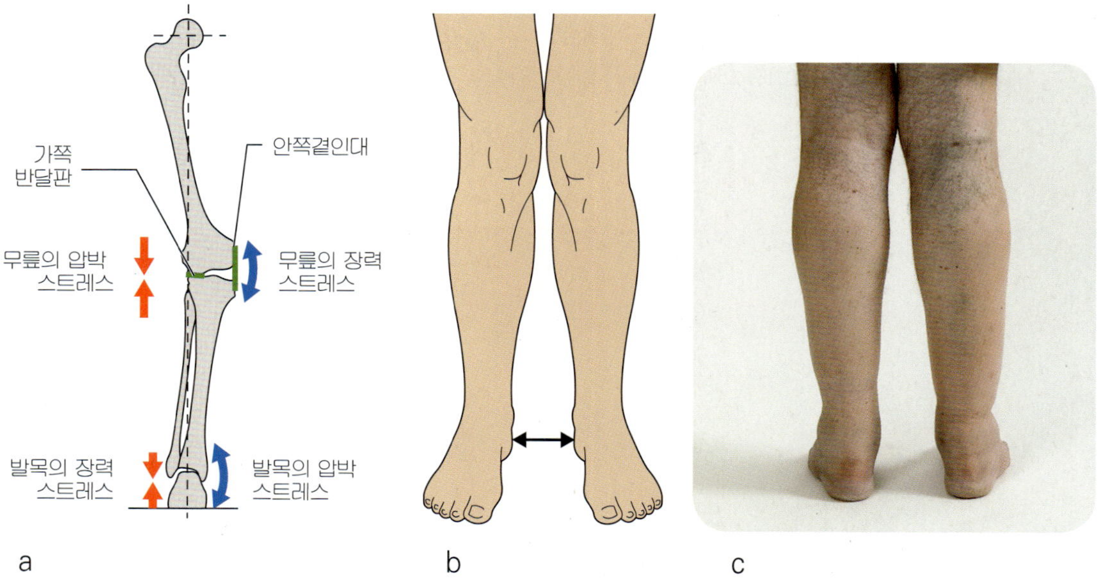

그림 8.12 (a) 밖굽이무릎은 안굽이무릎 자세에서 장력의 힘과 압박의 힘을 보여주고 있다. 밖굽이무릎 자세에서의 무릎관절 갭핑은 안쪽곁인대의 늘어짐과 가쪽반달판의 압박을 보여준다. 환자가 양쪽 안쪽넙다뼈융기를 붙이고 선 자세를 취할 때 밖굽이무릎 변형의 정도는 (b) 양쪽 안쪽복사뼈 사이의 간격으로 관찰된다; (c) 오른쪽 다리의 편측 밖굽이무릎.

팁 [TIP] 엉덩정강띠가 단축될 수 있다. 밖굽이무릎 자세에서, 발의 가쪽가장자리가 바닥으로부터 올림된다. 발의 가쪽번짐이 있을 때 종아리근육이 단축되지만, 가끔 발 자세가 밖굽이무릎을 위해 보상적으로 변한다. 그래서 여러분은 과도한 뒤침을 발견할 수 있다. 밖굽이무릎 자세에서 가쪽 무릎 구조물의 압박 결과로서 정강종아리관절의 불편함이 발생할 수 있다.

밖굽이무릎의 결과

밖굽이무릎 자세에서는 무릎의 안쪽면과 발목의 가쪽면에서 장력 스트레스가 발생하고, 무릎의 가쪽면과 발목의 안쪽면에서 압박 스트레스가 발생한다(그림 8.15a).

이런 자세에서 갭핑이 무릎의 안쪽면에서 일어나고, 안쪽곁인대의 긴장을 증가시킨다(그림 8.12a). 안쪽 곁인대가 약화되어 무릎의 안정성을 떨어뜨리고 안쪽곁인대 손상의 가능성이 증가한다. 이때 가쪽반달판이 압박되어 손상이 일어날 수 있다.

양쪽 다리로 체중부하했을 때 역학적 축을 통해 무릎관절의 중심을 통과한 전달의 힘들은 안쪽구획과 가쪽구획에 균등하게 분포된다. 관절의 부정정렬은 힘의 전달을 무릎의 가쪽면으로 이동시켜, 균형과 보행에 악영향을 미친다. 그리고 변화된 관절 역학은 관절병리를 유발시킬 수 있다. 무릎의 부정정렬은 무릎 관절염의 높은 비율과 관련있음이 발견되었다(McWilliams 등 2010).

두덩정강근, 반힘줄모양근, 넙다리빗근 등이 길어지고 긴장된다. 넙다리근막긴장근과 엉덩정강띠가 가쪽구획의 구조물로서 단축된다(표 8.5 참고).

비정상적인 관절 자세는 무릎의 굽힘과 폄 동안 정강뼈 위에서 일어나는 넙다리뼈의 활주와 구름(롤링)에 나쁜 영향을 줄 것이다. 그리고 무릎뼈가 가쪽으로 당김되는 경향이 있는데, 이것은 뼈의 정상 활주 기전을 파괴시킨다. 이런 변화된 관절 역학은 무릎 기능을 손상시킬 것이다. 심한 밖굽이무릎 자세는 무릎넙다리관절의 퇴행성 변화에 영향을 줄 수 있다. 그리고 고유수용성 감각도 변화되어 균형에 나쁜 영향을 줄 수 있다.

밖굽이무릎은 다른 관절의 자세성 변화와 관련된다. 이런 변화에는 허리뼈의 반대쪽 돌림, 엉덩관절의 과도한 모음과 안쪽돌림, 정강뼈의 가쪽 비틀림, 목말뼈의 안쪽번짐, 목말밑관절이나 발목뼈사이관절의 뒤침, 평발 등이 있다(Riegger-Krugh와 Keysor 1996).

표 8.5 밖굽이무릎과 관련된 근육 길이

영역	단축된 근육	늘어난 근육
허벅지	반힘줄모양근과 반막모양근에 비해 넙다리두갈래근 넙다리근막긴장근 엉덩관절 모음근	두덩정강근 넙다리두갈래근에 비해 반힘줄모양근과 반막모양근 넙다리빗근
종아리	종아리 근육	

치료사로서 여러분이 할 수 있는 것

- 특별한 조언을 제공할 수 있는 족부의사에게 클라이언트를 의뢰한다. 예를 들어, 무릎의 가쪽구획에서 안쪽구획으로 하중을 이동시키기 위해 쐐기형의 인솔을 사용할 수 있고, 정강넙다리관절의 각도를 변화시킬 수 있다. 안쪽 쐐기형 인솔의 사용은 통증을 완화할 수 있고, 밖굽이무릎의 골관절염을 가진 환자의 기능을 향상시킬 수 있다(Rodrigues 등 2008).
- 스트레칭(그림 8.13a)과 마사지와 같은 기법을 이용하여 ITB를 수동으로 스트레칭한다.
- 엉덩정강띠를 이완시키기 위해 수동으로 스트레칭하거나 물렁조직 이완술을 사용한다(그림 8.13b).
- 넙다리근막긴장근의 통증유발점을 치료하기 위해 그리고 조직의 이완과 늘어남을 장려하기 위해 넙다리근막긴장근에 정적 압박을 사용한다(그림 8.2d).
- 단축된 것으로 확인된 두덩정강근을 마사지한다. 만약 여러분이 침범된 다리를 아래쪽으로 배치하고 옆으로 누운 자세로 클라이언트를 치료한다면, 모음근에 쉽게 접근할 수 있지만, 테이블에 의해 무릎이 지지된다(그림 8.13c). 여러분은 무릎관절을 갭핑하지 않고 두덩정강근을 마사지할 수 있다.
- 무릎 안쪽면에 테이핑을 적용하지만, 이것은 일시적인 방법으로서 대개 무릎 통증을 치료하는데 이용되고, 밖굽이무릎을 장기적으로 교정하지 않는다. 테이핑을 적용하는 한 가지 방법은 안쪽곁인대 스트레인을 위한 것처럼, 안쪽곁인대 위에 테이프의 교차 중심을 배치한다(그림 8.13d). 하나의 팁은 클라이언트를 옆으로 누운 자세로 배치하는 것인데, 이때 침범된 다리를 아래쪽에 배치한다. 이런 방법을 할 때 안쪽곁인대가 위쪽으로 배치될 것이지만, 무릎은 테이블에 의해 지지될 것이다. 테이프를 적용할 때 부드럽게 압박을 적용하고, 클라이언트가 편안해 하면 무릎을 중립위로 가져간다.
- 종아리근육과 같은, 단축된 조직을 길게 늘이는데 도움이 되는 수동 스트레칭과 마사지를 사용한다.

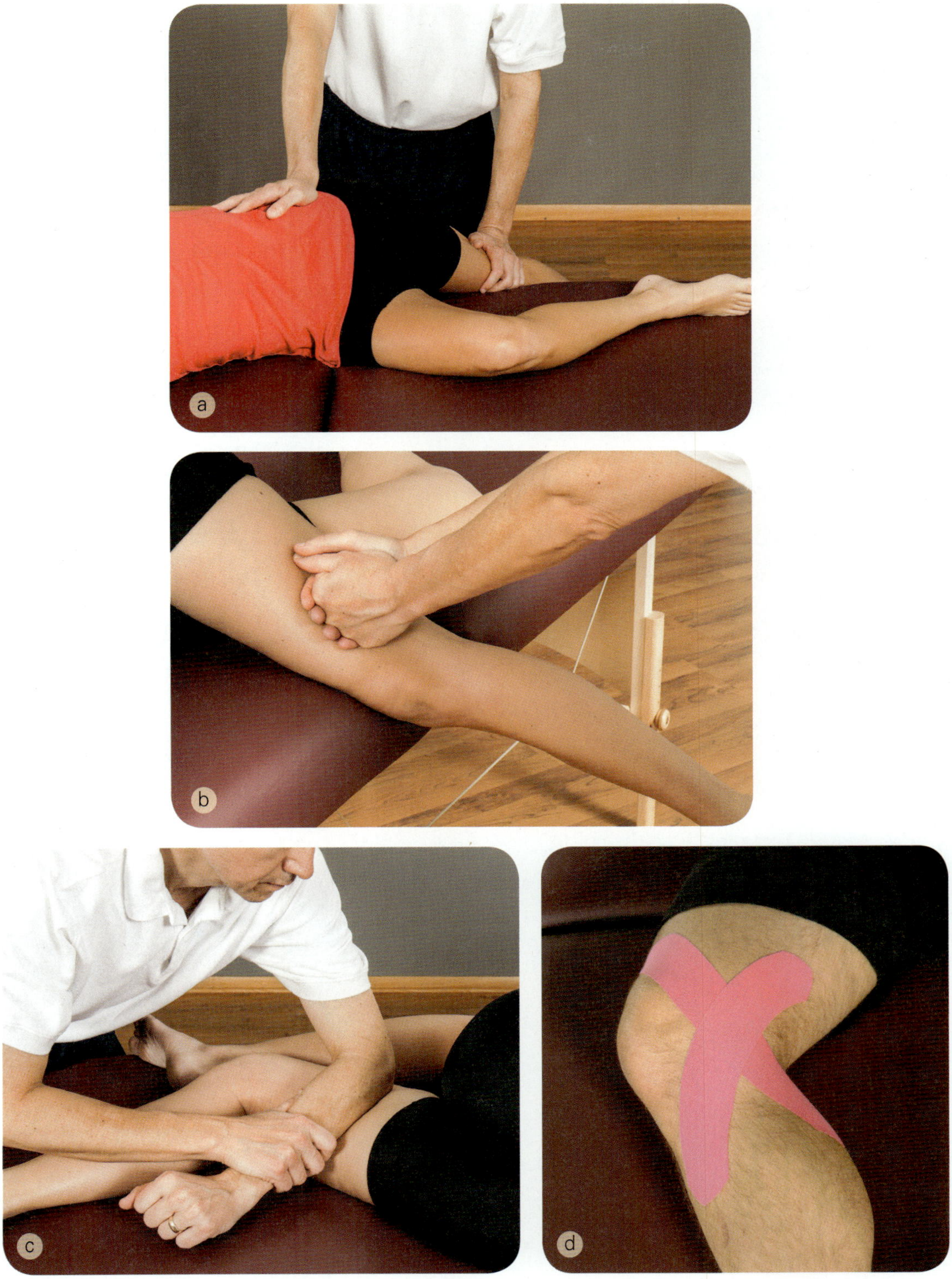

그림 8.13 밖굽이무릎을 위한 치료사의 기법: (a) ITB의 스트레칭, (b) ITB를 위한 물렁조직 이완술, (c) 두덩정강근을 위한 마사지, (d) 무릎 안쪽면에 적용되는 테이핑 요법.

클라이언트가 할 수 있는 것

- 밖굽이무릎을 악화시키는 선 자세를 확인한다. 가끔 밖굽이무릎 서기 자세는 피곤할 때 일어나고, 습관적으로 체중을 한쪽 다리로 이동할 때 일어난다. 앉을 때(그림 8.3a)는 무릎과 발목의 중간면을 긴장시키기 때문에 의자 다리 주변에 발을 두지 않는다.
- 엉덩관절의 모음근과 벌림근을 능동으로 스트레칭한다. 넙다리근막긴장근과 엉덩정강띠가 단축될 수 있지만, 밖굽이무릎 자세를 취할 때 엉덩관절이 모음된다. 그래서 여러분은 엉덩관절 근육을 평가할 필요가 있고, 단축되어 스트레칭되어야 하는 근육을 가이드할 필요가 있다. 무릎을 굽힘한 상태에서 모음근을 스트레칭하는 방법이 다리를 길게 하고 스트레칭하는 것보다 선호된다. 다리를 길게 하고 스트레칭 하면 밖굽이무릎이 더욱 악화될 수 있다. 테니스공을 통증유발점에 적용하고, 넙다리근막 긴장근을 스트레칭하는 방법이 유용할 수 있지만, 임상적으로 볼 때 이것은 많은 클라이언트에게 있어 무릎에 무리를 주지 않고 성공하기에는 어려운 자세일 수 있다(그림 7.15c). 공을 사용하기 전이나 또는 공을 사용하는 동안 클라이언트가 무릎 브레이스를 착용하기 전에 하나의 해결책은 무릎관절에 테이핑하는 것이다.
- 엉덩정강띠의 긴장을 치료하기 위해 폼 롤러를 사용한다(그림 7.15d). 골다공증 환자는 폼 롤러를 사용해서는 안 되는데, 그 이유는 가쪽 허벅지에 상당한 압박이 놓이기 때문이다. 비록 달리기 선수와 정기적으로 스포츠에 참여하는 사람들에 의해 폼 롤러가 유용할 수 있지만, 많은 클라이언트들이 사용하기 어려울 수 있다. 무릎관절을 위해 폼 롤러를 사용하지 않도록 매우 조심해야 한다.
- 만약 가능하다면, 고충격이나 과도한 하중을 요하는 스포츠 활동을 피한다. 왜냐하면 이것이 무릎관절을 통한 스트레스를 증가시킬 수 있기 때문이다.
- 무릎 브레이스가 선택 방법이다. 이것은 체중부하로 인한 통증을 완화시킬 수 있지만, 뼈 구조물을 교정할 수 없다.
- 만약 족부의사가 추천한다면, 보조기(인솔)가 발 엎침을 교정하는 방법으로 선택될 수 있다.

정강뼈 비틀림 (Tibial Torsion)

진짜 정강뼈 비틀림은 정강뼈의 긴축을 중심으로 뼈 자체에서 발생하는 정강뼈의 비틀림이다. 몸쪽 끝단에 비해, 정강뼈의 먼쪽 끝단이 가쪽으로 비틀리고, 정상 서기 자세 때 발가락이 바깥으로 돌아가게 만든다. 비틀림 정도에 대해 동의된 기준이 없다. 왜냐하면, 연구들이 측정할 때 정강뼈의 다른 몸쪽 끝지점과 먼쪽 끝지점을 사용했기 때문이다. 측정하는 하나의 방법은 MRI나 CT 스캔을 몸쪽 끝단(그림 8.14a)과 먼쪽 끝단(그림 8.14b)에 적용한 후, 각 스캔을 이등분하는 선을 그린다. 정강넙다리 각도는 이등분된 선에 의해 형성된 각도이다.

Turner와 Smillie(1981)는 1909년에서 1975년 사이에 수행된 9개 연구를 리뷰하여, 정강뼈 비틀림이 14–23°였다고 보고했지만, 9개 연구들이 서로 다른 측정도구를 사용했기 때문에 비교하기 어렵다. 보다 최근의 연구에서, Strecker 등(1997)은 504개의 정상 정강뼈를 대상으로 했을 때 정강뼈 비틀림이 34.9±15.9였다고 보고했다. Levangie와 Norkin(2001)은 정상인의 정강뼈 비틀림을 20–30°이라고 제안했다.

치료 전에 정강뼈 비틀림을 평가하는 것은 어려운 일이다. 연구마다 정강뼈 비틀림의 각도가 다를 뿐만 아니라, 동일한 사람이라 하더라도 왼쪽 정강뼈와 오른쪽 정강뼈의 비틀림 정도가 다르고, 인종에 따라서도 다를 수 있다는 것이다(Strecker 등 1997; Gandhi 등 2014).

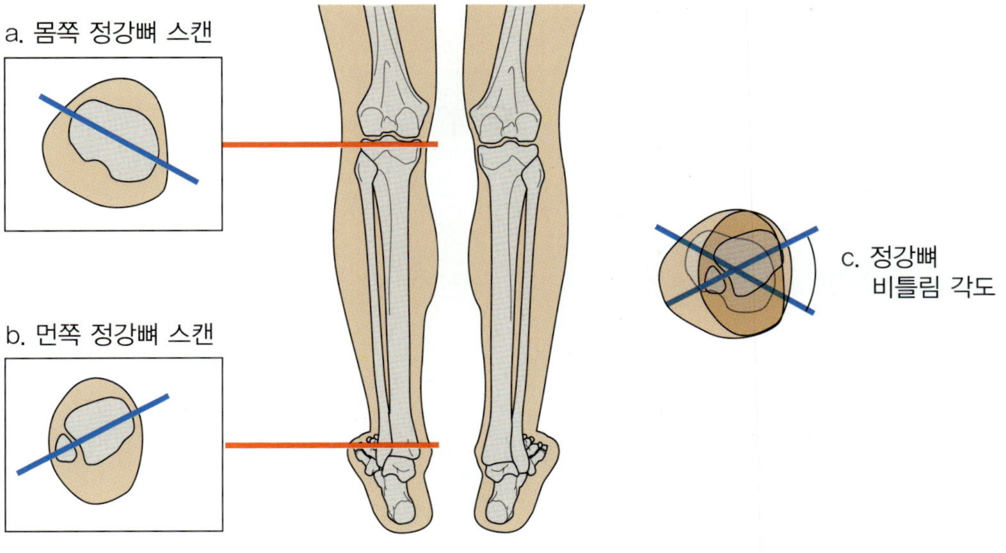

그림 8.14 왼쪽 다리를 이용한 정강뼈 비틀림을 계산하는 하나의 방법: (a) 관절면 바로 먼쪽에 있는 몸쪽 정강뼈의 스캔(이 횡단면 지점에는 종아리뼈가 없다), (b) 관절면 바로 위쪽에 있는 먼쪽 정강뼈. 종아리뼈는 더 작은 뼈처럼 보일 수 있는데, 그 이유는 그것이 이런 횡단면 수준에서 존재하기 때문이다. (c) 정강뼈의 비틀림 각도.

예를 들어, Mullaji 등(2008)은 관절염이 없는 인도의 성인을 대상으로 100개 다리의 정강뼈 비틀림을 연구한 결과, 각도가 21.6±7.6 였다고 보고했다. Mullaji 등은 그룹 사이의 다양성이 문화적으로 취하는 앉기 자세에 때문일 수 있다고 제안했다. 예를 들어, 일본 사람은 전통적으로 무릎을 굽힘하고 발을 안쪽으로 돌림하고 그 발 위에 궁둥이를 올려놓고 앉는다(정강뼈에 **안쪽**돌림의 힘을 가하는). 반면 인도 사람은 주로 양반다리로 앉는다(정강뼈에 **가쪽**돌림의 힘을 가하는).

임상에서는, 정강뼈 비틀림을 다리의 비틀림(즉, 무릎에서의 정강뼈와 넙다리뼈 사이의 돌림과 발목관절에서의 정강뼈와 목말뼈 사이의 움직임)으로 간주한다. 비틀림이 진짜 비틀림(관절과 관계없이 뼈 자체의 비틀림)이든, 아니면 임상적 비틀림(다리 관절의 위치나 진짜 비틀림에 의한 다리의 종축 돌림)이든 간에, 자세 평가로 이것을 확인하기 어렵다. 좋은 출발점은 앞쪽에서 관찰하여 정강뼈거친면이 어디에 위치하는지를 체크하는 것이다. 정강뼈거친면이 정면으로 향하고 대칭적인가? 아니면 안쪽으로 향하거나(안쪽 비틀림) 또는 가쪽으로 향하고 있는가(가쪽 비틀림)? 발의 위치를 관찰한다. 정강뼈의 안쪽비틀림은 발가락이 안쪽으로 향한 것(toe-in)과 관련이 있고, 가쪽 비틀림은 발가락이 가쪽으로 향한 것(toe-out)과 관련이 있다.

그러나 정강뼈가 비틀려 있을 때도 정상의 정강뼈를 가진 것처럼 보일 수도 있다. 그 예는 그림 8.15이다. 언뜻 봤을 때, 환자의 다리가 정상처럼 보인다. 왜냐하면 왼쪽과 오른쪽의 정강뼈거친면이 정면을 향하고 있기 때문이다. 그러나 오른쪽 무릎을 관찰했을 때, 무릎

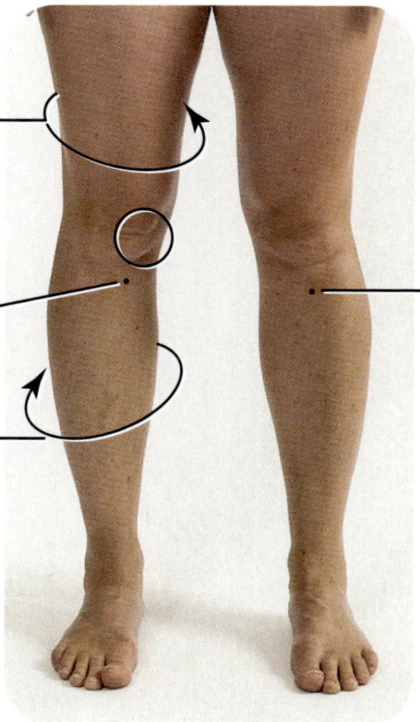

그림 8.15 오른쪽 정강뼈의 가쪽 비틀림을 가진 환자. 그러나 언뜻 보면 정상적인 보인다.

이 정면을 향하고 있지 않았다. 이것은 넙다리뼈가 안쪽돌림되어 있음을 의미한다. 넙다리뼈가 안쪽돌림되면, 발가락이 안쪽으로 돌아갈 것으로 기대할 수 있지만, 클라이언트의 발은 정면을 향하고 있다. 여기에서 발이 정면을 향하려면, 정강뼈가 **가쪽으로** 비틀림되어야 한다. 가쪽돌림이 있는지를 확인하는 하나의 방법은 클라이언트가 할 수 있다면, 클라이언트에게 선 자세를 취하고 발을 정면으로 향하도록 주문하는 것이다. 가쪽 정강뼈 비틀림을 가진 환자가 무릎을 정면으로 향하게 하고 선 자세를 취할 때, 정강뼈의 가쪽 비틀림이 더 뚜렷해지는데, 그 이유는 발이 가쪽으로 돌아가는 자세(toe-out)를 취하기 때문이다.

비록 모든 연구들이 일치하지 않지만, 몇몇 연구는 같은 사람의 왼쪽 다리와 오른쪽 다리 사이에서도 비틀림 정도가 다르다는 것을 확인해 주었다. 왼쪽 종아리에 비해 오른쪽 종아리가 더 많이 가쪽 비틀림되어 있음을 발견했다(Clementz 1988; Mullaji 등 2008). 이런 이유는 아직 밝혀지지 않았다.

정강뼈 비틀림의 결과

보행할 때, 앞쪽으로 스윙하는 다리쪽의 골반과 함께, 골반은 체중부하한 엉덩관절을 중심으로 돌림을 한다. 다리의 여러 관절은 골반과 같은 방향으로 돌림을 한다. 이런 돌림의 크기는 몸쪽에서 먼쪽으로 갈수록 증가하여, 정강뼈의 돌림은 골반 돌림보다 3배 정도 커진다(Inman 1966). 그러므로 이런 돌림은 정상 보행의 일부이고, 그래서 과도한 안쪽돌림이나 가쪽돌림은 이들의 생체역학에 나쁜 영향을 주고, 보행 시 에너지 소비를 증가시킬 것이다.

어떤 근육들은 그들이 통과하지 않는 관절에도 영향을 줄 수 있는 능력을 가지고 있다. 비록 이것에 대한 기전이 명확하게 밝혀지지 않았지만, 근육들이 근막 시스템을 통해 서로 연결되었기 때문일 수 있다. 볼기근과 가자미근은 엉덩관절과 무릎관절 모두에 영향을 줄 것이다. 과도한 정강뼈 비틀림은 이들 근육의 능력을 감소시키는 것으로 밝혀졌고, 보행 시 엉덩관절과 무릎관절의 폄이 감소되었다(Hicks 등 2007).

특정 스포츠는 이런 자세를 더욱 악화시킬 수 있다. 예를 들어, 골퍼는 몸 전체, 특히 다리의 관절과 그들의 물렁조직을 통해 돌림과 관련된 자세를 발달시킨다. 골프 고유의 축성운동(pivoting movement)은 고정된 다리쪽 정강뼈 비틀림의 가능성을 증가시킨다. 예를 들어, 오른쪽으로 클럽을 스윙하기 위해 상체를 시계방향으로 돌림하는 것은 지면에 고정된 왼쪽 엉덩관절의 안쪽돌림과 오른쪽 종아리의 안쪽 비틀림을 일으킨다.

정강뼈의 비틀림은 넙다리뼈에 대한 반달판의 위치를 변화시키고, 또 무릎뼈의 당김 방향을 변화시킨다. 궁극적으로, 그것은 무릎관절을 통해 힘들이 어떻게 전달되는지에 영향을 준다. 이것들은 정강뼈 비틀림이 조기 발생 관절염, 류마티스성 관절염, 밖굽이무릎과 안굽이무릎과 연관되는 이유들이다. 무릎관절의 부정정렬은 무릎 손상의 위험을 증가시킬 수 있다.

(계속)

정강뼈 비틀림의 결과 *[계속]*

임상적인 정강뼈 비틀림도 발과 발목에 영향을 준다(표 8.6 참고). 가쪽 정강뼈 비틀림은 가쪽돌림의 발 자세, 뒤침 증가, 발꿈치 안쪽번짐, 그리고 안쪽세로발활의 증가와 연관된다. 안쪽 정강뼈 비틀림은 발의 안쪽돌림과 관련된다. 발의 안쪽돌림(toe-in)은 보행할 때 어색함을 일으킬 수 있다. 그리고 목말밑관절의 엎침 증가, 발꿈치의 가쪽번짐, 안쪽세로발활의 감소 등이 일어난다. 이런 변화는 통증을 일으키고, 균형을 감소시키고, 보행에 나쁜 영향을 준다. 발과 발목의 비정상 관절 자세는 스포츠 활동에 나쁜 영향을 줄 것 같고, 몇몇 경우에는 조기 관절 퇴행성에 영향을 줄 것이다. 특히 강한 충격을 반복적으로 사용하는 스포츠나 직업에서 더욱 그러할 것이다. 836명 환자의 연구에서, Turner와 Smillie(1981)은 정강뼈의 가쪽 비틀림이 폄근 장치의 병변을 가진 환자(특히, 불안정한 무릎넙다리관절과 Osgood-Schlatter 질병)와 관련이 있다는 것을 발견했다. 이런 질환이 정강뼈 가쪽비틀림의 증가를 발달시켰는지 아니면, 기존의 증가된 정강뼈 비틀림이 무릎넙다리관절의 불안정과 Osgood-Schlatter 질병을 유발시켰는지는 알 수 없다. 반대로, 안쪽번짐된 발을 가진 환자(정강뼈 안쪽 비틀림과 관련되어)는 15-20m를 달리기할 때 이점을 가진다. 그 이유는 이런 자세가 짧고 빠른 보폭을 촉진하기 때문이다. 이론적으로 정강뼈 안쪽 비틀림은 뒤넙다리근을 단축시켜, 넓은 보폭을 제한한다. 움직일 때 지면반발력이 더 커지고, 이것이 동적 균형을 향상시킬 수 있다(Bloomfield 등 1994).

정강뼈 비틀림이 골반의 움직임에 영향을 주고 또 골반의 움직임에 영향을 받기 때문에, 다리 근육에 불균형이 있을 수 있는데. 이런 불균형은 개인에 따라 다양하게 나타날 수 있다. 표 8.6의 근육들은 단지 기본적인 정보만 제공한다. 정강뼈 비틀림에 관여된 돌림 움직임의 정도가 작기 때문에, 이 자세에서 근육 길이의 변화가 크지 않다. 관절 위치와 인대와 관절 구조물의 효과가 근육 길이보다 더 큰 영향을 줄 수 있다. 십자인대, 곁인대, 뒤안쪽 관절주머니, 뒤가쪽 관절주머니 및 오금근힘줄, 반달판 등과 같은, 많은 구조물이 무릎 돌림을 체크하는데 영향을 준다(Levangie와 Norkin 2001). 이들 구조물은 관절의 비틀림(정강뼈 자체의 비틀림 보다)이 증가될 때 영향을 받을 것이다. 표 8.7에 목록된 근육들의 변화는 작지만, 약간의 변화가 일어날 것이다. 예를 들어, 뒤넙다리근의 먼쪽 부착점은 정강뼈가 안쪽이나 가쪽으로 돌림할 때 다시 순응할 것이다.

표 8.6 정강뼈 비틀림과 이에 상응하는 발의 변화

	정강뼈 가쪽 비틀림	정강뼈 안쪽 비틀림
발 자세	가쪽 발가락(toe-out)	안쪽 발가락(toe-in)
발 변화	목말밑관절의 뒤침 증가	목말밑관절의 엎침 증가
	발꿈치의 안쪽번짐	발꿈치의 가쪽번짐
	안쪽세로활의 증가	안쪽세로활의 감소

표 8.7 정강뼈 비틀림 증가와 관련된 근육 길이

비틀림의 방향	단축된 근육	늘어난 근육
가쪽 비틀림	반힘줄모양근과 반막모양근에 비해 넙다리두갈래근 엉덩정강띠 넙다리빗근 발의 엎침과 관련된 근육과 인대	넙다리두갈래근에 비해 반힘줄모양근과 반막모양근 오금근 발의 엎침과 관련된 근육과 인대
안쪽 비틀림	넙다리두갈래근에 비해 반힘줄모양근과 반막모양근 오금근 발의 뒤침과 관련된 근육과 인대	반힘줄모양근과 반막모양근에 비해 넙다리두갈래근 넙다리빗근 엉덩정강띠 발의 뒤침과 관련된 근육과 인대

치료사로서 여러분이 할 수 있는 것

도수치료는 임상성 정강뼈 비틀림을 치료하는 데 유용할 수 있고(엉덩관절, 무릎관절, 발목관절 및 발의 올바른 정렬을 촉진함으로서), 진짜 정강뼈 비틀림을 치료할 때 도움을 주지 못할 것이다. 본 단락은 임상성 정강뼈 비틀림의 교정에 초점을 맞추고 있다.

- 여러분이 관찰한 자세의 비대칭이 정강뼈 비틀림의 결과인지를 확인한다. 그리고 비수술적 중재가 비효율적인지도 확인한다.
- 정강뼈 비틀림을 악화시키는 자세를 클라이언트가 확인하고 피할 수 있도록 돕는다.
- 보조기가 클라이언트에게 유익하다고 조언해 줄 수 있는 족부의사에게 의뢰한다.
- 정강뼈가 중립위가 되도록 테이핑을 적용한다. 그러나 이런 테이핑 요법은 일시적인 방법이다. 그림 8.16에서처럼 무릎 앞쪽을 가로지르는 나선형으로 테이핑을 적용한다. 무릎

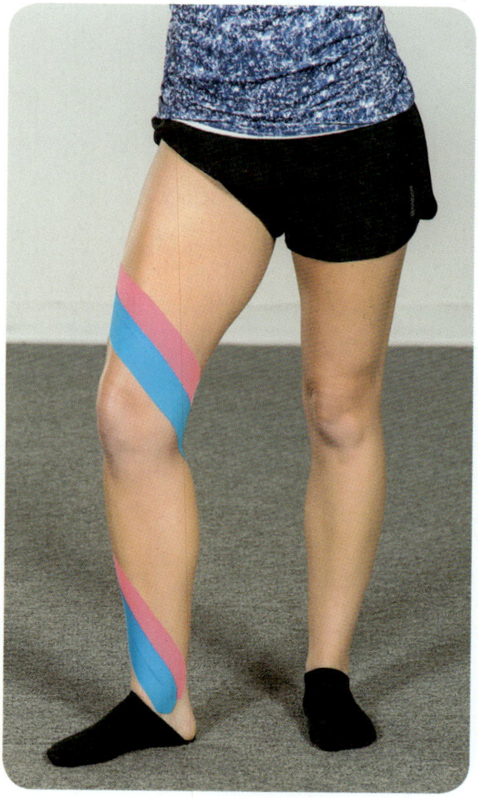

그림 8.16 정강뼈 테이핑은 정강뼈 안쪽 비틀림과 관련된 증상을 완화시키는 일시적인 기법이다.

뒤에서 대각선으로 테이핑을 적용하고, 허벅지를 가로질러 적용한다.

- 여러분이 엉덩관절, 발목관절 및 발에서 찾아낸 근불균형을 치료하고, 클라이언트에게 이들 근불균형을 교정하는데 도움을 줄 수 있는 스트레칭이나 운동을 제공한다. 발에 대한 단락이 특별히 흥미로울 수 있다.

클라이언트가 할 수 있는 것

- 정강뼈 비틀림에 영향을 주는 자세를 피한다. 예를 들어, 엎드려 잠자는 자세는 발 위에 궁둥이를 배치하고 앉는 일본식 앉기 자세처럼, 정강뼈의 안쪽 비틀림을 장려한다. 그래서 정강뼈 안쪽 비틀림을 가진 사람은 이들 자세를 피해야 한다. 그러나 이들 자세가 정강뼈 **가쪽** 비틀림의 클라이언트에게 안쪽 비틀림을 일으킬 수 있는가? 반대로 "W"자 앉기 자세는 정강뼈의 가쪽 비틀림을 촉진한다. 이 자세가 정강뼈 **안쪽** 비틀림의 클라이언트에게 가쪽 비틀림을 일으킬 수 있는가?
- 이론적으로, 돌림요소가 많은 스포츠 활동(예: 골프, 포환던지기, 창던지기 등)에 참여하는 클라이언트는 신체 좌우를 균등하게 발달시키는 노력을 해야 한다. 그러나 사람들이 신체 한쪽만을 사용하는 경향 때문에, 이것을 수행하기가 쉽지 않고, 또 수년 동안 편측 사용을 했기 때문이다. 그래서 동일한 결과를 얻기 위해, 비우성쪽 신체의 움직임을 반복하려는 시도는 비현실적일 수 있다.
- 전문가들이 권장한 브레이스나 보조기의 착용을 고려한다.
- 여러분이 엉덩관절, 발목관절 및 발에서 찾아낸 근불균형을 치료한다. 특히 발에 대한 단락이 특별히 흥미로울 수 있다.

평발 (Pes Planus)

"*flatfoot*"으로도 불리는 평발은 정상적인 세로발활의 높이가 소실되어, 발바닥이 지면에 닿는 형태이다(그림 8.17c). 체중부하 때와 비체중부하 때 모두 평발이 나타나는 경우를 ***강직성 평발***이라고 한다. 그런 선 자세일 때 발활이 감소되었다가 비체중부하 때 발활이 원래대로 높아지면, ***유연성 평발***이라고 부른다. 이 자세에서, 목말뼈가 발꿈치뼈 위에서 안쪽으로 활주하기 때문에 과도한 엎침이 일어나고, 발바닥이 지면에 닿는다. 이것은 족적 형태에 의해 반영된다(그림 8.17d). 발바닥의 많은 부분이 지면에 닿기 때문에 정상보다 지면에 닿는 발의 면적이 커진다. 평편해진 발의 모양이 이런 환자를 확인하기 쉬운 자세를 만든다(그림 8.17e).

평발은 발배뼈가 Feiss 선 아래에 위치할 때를 의미한다. 여기에서 Feiss 선은 안쪽복사뼈의 꼭대기를 1번 발허리뼈바닥에 연결하는 가상의 선이다(정상의 발에서, 그림 8.17a).

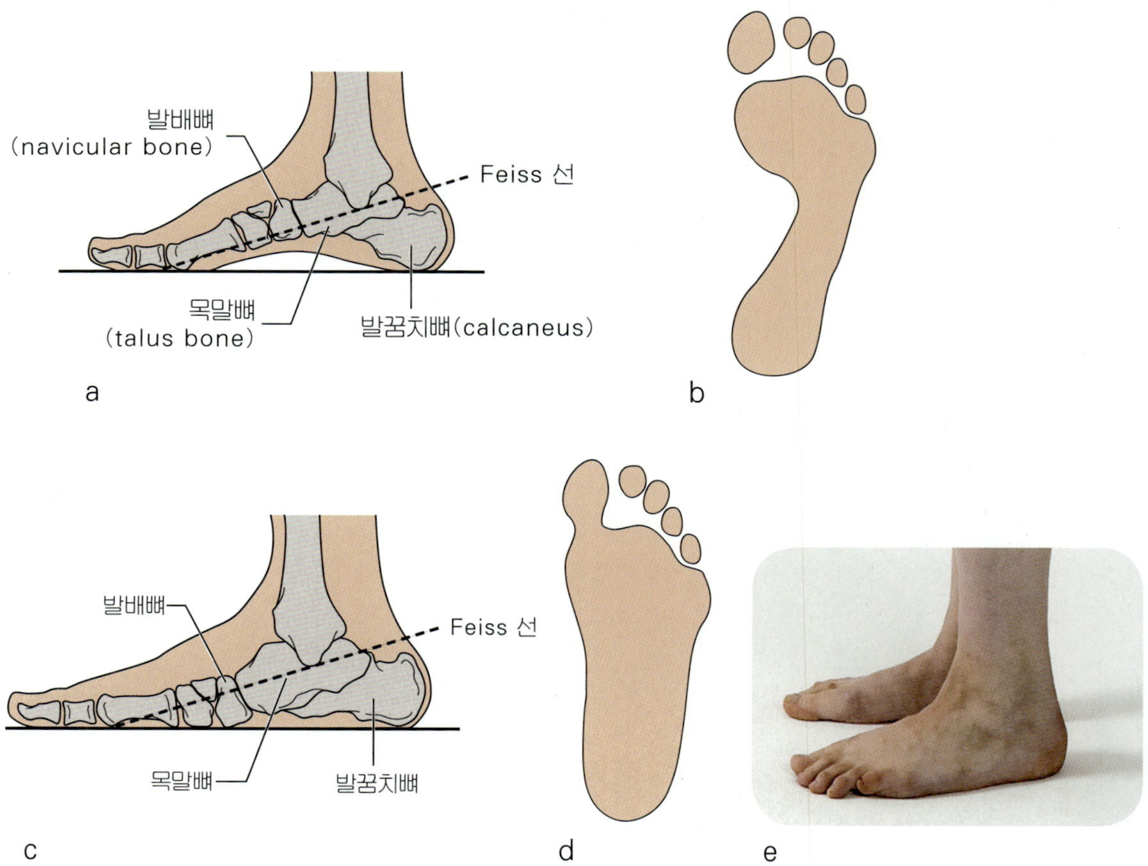

그림 8.17 (a, b) 정상 발; (c, d, e) 평발.

발이 평편해지는 것 이외에, 여러분이 뒤쪽에서 환자를 관찰할 때, 여러분은 발가락이 가쪽으로 이동하는 것을 확인하게 되고, 또 발꿈치뼈가 엎침되기 때문에 발목이 안쪽으로 떨어지는 것을 확인할 수 있다(밖굽이발 자세). 발뒤쪽의 밖굽이 각도가 4–6°일 때 가벼운 평발로 간주되고, 6–10°일 때 중등도의 평발로 간주되고, 또 10–15°일 때 심한 평바로 간주된다(Magee 2002). 발꿈치 엎침에 대한 정보를 더 알고 싶으면, "밖굽이발"의 단락을 참고하기 바란다.

팁 [TIP] 근육이 길어지는 것 이외에, 인대와 발바닥근막의 과도 스트레칭이 일어난다.

평발의 결과

발활(족궁)은 보행시 충격을 흡수하고 힘을 분산하는데 꼭 필요한 스프링 기전을 제공한다. 발활의 소실은 충격 흡수의 감소를 의미하고, 이것으로 인해 발, 발목 및 다리뼈들의 스트레스 손상이 발생할 수 있다. 몇몇 경우, 이런 자세는 균형과 안정성에 문제를 일으킬 수 있다. 그러나 군인을 대상으로 한 연구에 따르면, 평발을 가진 사람에게서 손상이 증가됨을 확인하지 못했다.

중간입각기 동안에는 목말뼈에서 약간의 뒤침이 일어나고, 발떼기 동안에는 약간의 뒤침이 일어난다. 정강뼈는 안쪽돌림함으로써 엎침에 반응하고, 가쪽돌림함으로써 뒤침에 반응한다. 올바르게 배치되지 못했거나 기능이 부적절하게 수행한 목말뼈는 정강뼈의 기능을 방해하고, 다리 전체의 운동사슬에 나쁜 영향을 준다. 평발을 가진 사람은 어색하고 충격이 심한 보행을 하고, 무릎 굽힘이 악화되고 발꿈치에 체중부하가 커져서 근육의 활동 요구가 증가된다(Whitman 2010). 보행 시 발 근육의 긴장 증가가 평발 환자에게서 나타나는데, 이것은 평발 환자가 장시간 보행했을 때 왜 통증을 경험하게 되는지를 설명해 준다(Fan 등 2011).

유연성 평발을 가진 사람은 망치발가락과 발가락이 중첩된 현상을 더 많이 가질 것 같다(Hagedorn 등 2013). 이들은 특정 신발의 형태를 신을 때 불편하거나 어려움을 가질 수 있다.

심한 평발을 가진 사람은 통증을 가진다. 발꿈치, 발활과 발목, 그리고 발의 가쪽면을 따라 발생하는 통증 이외에, 정강뼈에서 통증이 발생할 수 있고, 심지어 허리, 엉덩관절 또는 무릎관절의 통증도 가질 수 있다(American College of Foot and Ankle Surgeons 2014a). 뒤정강근 힘줄에서 통증과 부종이 발생할 수 있고, 달리기 뿐만 아니라 보행 및 서기 자세 동안에도 통증이 발생할 수 있다(American Academy of Orthopedic Surgeons 2014).

평발 자세는 발바닥널힘줄과 발의 내재근 및 인대를 스트레칭하고 약화시킨다. 발 인대의 느슨함으로 인한 과가동성 환자는 발, 발목 및 종아리의 통증 뿐만 아니라 약증을 가진다(Tinkle 2008).

후천성 평발 환자에게서 채취한 뒤정강근 힘줄의 샘플에 따르면, 힘줄을 파괴하거나 약화시키는 효소가 있음이 발견되었다(Corps 등 2012). 뒤정강근의 기능부전은 정강뼈와 목말뼈의 안쪽 비틀림을 일으키고, 안쪽발활의 높이를 감소시킨다. 시간이 경과하면, 이것으로 인해 발목의 변형이 발생할 수 있고, 결국에는 발꿈치뼈가 종아리뼈에 부딪혀 통증이 발생한다(Myerson 1996).

표 8.8 평발과 관련된 근육 길이

	단축된 근육	늘어난 근육
깊은층	n/a	발바닥 내재근 뒤정강근의 힘줄 긴발바닥근
얕은층	과도한 엎침에 의한 종아리근육	n/a

치료사로서 여러분이 할 수 있는 것

- 평발이 구조적 이상으로 인한 것이라면 강직성 평발로서 도수치료가 비효율적임을 인지한다. 여러분의 주된 치료 목표는 유연성 평발로서, 발에 하중이 가해질 때 과도한 엎침을 예방하는 것이다. 이것은 발꿈치뼈의 밖굽이(가쪽번짐)를 조절함으로서 달성될 수 있다(Levangie와 Norkin 2001). 본 책의 "밖굽이발" 단락을 참고하기 바란다.
- 보조기 사용에 대해 조언을 제공할 수 있는 족부의사에게 클라이언트를 의뢰한다. 보조기 사용이 기능과 보행시 에너지 비용을 향상시킨다는 근거가 충분히 있지만, 보조기의 사용으로 통증이 발생하고, 발뒤쪽의 가쪽번짐이 감소하고, 하중과 충격의 힘이 변화하고, 발뒤쪽의 가쪽번짐과 안쪽번짐 운동이 감소한다는 근거는 거의 없다(Banwell 등 2014).
- 발 뼈들의 위치 변화가 다리 뿐만 아니라, 전신 운동사슬에 어떤 영향을 제공하는지를 안다. 클라이언트는 발 치료의 결과로서 증상의 완화나 악화를 경험할 것이다.
- 발 체조로 알려진, 발 숙련성 운동이 발 내재근의 근력강화에 도움을 주는 것으로 알려져 있다. 그러나 이들 운동은 일반적인 운동보다 효율적이라고 밝혀지지 않았다(Hartman

등 2009).

- 클라이언트에게 발꿈치 들어올리기와 같은, 발바닥굽힘근을 강화시키는 운동을 가르쳐 준다.
- 본 책의 적절한 단락을 참조하여 다리 전체의 자세 변화를 치료한다.

클라이언트가 할 수 있는 것

- 발 근육의 잘못된 자세 활동으로 인한 평발을 치료하는 하나의 방법은 발바닥이 지면에 닿아 있을 때 다리를 가쪽으로 돌림하는 것이다(Perkins 1947). 클라이언트에게 이것을 더 잘 설명하기 위해, 발활이 올라가는 것을 느낌을 가질 수 있도록 여러분 스스로 이것을 수행하길 원할 것이다. 맨발로 서서 궁둥이 근육을 수축함으로써 안쪽발활을 의식적으로 들어올린다.
- 발가락으로 연필을 집거나 타월을 잡아당기는 것과 같은 운동을 통해 발 내재근을 강화한다.
- 어떤 클라이언트는 운동의 효율성이 나쁘다는 근거에도 불구하고, 유연성 평발을 위해 처방되는 발 체조를 재미있게 시도한다. 발 체조에 이용되는 운동의 종류로는 발과 발가락으로 끈의 매듭을 매는 동작, 발가락으로 컵을 들어올리는 동작, 파트너와 함께 막대나 연필을 앞뒤로 패스하는 동작, 발가락으로 종이컵을 유지하는 동작, 작은 물건을 집어들기 위해 다른 발의 발가락을 이용하는 동작, 컵 안에 그것을 폐기하는 동작, 작은 후프를 집어들어 막대기 안에 그것을 넣는 동작 등이 있다.
- 정상 상태로 균형을 유지하고, 발가락끝으로 균형을 유지한다.
- 흙, 모래 및 풀과 같이 다양한 지면 위에서 맨발로 걷는다.
- American College of Foot and Ankle Surgeons(2014b)는 장기간의 보행과 서기 자세를 줄이는 것과 체중을 줄이는 것을 권장한다. 이런 조언은 자세 교정보다는 이런 자세로 인한 통증을 감소시키는데 도움이 될 수 있다.
- 평발이 뒤정강근의 기능부전으로 발생했다면, 족부의사에 의해 추천되었던 보조기에 잘 적응할 수 있도록 평편하고 끈을 묶는 신발을 신는다(Kohls-Gatzoulis 등 2004).

까치발(요족) (Pes Caves)

까치발의 경우(발활이 높은 경우), 발꿈치가 뒤침되고, 정상 발(그림 8.18a)보다 발활이 높다(그림 8.18c). 대개 까치발의 경우에는 발뒤쪽이 안쪽번짐되고, 1번 발허리뼈가 발바닥굽힘되고, 발안쪽이 모음되고 갈퀴발가락이 된다(Burns 등 2007). 까치발의 족적은 정상 발을 가진 사람(그림 8.18b)보다 지면과 접촉하는 부위가 감소된다(그림 8.18d). 이런 자세를 관찰했을 때, 갈퀴발가락이 나타나고, 발앞쪽이 벌어지고, 발활이 높아진다. 환자를 뒤쪽에서 관찰할 때 발꿈치뼈가 뒤침되는 것(안굽이발)을 볼 수 있다.

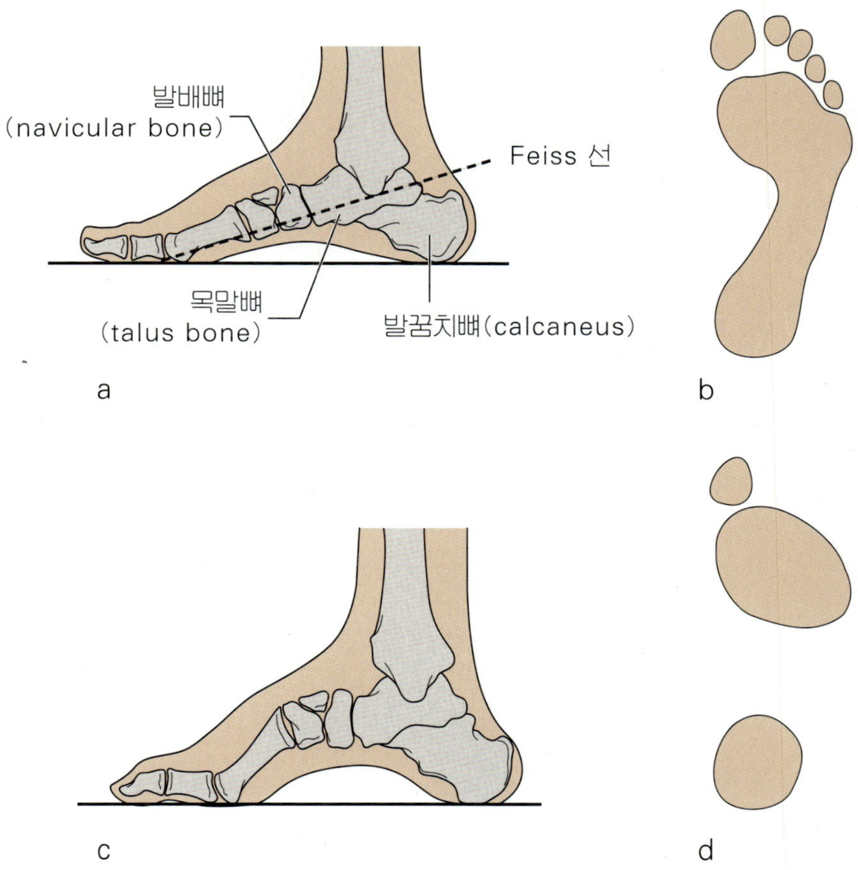

그림 8.18 (a, b) 정상 발과 그의 족적; (c, d, e) 까치발과 그의 족적.

팁 [TIP] 세로발활이 높으면, 발활의 각 끝단이 함께 모여지고, 발바닥근막이 단축된다.

까치발(요족)의 결과

발 언덕(foot ball) 부위에 압박이 증가된다. 까치발을 가진 사람은 망치발가락이나 갈퀴발가락을 가지는 경향이 있다; 발 언덕, 발의 측면 및 발꿈치 부위에 굳은살이 있다; 선 자세를 취하거나 보행을 할 때 통증이 발생한다; 그리고 발꿈치가 안쪽으로 경사져서 발목 염좌 손상의 위험이 증가되는 것 같다(American College of Foot and Ankle Surgeons 2014a).

까치발을 가진 사람은 신발을 맞추기가 어렵고, 보행 동안 감소된 내성을 가진다(Burns 등 2007). 발활이 높은 달리기 선수는 발목 손상, 뼈 손상 및 가쪽 손상의 높은 유병률을 가지게 된다(Williams 등 2001).

발허리뼈에서의 발활 소실로 인해 발허리뼈머리 밑에서 통증성 굳은살이 발생할 수 있고, 발목뼈 부위에서 골관절염성 변화가 발생할 수 있다(Magee 2002).

목말밑관절과 가로발목관절이 뒤침으로 잠기게 되면, 충격 흡수 능력이 떨어지고, 발 뒤쪽의 뒤침이 종아리에 돌림성 스트레스를 일으킬 수 있다(Levangie와 Norkin 2001). 평발과 마찬가지로, 발 기능의 변화가 다리 전체의 운동사슬에 영향을 준다.

표 8.9 까치발과 관련된 근육 길이

	단축된 근육	늘어난 근육
얕은층(superficial)	갈퀴 발가락이 있으면, 관련된 발가락 폄근이 단축됨	n/a
깊은층(deep)	발내재근의 단축	n/a

치료사로서 여러분이 할 수 있는 것

- 까치발이 신경학적 문제로 인한 것인지를 확인한다. 그렇다면 도수치료는 비효율적일 것이다. 몇몇 연구에 따르면, 보조기 이외 까치발에 대한 치료의 효율성에 대한 근거가 없다고 했다(Burns 등 2007).
- 족부의사에게 클라이언트의 의뢰를 고려한다. 보조기, 신발 수정 및 브레이싱이 도움이 될 수 있다(American College of Foot and Ankle Surgeons 2014a). 맞춤용 보조기가 뚜렷한 장점을 제공하는 것으로 확인되었다(Burns 등 2007).
- 발 뼈들의 위치 변화가 다리 뿐만 아니라 전신의 운동사슬에도 영향을 줄 수 있음을 안다. 클라이언트는 발 치료의 결과로서 증상의 완화나 악화를 경험할 것이다.

- 장딴지근의 스트레칭이 까치발에 유용한 비수술적 중재로서 인정되어 왔다(Manoli 등 2005).
- 본 책의 적절한 단락을 참고하여, 다리 전체의 자세 변화를 치료한다.
- 비록 마사지(그림 8.19a)와 발가락의 수동 발등굽힘(그림 8.19b)을 이용한 발바닥 근막의 스트레칭이 어느 정도 통증 완화를 제공할 수 있지만, 그것이 까치발에 영향을 준다는 근거는 거의 없다.
- 발꿈치뼈 뒤침의 교정을 위해 "안굽이발" 단락을 참고하기 바란다.

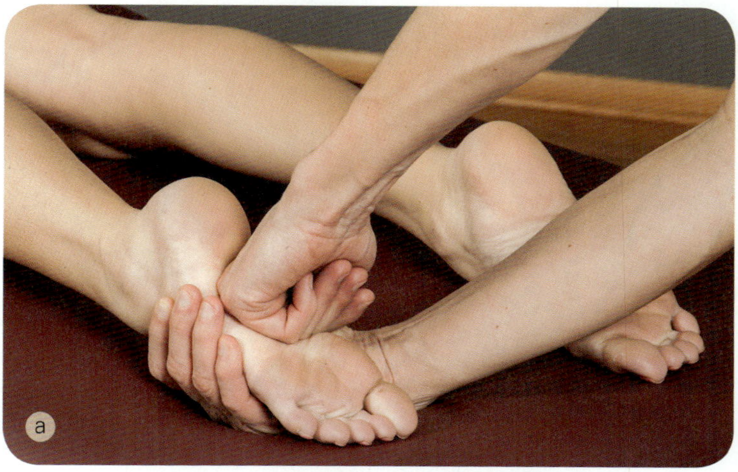

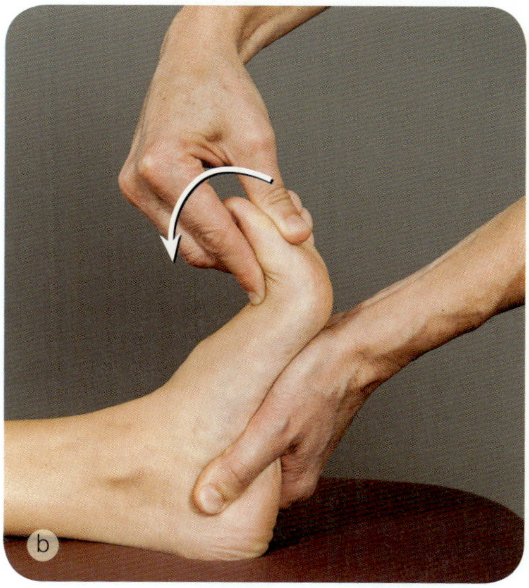

그림 8.19 까치발을 위한 치료사 기법: (a) 마사지를 이용해 발바닥의 물렁조직을 스트레칭한다. (b) 발가락의 수동 발등굽힘이 이론적으로 이 조직들을 길게 늘이는데 도움을 주지만, 효과는 실체가 없다.

클라이언트가 할 수 있는 것

- 보조기나 브레이스의 착용을 고려해 보고, 족부의사가 그것을 권장하면 신발에 변화를 준다(American College of Foot and Ankle Surgeons 2014a).
- 이론적으로, 발바닥근막을 스트레칭하기 위해 발가락의 능동 폄(그림 8.20a와 b)과 공을 이용하는 것(그림 8.20c)이 물렁조직을 늘이는데 도움을 줄 것 같지만, 이런 운동의 효율성은 실체가 없다.

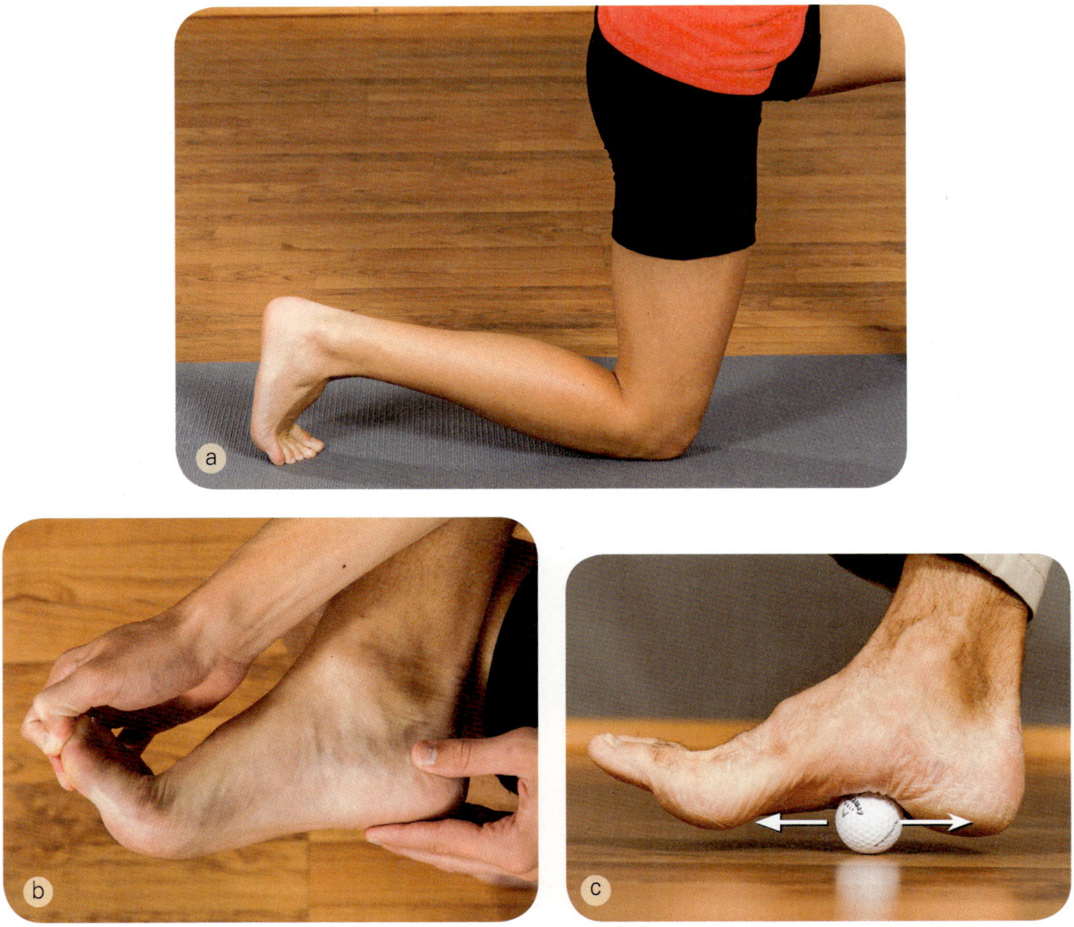

그림 8.20 까치발을 위한 클라이언트의 기법: (a) 발가락의 능동 폄과 스트레칭(b)으로 발바닥의 물렁조직을 스트레칭한다. (c) 발바닥 밑에서 공을 굴리는 방법은 이론적으로 이 조직들을 늘이는데 도움을 줄 것으로 생각되지만, 그것들의 효과는 실체가 없다.

밖굽이발 (Pes Valgus)

*"Pes"*는 후천적으로 발생한 발의 기형을 나타내는 용어이고, *"Valgus"*는 관절의 먼쪽 뼈가 중심선에서 멀어지는 움직임을 말한다(Ritchie와 Keim 1964). 밖굽이발(엎침된 발) 자세에서, 발꿈치뼈가 중심선에서 멀어지는 뼈이고, 종종 이것을 **벌림**이라고 부른다(그림 8.21b). 밖굽이발의 자세를 기술하는 다른 방법은 발꿈치뼈의 가쪽번짐이다. 밖굽이발은 발이 엎침되고, 세로발활의 높이가 감소된다.

밖굽이발의 자세는 확인하기 쉬운데, 그 이유는 정상 발 자세에서는 가쪽복사뼈가 안쪽복사뼈보다 약간 아래쪽에 위치하지만, 밖굽이발의 경우에는 가쪽복사뼈가 정상보다 더 아래쪽에 위치하기 때문이다. 클라이언트는 발꿈치뼈의 가쪽면이 덜 압박되고, 안쪽면으로 더 많이 체중부하하는 것(신발 바닥의 안쪽면이 더 많이 마모되는 것으로 확인할 수 있다)처럼 보인다. 클라이언트를 평가할 때, 정강뼈, 목말뼈 및 발꿈치뼈를 통과하는 가상의 선을 그려보는 것이 유용할 때가 있다. 정상의 경우는 이 선이 거의 수직선을 띠지만, 밖굽이발의 경우에는 이 선이 편위되어 발목의 가쪽면에서 둔각이 형성된다.

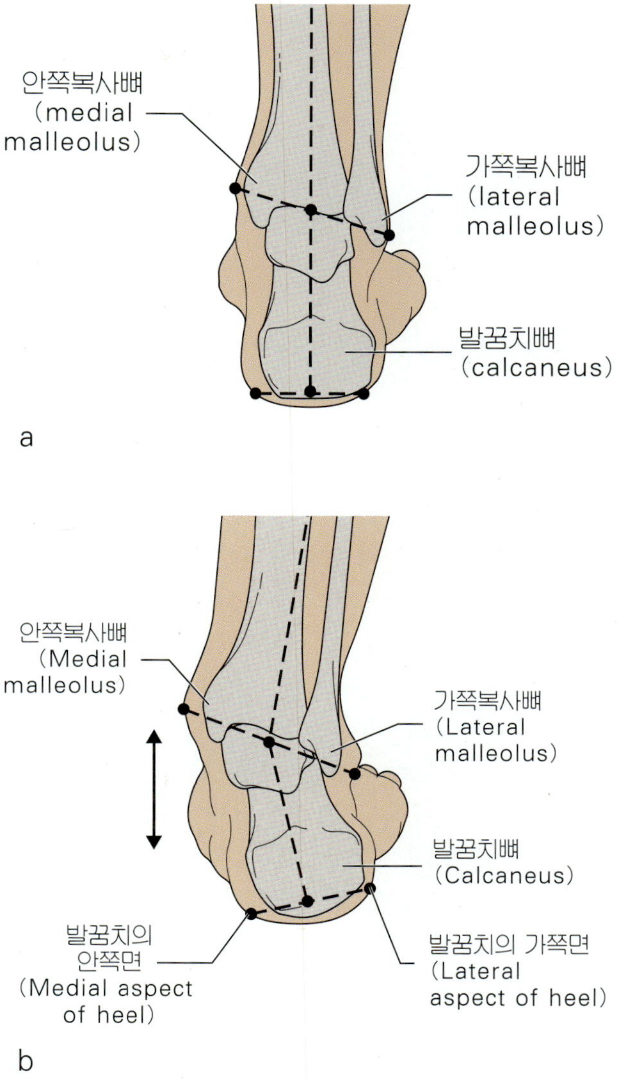

그림 8.21 (a) 정상 발 자세, (b) 밖굽이발 자세-장력 스트레스와 압박 스트레스 발생.

밖굽이발의 결과

밖굽이발 자세의 경우, 발목의 안쪽면에서 장력 스트레스가 증가되고, 가쪽면에서는 압박 스트레스가 증가한다(그림 8.21b). 발 형태를 해부학적으로 볼 때, 발목 염좌가 일어날 것 같지 않다(Beynnon 등 2002)(비록 많은 연구들이 맨발로 선 사람을 검사했지만). 그럼에도 불구하고, 이론적으로 볼 때 발목 안쪽면의 증가된 장력 스트레스가 안쪽곁인대를 길게 늘여 약화시킬 것이고, 이것으로 인해 그 사람은 안쪽곁인대 염좌를 당할 수 있다.

정강뼈와 종아리뼈 사이의 인대는 위정강종아리관절과 아래정강종아리관절의 기능에 영향을 준다(Levangie와 Norkin 2001). 발목 가쪽면의 압박 스트레스는 먼쪽 정강종아리관절의 기능 뿐만 아니라 몸쪽 정강종아리관절의 기능에도 영향을 줄 수 있다.

엎침된 발은 밖굽이엄지(hallux valgus)와 발가락 중첩(overlapping toes) 뿐만 아니라, 발허리뼈통증, 발가락사이 신경염, 발바닥근막염(Fowler 2004) 등의 가능성을 증가시킨다(Hagedorn 등 2013).

표 8.10은 이 자세와 관련된 근육길이 변화를 보여주고 있다. 이런 변화는 왜 엎침된 발이 뒤침된 발보다 입각기의 안정성을 유지하는데 더 많은 근육의 일을 필요로 하는지(Magee 2002), 그리고 왜 앞정강근과 뒤정강근의 근염과 힘줄염이 존재하는지를 설명할 수 있다(Fowler 2004). 보행 시 아킬레스힘줄에 가해진 힘이 커지기 때문에, 엎침된 발을 가진 사람은 아킬레스힘줄염이나 힘줄병리를 가질 것 같다(American College of Foot and Ankle Surgeons 2014b). 발목근육의 근방추는 보행 동안 자세와 균형의 조절에 중요한 역할을 한다(Sorensen 등 2002). 표 8.10에 목록된 모든 근육이 발목을 통과하기 때문에, 그들의 길이나 건강의 변화가 균형에도 영향을 줄 것 같다. 이것은 특히 노인층에서 더욱 뚜렷해질 수 있다.

Fowler(2004)는 과도한 발의 엎침이 발꿈치뼈 윤활주머니염과 관련되고, 무릎 안쪽 손상, 무릎넙다리 증후군, 엉덩정강띠 증후군, 정강이 통증, 뼈돌기 윤활주머니염, 골반의 앞쪽이동, 허리뼈 후관절 증후군 및 엉치꼬리 기능부전 등에 영향을 줄 수 있다고 제시했다.

무릎 안쪽구획 골관절염을 가진 환자는 대조군에 비해 더 많이 엎침되었고(Levinger 등 2010), 밖굽이발 자세에서처럼 더 큰 발뒤쪽 가쪽번짐으로 보행한다는 것이 밝혀졌다. 밖굽이발이 무릎의 안쪽구획 골관절염에 의해 발달되었는지, 아니면 발 자세 자체가 무릎 병리의 발달에 영향을 주었는지는 명확하지 않다. 목말다리관절의 안쪽면과 가쪽면에 통증이 발생할 수도 있다(Gross 1995).

발과 발목의 적절한 관절운동형상학적 움직임은 정상 보행에 필수적이고, 비정상적인 엎침은 체중부하의 힘을 효율적으로 흡수하는 발의 능력을 손상시킨다(Donatelli 1987). 밖굽이발 자세에서, 발꿈치는 벌림(가쪽번짐)한다. 닫힌 사슬(체중부하)에서,

이것은 목발뼈를 모음하고, 발바닥굽힘한다. 정강뼈는 목말뼈의 움직임을 따르고, 이로 인해 약간 안쪽돌림된다. 부가적으로, 넙다리뼈의 안쪽돌림과 골반의 돌림이 일어난다(Riegger-Krupt와 Keysor 1996). 밖굽이발은 밖굽이무릎 자세와 연관될 수 있다. 발 가쪽면의 들어올림(밖굽이발 자세에서처럼)은 골반 경사와 비틀림을 일으킬 수 있다(Betsch 등 2011).

이 자세와 관련된 다리의 다른 관절에서 변화가 있으면, 밖굽이발 자세가 손상의 위험 증가와 관련된다는 믿음이 왜 보편화되었는지를 쉽게 알 수 있다. 그러나 다리의 정적인 생체역학 정렬은 운동선수의 손상과 관련되지 않는 것으로 밝혀졌다(Lun 등 2004).

표 8.10 밖굽이발과 관련된 근육 길이

영역	단축된 근육	늘어난 근육
발목과 발	종아리근 장딴지근 가자미근	뒤정강근 엄지모음근 긴엄지굽힘근 긴발가락굽힘근
허벅지	엉덩관절과 무릎에서 관련된 변화가 있으면, 넙다리두갈래근, 엉덩관절 모음근, 넙다리근막긴장근	엉덩관절과 무릎에서 관련된 변화가 있으면, 큰볼기근, 중간볼기근

팁 [TIP] 종아리 가쪽면에 있는 근육의 단축 이외에, 엉덩정강띠에서 타이트니스가 발생할 수 있다.

치료사로서 여러분이 할 수 있는 것

- 클라이언트를 족부의사에게 의뢰한다. 예를 들어, 입각기 동안 엎침의 정도를 조절하는 보조기의 사용은 다리 전체의 통증과 기능부전에 중요한 효과를 가진다(Donatelli 1987).
- 테이핑이 밖굽이발의 치료에 인기 있는 중재이다. 그러나 키네지오 테이프가 과도한 엎침을 교정하는데 도움을 주는지를 확인했던 Luque-Suarez 등(2014)의 실험에 따르면, 실험의 결과가 그렇지 않다는 것이다. 다른 연구는 보행과 조깅 때 엎침이 일어나는 것을 교정하는데, 테이핑 요법이 효과적이었음을 발견했다(Vicenzino 등 2005).

- 단축된 근육에 수동 스트레칭과 마사지를 적용한다. 예를 들어, 클라이언트를 옆으로 눕혀 놓고, 가쪽번짐근에 물렁조직 이완술을 이용하기도 하고(그림 8.22a), 또 클라이언트를 엎드린 자세로 배치하고 장딴지를 스트레칭한다(그림 8.22b). 그러나 이때 발목을 중립위로 배치하는 것이 중요하다. 발목을 중립위로 배치하는 것이 어려울 수 있기 때문에, 깊은 조직 마사지의 적용을 통해 조직을 길게 늘이는 시도를 한다(그림 8.22c).
- 허벅지의 단축된 근육을 치료한다.
- 다리 가쪽면을 이완하기 위해 근막이완술을 적용한다.
- 발목 안쪽번짐근을 강화할 수 있도록 클라이언트를 돕는다.
- 볼기근이 약화된 근육인지를 확인하고, 클라이언트가 이들을 강화할 수 있도록 돕는다. 운동전문가의 도움을 얻을 수 있다.

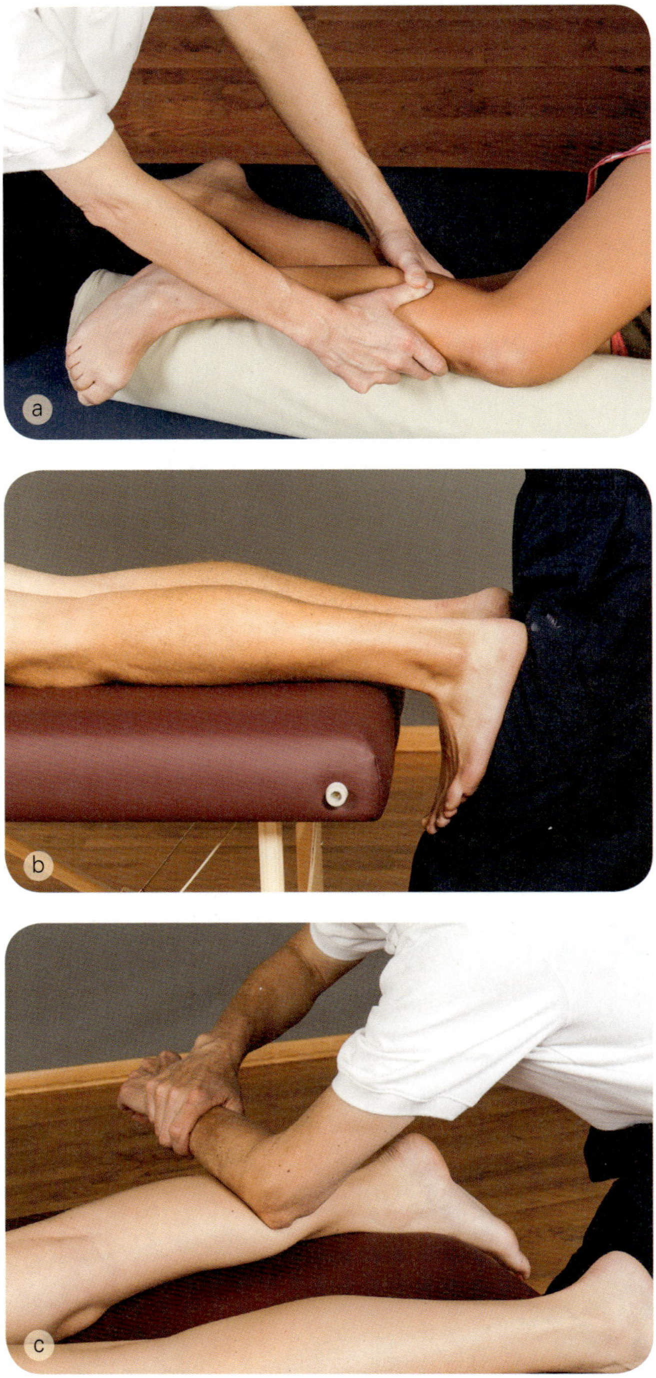

그림 8.22 밖굽이발을 위한 치료사 기법: (a) 종아리 근육을 위한 물렁조직 이완술, (b) 장딴지의 스트레칭 기법, (c) 장딴지의 마사지 기법.

클라이언트가 할 수 있는 것

- 밖굽이발의 자가 치료가 제한되었는지를 인지한다.
- 족부의사가 보조기를 추천했다면, 보조기의 착용을 고려해 본다.
- 의자에 앉을 때 의자다리 주위에 발을 배치하지 않는다. 왜냐하면 이것이 발을 가쪽번짐시킬 수 있기 때문이다(그림 8.3a).
- 종아리근(그림 8.23a), 장딴지근(그림 8.23b), 가자미근(그림 8.23c) 등과 같이 단축된 근육을 스트레칭한다. 종아리 부위에 폼 롤러를 사용하고 싶지만, 그것을 권장할 만 하지 않는데, 그 이유는 종아리뼈머리 주위를 통과하는 종아리신경이 압박되어 손상될 수 있기 때문이다.

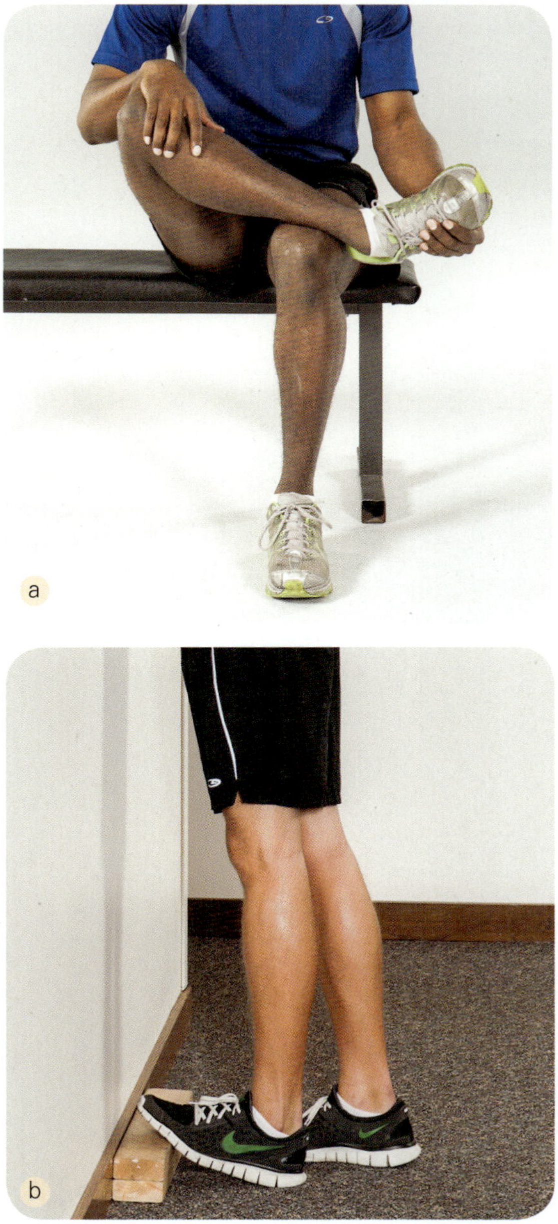

그림 8.23 밖굽이발을 위한 클라이언트의 기법. 다음과 같은 단축된 근육을 스트레칭하는 방법: (a) 종아리근, (b) 장딴지근,

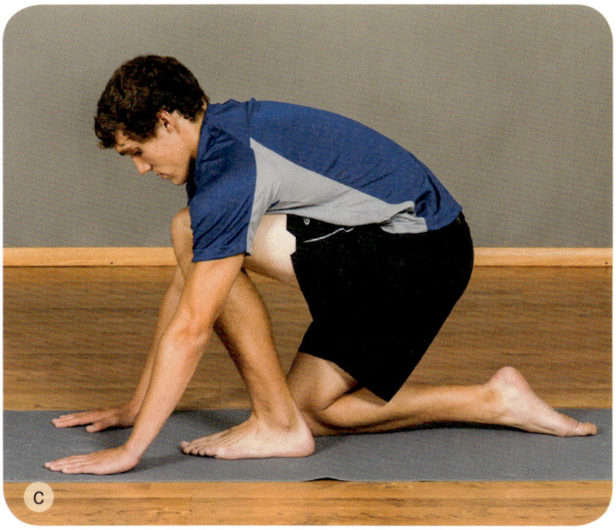

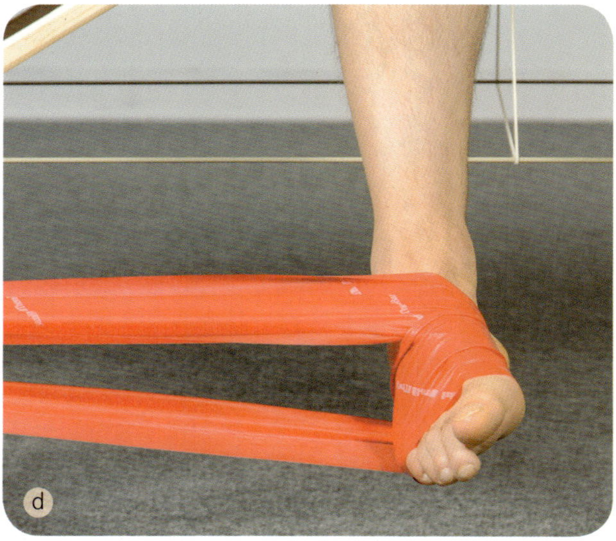

그림 8.23 *[계속]* (c) 가자미근. 그리고 (d) 발목 안쪽번짐근을 위한 근력강화 운동.

- 타이트해진 뒤넙다리근이나 모음근 등과 같은 엉덩관절과 허벅지 근육을 스트레칭한다.
- 타이트해진 엉덩정강띠를 스트레칭한다. 하나의 방법은 폼 롤러를 이용하는 것이다. 그러나 무릎관절 위에 폼 롤러를 적용할 때 주의를 해야 한다. 골다공증 환자에게는 폼 롤러가 금기증이다. 통증유발점이 있으면 자가치료를 한다.
- 발목 안쪽번짐근을 강화시키는 운동을 수행한다(그림 8.23d).
- 볼기근과 같이, 약화된 엉덩관절 근육을 강화시키는 운동을 수행한다.

안굽이발 (Pes Varus)

"*Pes*"는 후천적으로 발생한 발의 기형을 나타내는 용어이고, "*Varus*"는 관절의 먼쪽 뼈가 중심선 쪽으로 움직이는 것을 의미한다(Ritchie와 Keim 1964). 안굽이발(뒤침된 발) 자세에서, 발꿈치뼈가 중심선 쪽으로 움직이는 뼈이고, 이를 모음이라고 부른다(그림 8.24b). 안굽이발의 자세를 기술하는 다른 방법은 발꿈치뼈의 안쪽번짐이다. 안굽이발은 발이 뒤침되고, 세로발활의 높이가 높아질 수 있다.

정상적인 발의 자세일 때, 가쪽복사뼈가 안쪽복사뼈보다 약간 아래쪽에 위치하지만(그림 8.24a), 안굽이발의 경우에는 가쪽복사뼈의 위치가 높아져, 안쪽복사뼈와 거의 같은 높이가 된다(그림 8.24b). 클라이언트는 발꿈치뼈의 안쪽면이 덜 압박되어, 가쪽면으로 더 많이 체중부하하는 것처럼 보이는데, 이것은 신발 바닥의 가쪽면이 더 많이 마모되는 것으로 확인할 수 있다(그림 8.24b). 클라이언트를 평가할 때, 정강뼈, 목말뼈 및 발꿈치뼈를 통과하는 가상의 선을 그려보는 것이 유용하다. 정상의 경우는 이 선이 거의 수직선을 띠지만, 안굽이발의 경우에는 이 선이 편위되어 발목의 안쪽면에서 둔각이 형성된다.

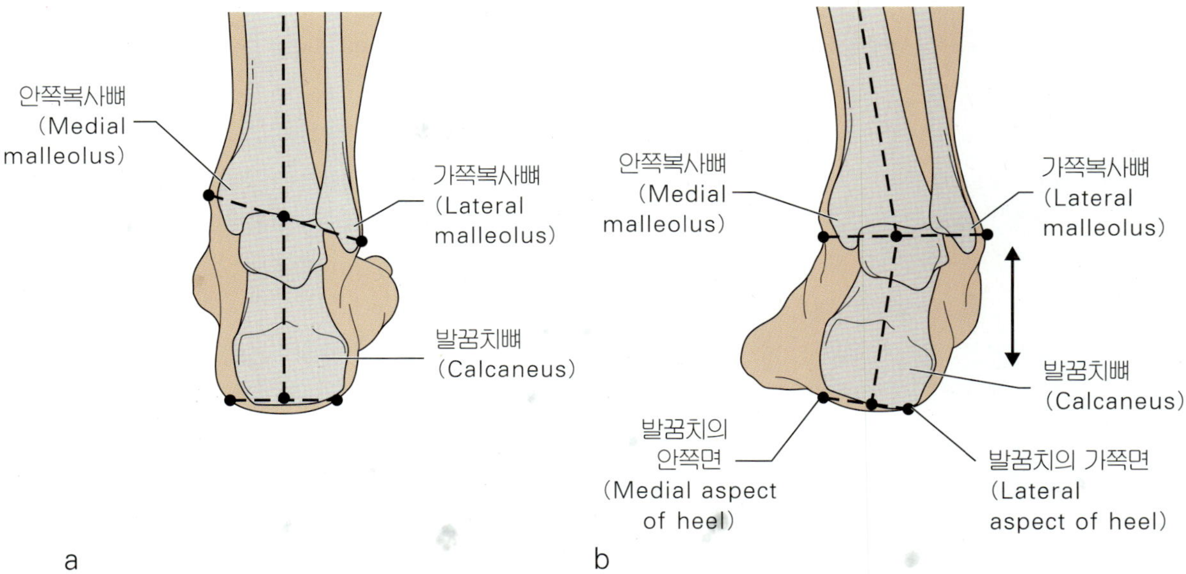

그림 8.24 (a) 정상 발 자세, (b) 안굽이발 자세-압박 스트레스와 장력 스트레스 발생.

팁 [TIP] 발바닥근막이 단축된다.

안굽이발의 결과

발목의 안쪽면에서는 압박 스트레스가 증가되고, 가쪽면에서는 장력 스트레스가 증가한다(그림 8.24). 안굽이발이 발목 염좌의 원인이라는 것이 일반적인 사실이다. 발목 염좌는 장력 스트레스의 결과로 인한 발목 가쪽곁인대의 약화 때문에 일어날 수 있다. 발의 형태와 다리 손상 사이의 관계를 조사한 연구에 따르면, 해부학적으로 볼 때 발의 형태가 발목 염좌를 일으키지 않을 것같다(Beynnon 등 2002). 그러나 많은 연구들은 맨발로 선 사람을 검사했고, 동적인 검사를 하지 않았다.

발목 안쪽면의 증가된 장력 스트레스는 먼쪽 정강종아리관절의 적절한 기능에 나쁜 영향을 줄 수 있다. 먼쪽 정강종아리관절과 몸쪽 정강종아리관절이 연결되어 있기 때문에, 정강뼈와 종아리뼈 사이의 인대가 이들 관절의 기능에 영향을 준다(Levangie와 Norkin 2001).

표 8.11은 이 자세와 관련된 근육길이 변화를 보여주고 있다. 발목근육의 근방추는 보행 동안 자세와 균형의 조절에 중요한 역할을 한다(Sorensen 등 2002). 표 8.11에 목록된 모든 근육이 발목을 통과하기 때문에, 그들의 길이나 건강의 변화가 균형에도 영향을 줄 것 같다. 이것은 특히 노인층에서 더욱 뚜렷해질 수 있다. 게다가, 이 자세에서, 발가락이 지면으로부터 들어올려지고, 종종 엄지발가락을 굽힘하여 지면과의 접근을 다시 얻는다. 발가락은 균형을 위해 적절하게 작용할 뿐만 아니라, 서기 자세나 보행 때 체중이 균등하게 분포되도록 만든다(Hughes 등 1990).

여러분은 1장에서 안굽이발 자세일 때 발꿈치가 모음(안쪽번짐)된다는 것을 공부했다. 닫힌 사슬(체중부하)에서, 이것은 목발뼈를 벌림하고, 발등굽힘시킨다. 정강뼈는 목말뼈의 움직임을 따르기 때문에, 이로 인해 약간의 가쪽돌림이 일어난다. 이 자세는 넙다리뼈의 가쪽돌림과 골반의 돌림이 일어난다(Riegger-Krupt와 Keysor 1996). 이것의 결과는 정강뼈 비틀림 단락에서 확인될 수 있다.

발바닥근막염, 발꿈치 뼈가시, 아킬레스힘줄염, 발허리뼈 통증 및 발꿈치뼈 윤활주머니염 등은 과도한 뒤침을 가진 사람에게서 발달된다(Donatelli 1987).

밖굽이발과 마찬가지로, 이 자세와 관련된 다리의 다른 관절에서 변화가 있으면, 안굽이발 자세가 손상의 위험 증가와 관련된다는 믿음이 왜 보편화되었는지를 쉽게 알 수 있다. 그러나 다리의 정적인 생체역학 정렬은 운동선수의 손상과 관련되지 않는 것으로 밝혀졌다(Lun 등 2004). 그러나 Beynnon 등(2002)은 발목 가쪽 염좌에 영향을 주는 요소를 연구한 논문을 리뷰한 결과, 증가된 발뒤쪽 안쪽번짐(안쪽번짐된 발꿈치의 사례처럼)이 군인 훈련병의 다리 과사용 손상을 일으킬 수 있는 위험 요소라고 보고했다.

표 8.11 안굽이발과 관련된 근육 길이

영역	단축된 근육	늘어난 근육
발	긴엄지굽힘근 긴발가락굽힘근 앞정강근	종아리근육 긴발가락폄근 긴엄지폄근

치료사로서 여러분이 할 수 있는 것

- 클라이언트를 족부의사에게 의뢰한다. 예를 들어, 입각기 동안 뒤침의 정도를 조절하는 보조기의 사용은 다리 전체의 통증과 기능부전에 중요한 효과를 가진다(Donatelli 1987). 발의 가쪽면은 보조기에 의해 들어올려지게 되지만, 이것이 발과 발목의 자세를 변화시키는 기능을 가지고 있는지는 명확하지 않다. 가쪽 쐐기형 보조기의 사용은 안쪽구획 골관절염을 가진 환자의 증상을 줄이는 것으로 밝혀졌고(Malvankar 등 2012), 그래서 다리 자세를 변화시킬 수 있다. 이런 자세를 가진 어려움의 하나는 발 뒤침을 교정하기 위해 고안된 보조기가 밖굽이무릎을 악화시킬 수 있다는 점이다.
- 발바닥에 있는 단축된 조직을 마사지하고 스트레칭한다(그림 8.19a). 특히 발바닥의 안쪽면과 발목 안쪽면을 집중적으로 치료하지만, 너무 강한 압박을 적용해서는 안 된다. 클라이언트를 옆으로 눕혀 놓는 것은 종아리 안쪽면을 마사지하는데 유용한 치료자세이다(그림 8.25a).

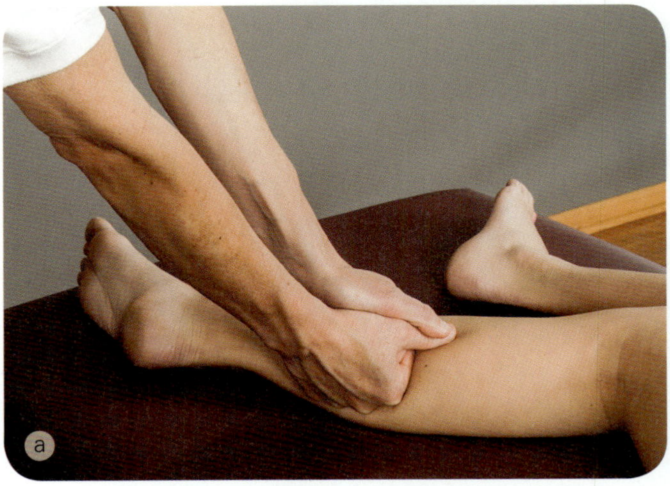

그림 8.25 안굽이발을 위한 치료사 기법: (a) 종아리 안쪽면의 마사지; 발목의 안쪽면을 위쪽으로 가게 하도록 클라이언트의 자세를 배치한다,

(계속)

타월을 사용(그림 8.25b)하거나, 여러분의 허벅지를 이용하는 것(그림 8.25c)이 발목의 안쪽면에 접근하기가 쉽고, 조직을 스트레칭하기가 쉽다.

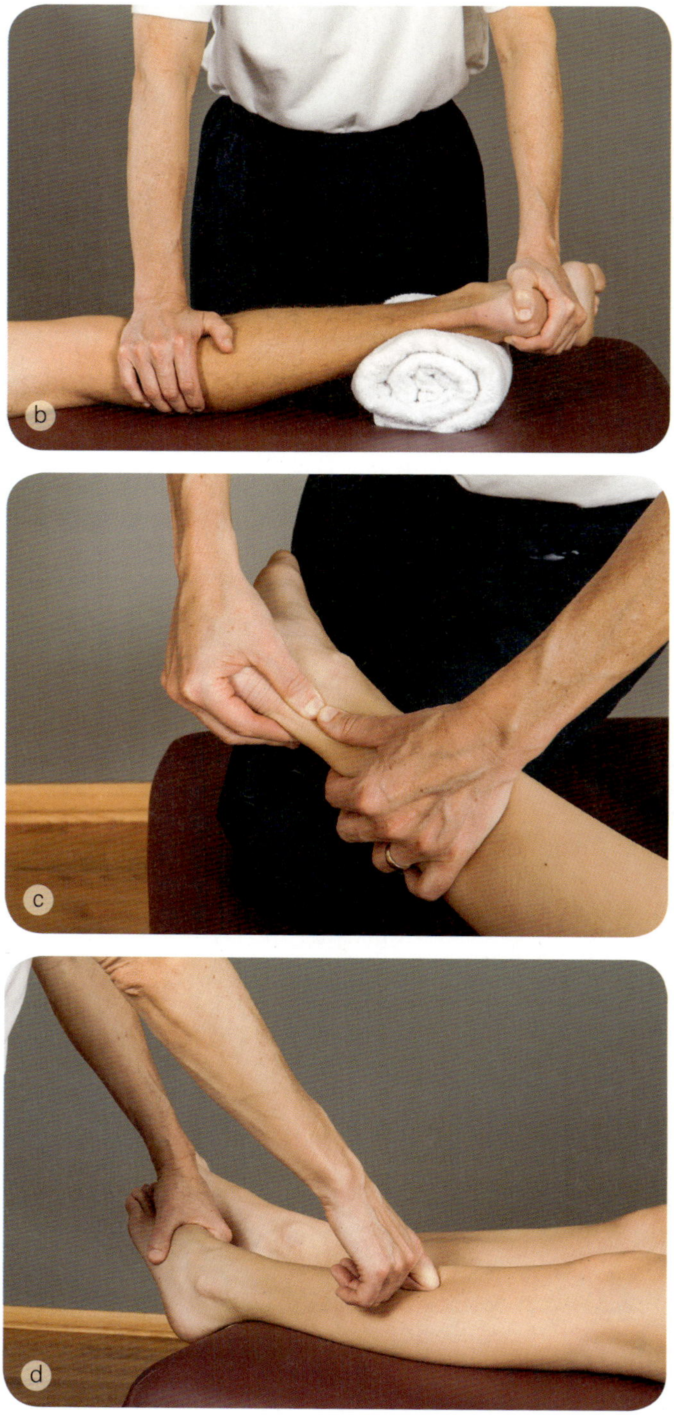

그림 8.25 *[계속]* (b) 타월을 이용하는 경우, (c) 여러분의 허벅지를 이용하는 경우, (d) 앞정강근의 마사지.

- 앞정강근을 마사지할 수 있다(그림 8.25d).
- 다리 안쪽면을 이완하기 위해 근막이완술을 적용한다.
- 발목 가쪽번짐근을 강화할 수 있도록 클라이언트를 돕는다.

클라이언트가 할 수 있는 것

- 둥글게 감은 타월을 발의 가쪽면 밑에 배치하여 발의 안쪽면과 안쪽번짐근을 스트레칭 한다(그림 8.26a).
- 긴엄지굽힘근을 능동으로 스트레칭한다(그림 8.20b).
- 발목 가쪽번짐근을 강화한다. 이것을 수행하는 방법은 발 주위에 탄력 밴드를 배치하고, 그것을 스트레칭하기 위해 발목의 가쪽번짐근을 수축하는 것이다(그림 8.26b).

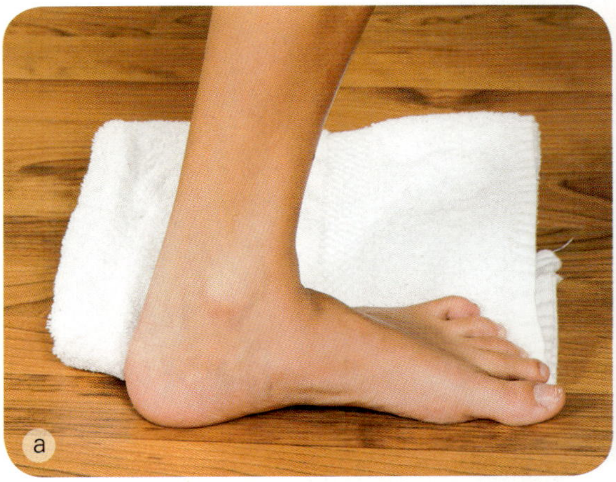

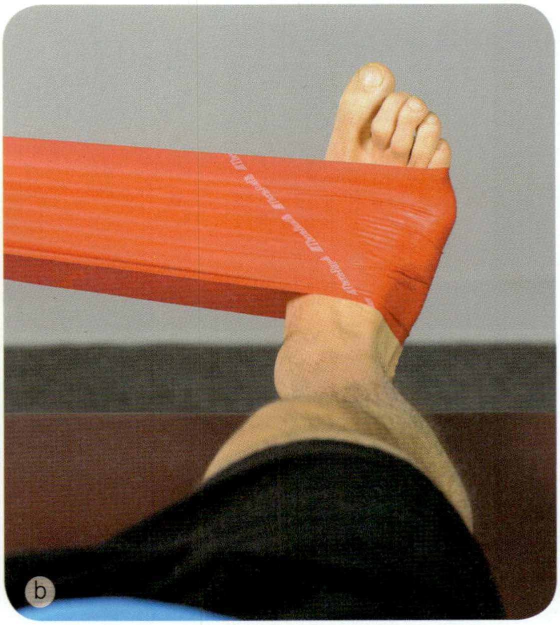

그림 8.26 안굽이발을 위한 클라이언트의 기법: (a) 타월 위에 서서 발목 안쪽번짐근을 스트레칭 한다. (b) 세라밴드를 발목 주위에 배치하고 발목을 가쪽번짐하여 발목의 가쪽번짐근을 강화한다.

맺음말

본 장에서, 여러분은 흔하게 발생하는 10가지 다리의 자세를 배웠다: 안쪽돌림된 엉덩관절, 젖힌무릎, 굽힌무릎, 안굽이무릎, 밖굽이무릎, 정강뼈 비틀림, 평발, 까치발, 엎침발, 뒤침발. 각 자세의 해부학적 특징은 사진이나 그림으로 명시되었다. 각 자세의 결과가 설명되었고, 각 병리를 설명하는 표는 치료를 계획하는데 도움을 줄 수 있는 단축된 근육과 길어진 근육이 포함되었다. 여러분은 다리 중 어느 한 부분의 변화가 그것의 위쪽과 아래쪽 모두에 영향을 줄 수 있다는 것을 배웠다. 그러므로 본 책의 다른 단락을 언급함으로써 다리의 자세를 치료하는 것이 중요하다.

단원 Ⅳ

어깨와 팔의 교정

Correcting the Shoulder and Upper Limb

단원 Ⅳ에서에서 다루어지는 6가지 자세들은 어깨와 팔에 영향을 준다. 내밈된 어깨뼈, 안쪽돌림된 위팔뼈, 날개 어깨뼈 및 올림된 어깨는 9장인 어깨에서 다루어지고, 10장인 팔꿈치는 굽힘된 팔꿈치와 젖힘된 팔꿈치를 어떻게 치료하는지를 다루고 있다.

제 9 장

어깨

Shoulder

학습 목표

본 장을 공부한 후, 여러분은 다음을 할 수 있어야 한다:

- 어깨에서 흔하게 발생하는 4가지 자세를 나열할 수 있어야 한다.
- 이들 각 자세의 해부학적 특징을 설명할 수 있어야 한다.
- 클라이언트에게 이들 자세를 인지시킬 수 있어야 한다.
- 각 자세의 해부학적 결과에 대한 예를 제공할 수 있어야 한다.
- 각 자세에서 단축되거나 길어지는 근육들을 나열할 수 있어야 한다.
- 각 자세의 교정에 대한 적절한 치료의 예를 제공할 수 있어야 한다.
- 그런 치료에 대한 근거를 제공할 수 있어야 하고, 특정 치료가 어떤 클라이언트에게 금기증인지를 설명하고 왜 그런지를 설명할 수 있어야 한다.
- 어깨의 특정 자세를 가진 클라이언트에게 알맞은 스트레칭, 운동 및 활동의 예를 제공할 수 있어야 하고, 이들 자가-관리 도구가 어떤 클라이언트에게 금기증인지를 설명할 수 있어야 한다.

본 장에서 설명되는 4 가지 자세는 내밈된 어깨뼈, 안쪽돌림된 위팔뼈, 날개 어깨뼈 및 올림된 어깨 등이다. 이 자세들은 본 책에서 다루어진 다른 자세와 관련될 수 있다: 내밈된 어깨뼈와 안쪽돌림된 위팔뼈는 등뼈뒤굽음증(4장)과 관련된다; 올림된 어깨는 옆굽힘된 목(3장)에서 종종 관찰된다.

내밈된 어깨뼈 (Protracted Scapula)

내밈은 갈비우리 위에서 일어나는 어깨뼈의 움직임이다. 환자가 내밈된 어깨뼈를 가질 때, 어깨뼈는 척추에 대해 벌림되고, 정상 위치보다 조금 더 앞쪽에 위치된다(그림 9.1).

어깨뼈 위치를 평가하는 일반적인 방법은 어깨뼈 안쪽가장자리와 정중선 사이의 거리를 측정하는 것이다(그림 9.1). 어깨뼈가 내밈할 때, 이 간격은 증가한다. ***내밈***이라는 용어로는 어깨뼈가 어떻게 놓여야 하는지를 정확하게 표현하기가 어렵다. 정상 자세의 경우, 어깨뼈의 안쪽가장자리는 정중선으로부터 약 2인치(5㎝)에 떨어져 위치하는 것이 정설로 받아지고 있는데(예: Brunstromm 2012), 아마도 Hoppenfield(1976)가 그림으로 제시했기 때문이다; 그러나 Sobush 등(1996)의 연구에 의하면, 어깨뼈 위치가 척추로부터 3.25인치(8.3㎝) 이상 떨어져 있음이 밝혀졌다. 많은 연구와 마찬가지로, 다양한 방법들이 다양한 소견을 얻었다. Sobush 등은 건강한 젊은 여성을 대상으로 연구했고, 반면 다른 연구자들은 노인층 또는 보다 다양한 집단, 사체 등을 대상으로 측정을 하였다. '정상' 자세의 경우에서도 양쪽 어깨뼈가 척추로부터 거의 등거리에 있다고 우리는 확신할 수 없는데, 그 이유는 이런 경우에도 변형이 있을 수 있기 때문이다. Kendall과 동료들(1993)은 우성 팔 쪽의 어깨뼈가 열성 팔 쪽의 어깨뼈보다 더 낮게 위치한다고 보고했고, Sobush 등은 우성쪽 어깨뼈가 열성 쪽

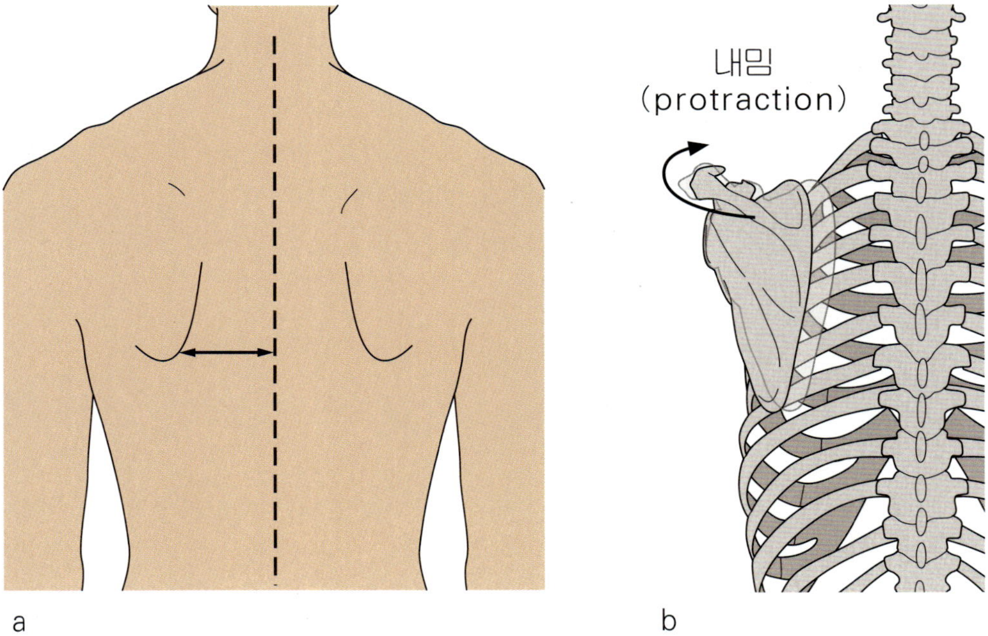

그림 9.1 (a) 어깨뼈의 정상 위치; (b) 내밈된 어깨뼈.

어깨뼈보다 정중선에서 더 많이 떨어져 있음을 보고했다.

내밈을 평가할 때 다른 어려운 점은 어깨뼈가 돌림할 수 있다는 것이다(**돌림 날개뼈** [rotatory winging]로 불림)(Magee 2002). 즉, 어깨뼈의 아래각이 윗각보다 정중선으로부터 더 많이 멀어지는 것이다. 돌림 날개뼈의 다른 이름은 **위쪽돌림**이다(그림 9.2). 그러므로 위쪽 방향으로 돌림된 어깨뼈가 더 많이 내밈되는 것처럼 보인다. 스포츠인의 경우도 뚜렷한 어깨의 비대칭을 가질 수 있다. 예를 들어, 테니스 선수의 경우, 우성 팔쪽의 어깨뼈가 비우성 팔쪽의 어깨뼈 보다 더 많이 내밈되는 것으로 밝혀졌다. 이런 비대칭은 테니스 선수의 집단에서는 정상적인 현상일 수 있다(Oyama 등 2009)

클라이언트를 평가할 때, 어깨뼈 내밈의 실제 측정보다는 비대칭에 초점을 맞추는 것이 현명하고, 다양한 변화가 있는지 그리고 근육길이 검사가 이런 자세 평가에서 필수 요소임을 인지하는 것이 중요하다. 여러분은 표 9.1을 통해 어느 근육이 짧아지고, 어느 근육이 길어지는지를 알 수 있다. 내밈된 어깨뼈의 평가는 뒤쪽에서 클라이언트를 관찰한 것 뿐만 아니라, 앞쪽이나 옆쪽에서도 클라이언트를 관찰한다. 시상면 상에서, 내밈된 어깨뼈는 비정상쪽의 봉우리돌기가 정상쪽 봉우리돌기보다 더 앞쪽에 위치한다. 앞쪽에서 관찰하면, 정상쪽 보다 어깨가 더 튀어나온 것처럼 보일 수 있고, 관절의 앞쪽이 크게 오목한 형태를 띤다.

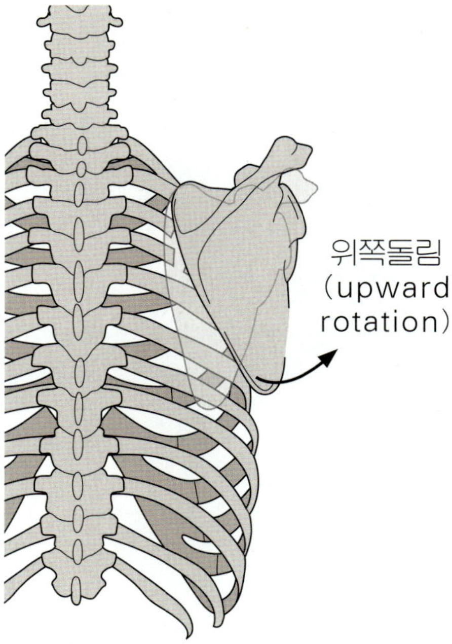

그림 9.2 돌림 날개 (어깨뼈의 위쪽돌림).

내밈된 어깨뼈 자세의 결과

이 자세에서, 가슴과 어깨의 앞쪽에 있는 물렁조직은 단축되고, 위쪽 등과 어깨의 뒤쪽의 물렁조직은 길어진다. 어깨뼈를 제자리에 유지시키는 담당 근육은 등세모근, 앞톱니근, 마름근 및 어깨올림근이다. 어깨뼈 휴식(안정) 위치의 변화는 이들 근육의 길이에 영향을 준다. 장시간의 길이 변화는 근육을 약화시킬 수 있고, 또 적절한 어깨 기능을 훼손시킬 수 있다. 신경근육 조절이 변화되면, 스포츠 수행력을 떨어뜨리는 비정상 움직임 패턴이 초래될 수 있다. 위팔뼈의 안쪽돌림근과 가쪽돌림근 사이의 길이-장력 관계 변화가 하나의 원인일 수 있는데, 그 이유는 어깨뼈 내밈이 어깨 과사용 손상과 뚜렷하게 관련되기 때문이다. 그러나 한 연구는 건강한 사람과 어깨 과사용 손상 환자 간에 어깨뼈의 휴식 위치에서 유의한 차이를 발견하지 못했다(Greenfield 등 1995).

어깨뼈 내밈은 좁은 봉우리밑 공간과 관련 있고, 앞오목위팔인대에 스트레인을 증가시키고, 통증없이 팔을 들어올리는 각도를 감소시키고, 등척성 벌림 근력과 올림 근력을 감소시킨다. 내밈된 어깨뼈 자세는 재활에 나쁜 영향을 준다: 만약 어깨뼈가 비정상으로 위치되면, 어깨 돌림 근력의 회복이 요원해질 수 있다(Smith 등 2006). 위팔뼈의 위치가 손상된다. 위팔뼈가 관절오목에 붙어 있기 때문에, 그 위팔뼈는 어깨뼈의 움직임을 따르고, 정상보다 조금 더 안쪽으로 돌림된다. 위팔뼈의 안쪽돌림근이 가쪽돌림근에 대해 단축될 수 있다. 이것은 어깨 기능을 손상시킬 수 있다. 어깨 안쪽돌림은 다음 단락에서 설명된다.

일반적으로 어깨의 비정상 자세는 목뼈와 등뼈의 비정상 자세와 관련되는 것으로 알려져 있다. 어깨의 비정상 자세는 특히, 등뼈 뒤굽음이 증가되고(4장), 머리가 앞쪽으로 쏠린 거북목 자세(3장)에서 더욱 그러하다. 그러나 Culham과 Peat(1993)는 뒤굽음이 증가될 때 어깨뼈 내밈에서 뚜렷한 차이점을 발견하지 못했다. 이들 자세 사이의 관계를 확인하려면, 더 많은 연구가 필요하다.

표 9.1 내밈된 어깨뼈와 관련된 근육 길이

뼈	단축된 근육	늘어난 근육
어깨뼈	작은가슴근 앞톱니근 위등세모근 어깨밑근	중간등세모근과 아래등세모근 큰마름근과 작은마름근
위팔뼈	큰가슴근 어깨세모근의 앞쪽 섬유 큰원근 넓은등근	어깨세모근의 뒤쪽 섬유 작은원근 가시아래근

가시아래근이 팔의 근육으로서 서술되고 있는데, 그 이유는 위팔뼈가 크게 안쪽돌림될 때 가시아래근이 늘어나고, 어깨뼈에 영향을 주지 않기 때문이다.

치료하기 전에, 아래와 같은 특정 집단의 내밈된 어깨뼈 자세를 교정하려고 할 때 주의가 필요한지를 체크한다:

- 어깨 병리를 가진 환자. 위팔뼈와 어깨뼈의 재위치(reposition)를 돕는 것이 증상을 감소시킨다는 믿음 때문에, 자세 교정이 종종 봉우리밑충돌 증후군과 같은 상태의 치료로서 권장된다. 그러나 상태의 악화를 피하기 위해서는 커다란 주의가 요구되기 때문에, 한 번에 하나의 치료기법만을 적용하도록 클라이언트에게 권장한다. 그리고 전 치료 과정으로 진행하기 전에 클라이언트로부터 피드백을 받도록 권장한다.
- 골다공증의 위험을 가진 환자(예: 노인층, 식욕부진 클라이언트나 과거에 식욕부진이나 과식을 경험한 클라이언트). 이것은 가슴과 어깨의 앞쪽 물렁조직을 늘이기 위해 수행된 수동 스트레칭이 척추에 어느 정도 스트레스를 가하기 때문이고, 이것은 약한 뼈를 가진 환자에게 해로울 수 있다.
- 가슴이나 복부 수술을 최근에 받은 환자. 벌림 상태에서의 수동 어깨 폄은 가슴과 어깨의 앞쪽 조직을 늘어나게 하지만, 상처 치유에 나쁜 영향을 줄 수 있다.
- 정서적으로 예민하고(예: 공포, 걱정, 수줍음, 우울증 등) 의식적이든, 무의식적이든 보호 자세를 가진 환자. 본질적으로 여기에서 사용되는 기법들은 신체 앞면을 노출 시키는 기법이고, 어떤 클라이언트들은 노출된다는 감정을 정서적으로 갖게 될 수 있다.

치료사로서 여러분이 할 수 있는 것

- 뒤굽음증과 함께 발생한 어깨뼈 내밈이 구부정한 자세로 인한 것이 아니라 퇴행성 변화로 일어난 결과라면, 중재에 제한이 있음을 확인한다.
- 문제 요소를 클라이언트가 확인할 수 있도록 돕고, 클라이언트의 자세를 교정한다. 등뼈 굽힘의 증가와 함께 어깨 굽힘을 활성화시키는 활동들이 이런 자세에 영향을 줄 것 같다. 예들로는 팔을 뻗은 채로 장시간 동안 운전하는 것, 구부정한 자세로 장시간 정원 일을 하는 것, 책상 앞에 장시간 앉아 있는 것, 장시간 컴퓨터 게임을 하는 것, 도면 그리기, 바느질 하기 또는 삽화 그리기 등의 직무를 수행하는 것 등이 있다.
- 좋은 출발점은 클라이언트가 옆으로 누운 자세를 취했을 때 어깨뼈를 잡고, 움직임의 제한을 평가하기 위해 모든 방향으로 어깨뼈를 가동시킨다(그림 9.3a).
- 단축된 조직을 수동 스트레칭한다. 일반적인 가슴근의 단축이 내밈된 어깨뼈의 자세에 큰 영향을 주는 것으로 알려져 있고, 검사할 때 이 근육들이 단축되어 있음을 종종

발견하게 된다. 사체 100구를 연구한 초기 연구(Fitz 1906)에 따르면, 가슴근이 어깨뼈의 움직임을 제한한 것이 아니라, 앞톱니근이 어깨뼈의 움직임을 제한했다고 했다. DiVeta 등(1990)는 선 사람의 어깨뼈 위치와 가슴근 근력 사이의 관계를 발견하지 못했다. 앉은 자세(그림 4.2), 또는 머리를 지지하고 척추를 따라 볼스터를 한 누운 자세(그림 4.2b)와 같이 가슴근을 수동으로 스트레칭하는 방법은 많다. 만약 볼스터가 너무 딱딱하다면, 클라이언트가 편안함을 유지하지 어려울 수 있는데, 그 이유는 균등한 압력이 양쪽 어깨에 적용되지 않으면 한쪽으로 구를 수 있기 때문이다. 앉은 자세에서 가슴근을 스트레칭할 때는 클라이언트의 척추가 지나치게 폄되지 않도록 주의해야 한다. 등을 활처럼 휘기 보다는 클라이언트의 팔을 펴하는데 집중하여, 어깨를 지나치게 폄하지 않도록 주의한다. 앉은 자세에서 가슴근을 더 편안하게 스트레칭하는 하나의 방법은 클라이언트 뒤에 베개를 배치하는 것이다. 이것은 근에너지 기법의 적용에도 유용한 자세이다. 앞톱니근의 수동 스트레칭은 쉬운 일이 아니다. 왜냐하면 앞톱니근에 접근하려면 어깨뼈 안쪽가장자리를 잡아야 하고, 이를 통한 스트레칭 방법은 마름근도 스트레칭하여 효과가 없기 때문이다. 어깨밑근, 큰원근 및 어깨세모근의 앞쪽섬유가 표 9.1에 목록되어 있는데, 그 이유는 어깨뼈 내밈이 증가할 때 위팔뼈의 안쪽돌림이 일어나고 이들 근육 모두가 위팔뼈 안쪽돌림에 영향을 주기 때문이다. 안쪽돌림된 위팔뼈의 치료에 대한 더 많은 정보를 얻기 싶으면, 다음 단락을 참고하기 바란다.

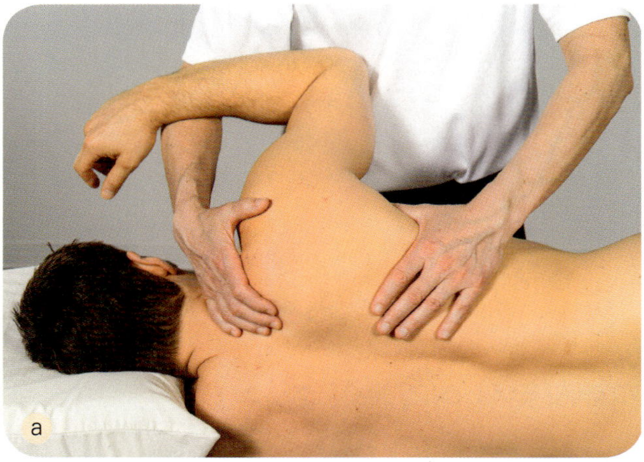
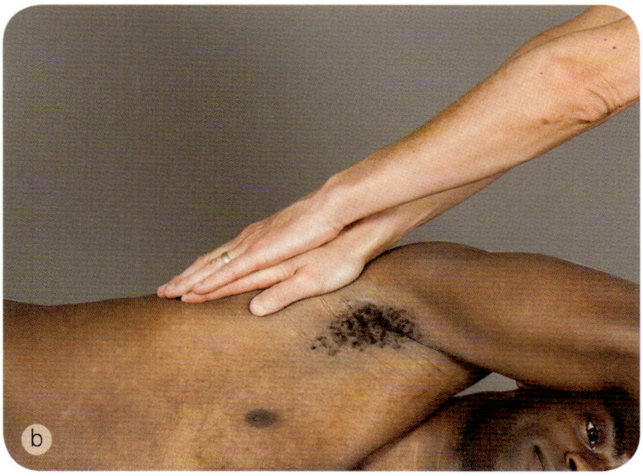

그림 9.3 내밈된 어깨뼈 자세를 위한 치료사 기법: (a) 수동 어깨 가동술; (b) 앞톱니근 마사지;

- 단축된 조직을 마사지한다. 클라이언트를 바로 눕힌 상태에서 큰가슴근의 빗장 부분을 마사지할 수 있다. 누운

자세가 여러분이 이들 조직에 대한 가장 큰 지렛대 효과를 가질 수 있는 자세이다(그림 4.2d). 가슴 전체를 마사지할 때, 마사지 오일 등을 사용하지 않고 복장뼈에서 어깨 방향으로 조직을 스트레칭하는데 집중한다. 옆으로 누운 자세는 앞톱니근을 마사지하기 가장 좋은 자세이고(그림 9.3b), 근막이완술과 같은 기법을 적용하기 좋은 자세이다.

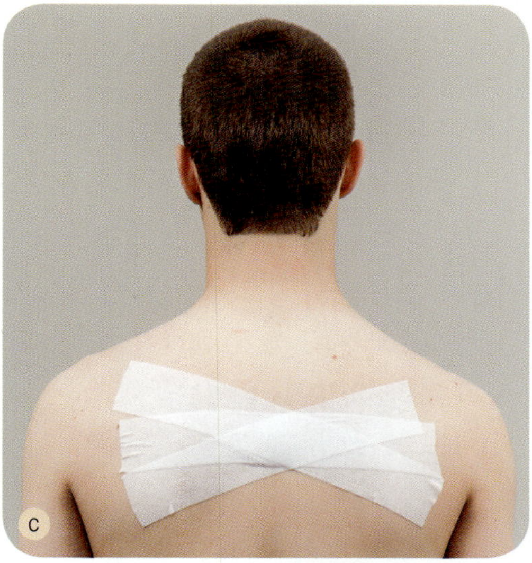

그림 9.3 *[계속]* (c) 테이핑 요법.

- 가슴 조직의 스트레칭을 강화하기 위해, 여러분은 물렁조직 이완술을 이용할 수 있다. 어깨가 약 90° 굽힘되도록 클라이언트의 팔을 잡고, 여러분의 손가락이나 주먹을 이용하여 가슴 조직을 부드럽게 고정한다. 그런 다음 그 조직을 부드럽게 여러분으로부터 멀어지도록 민다. 여러분의 압박을 유지하면서, 천천히 클라이언트의 팔을 벌림시키며 가슴 조직을 수동으로 스트레칭한다(그림 4.2e).
- 2장에서 설명된 테이핑 프로토콜을 따르는 테이핑을 위쪽 등에 적용한다. 치료 효과의 지속이 짧은 테이핑 요법보다 근육 강화를 통한 자세교정을 촉진하도록 클라이언트를 장려시키는 것이 더 좋다는 인식이 오랫동안 있어 왔다. 그림 9.3c의 테이핑 요법은 Lewis 등(2005)의 연구를 토대로 한 등뼈 뒤굽음증 단락에서 설명된 방법의 대체 방법이다. 테이핑 요법의 사용에 대한 근거는 결론이 나지 않았고, 어떤 클라이언트집단에 유익하다는 가이드라인도 없다. 테이핑 요법은 특정 스포츠나 활동에 효과적일 수 있고, 또 특정 환자에게도 효과적일 수 있다. 예를 들어, 바이올린 연구자의 어깨뼈 내밈을 대상으로한 연구에 따르면, 테이핑의 교정 방법이 편안함과 집중에 부정적인 효과를 보였고, 전문 바이올리니스트에게 적용할 때 어깨뼈 고정 근육을 강화하지 못했다고 한다.
- 등세모근의 중간섬유와 아래섬유를 강화하는데 도움을 주고, 그 결과로 어깨뼈를 뒷당김하는데 도움을 주기 위해, 다트 운동과 엎드린 자세에서 이루어지는 마름근 뒷당김과 같은 운동을 클라이언트에게 가르친다(4장 참고). DiVeta(1990)는 어깨뼈 위치와 중간등세모근의 근력 사이의 관련성을 발견하지 못했다. 그러나 Greenfield 등(1995)은 환자가 자신의 팔을 벌림할 때 마름근과 중간등세모근의 약증이 더 뚜렷하게 나타났음을 관찰했다. 이것은 선 자세에서 양 팔을 몸통 옆에 배치한 환자를 평가했을 때, 과도한 어깨뼈 내밈을 초래하는 근약증의 기능부전이 뚜렷하지 않음을 의미한다. 등척성

돌림 근력을 발생하는 어깨의 능력은 어깨뼈의 위치에 좌우된다. 그러므로 어깨뼈를 보다 정상적인 위치로 촉진하는 도수치료에 대한 정당성이 있다.

- 관절가동술을 제공하는 전문가에게 클라이언트를 의뢰한다. 뒤쪽 어깨관절주머니의 타이트니스가 내밈된 어깨뼈와 관련 있는 것으로 밝혀졌기 때문에, 관절가동술을 이용한 관절주머니의 스트레칭이 유익할 수 있다.
- 본 책의 여러 단락에서 제시된 제안을 이용함으로서 이 자세(본 사례에서 거북목 자세, 등뼈 뒤굽음증과 안쪽돌림된 위팔뼈)와 관련된 다른 상체 부위의 변화를 해결한다. Culham과 Peat(1993)는 뒤굽음이 증가될 때 척추와 어깨뼈 사이의 거리에서 뚜렷한 증가를 발견하지 못했다.

클라이언트가 할 수 있는 것

- 내밈된 어깨뼈의 유지에 영향을 주는 요소를 확인하고, 가급적 그들을 피한다. 기여 요소를 모두 피할 수는 없을 것이다(예: 척추뼈의 퇴행성 변화로 인한 관련된 뒤굽음증 자세가 있을 때). 구부정한 자세와 어깨 굽힘을 강화하는 활동들이 이 자세와 영향을 주는 것 같다. 양팔을 뻗어 장시간 운전하는 것, 구부정한 자세로 정원일을 하는 것, 책상 앞에 앉는 것, 그리고 컴퓨트 게임을 하는 것이 이런 활동에 포함된다.
- 다트 운동과 엎드린 자세에서 이루어지는 마름근 뒷당김과 같은 운동을 이용하여 어깨뼈를 뒷당김하는데 도움을 주는 중간등세모근과 아래등세모근, 마름근을 강화한다(**그림 4.4a**). 각 운동 자세에서 어깨뼈가 유지될 때까지 근육을 강화한다.
- 클라이언트에게 양팔을 90°까지 벌림하고, 엄지가 하늘쪽으로 향하도록 아래팔을 뒤침한 후 바닥으로부터 양 팔을 들어올리도록 요구함으로서 엎드린 자세에서 이루어지는 마름근 뒷당김을 이용한다.
- 다른 운동의 방법은, 클라이언트는 어깨뼈를 벽에 붙이고 기대어 선다. 그리고 모래나 눈 위에 누워서 천사가 날개짓하듯이, 양 팔을 천천히 벌림한 후 내림한다.
- 여기에서 설명된 것 이외에, 중간등세모근과 아래등세모근의 특정 근력 강화 운동을 위해 운동 전문가에게 의뢰하는 것을 고려한다. 예를 들어, 아래등세모근의 높은 근활동은 엎드린 자세에서 로잉 운동을 할 때 일어나고, 또 팔을 90°로 벌림한 후 가쪽돌림했을 때 일어난다(Escamilla 등 2009). 운동전문가는 약화된 근육을 치료할 수 있는 운동 프로그램을 설계할 수 있을 것이다. 운동 프로그램은 어깨뼈 뒷당김 근육을 어떻게 참여시킬 것인지를 배우기 위해 초기에는 선 자세에서 양 팔을 어깨 높이보다 낮게

하고 낮은 하중으로 활동을 시작한다(Kibler 등 2013). 어깨뼈 근육의 불균형이 있으면, 클라이언트는 위등세모근의 활성 없이 중간등세모근와 아래등세모근을 어떻게 활성화시키는지를 배우는 것이 중요하다. 팔이음뼈의 재활에 흔히 사용되는 12개 운동에 대한 연구에 따르면, 옆으로 누운 자세에서의 어깨 가쪽돌림과 앞쪽 굽힘, 엎드린 자세에서의 가쪽돌림이 동반된 가로벌림과 엎드린 자세에서의 어깨 폄이 위등세모근의 활성을 최소화하고 중간등세모근과 아래등세모근의 활성을 촉진시킨다고 했다(Cools 등 2007). 그러나 그들은 기능적 활동이 위의 정적 운동보다 더 좋았음을 확인했지만, 이들 운동을 일상활동이나 특화된 스포츠 기능과 비슷해지도록 수정하는 것은 어려운 일이었다.

- 단축된 근육을 능동 스트레칭한다. 본 사례에서는, 가슴근과 앞톱니근이다. 어깨 안쪽돌림근, 어깨밑근, 큰원근 및 어깨세모근의 앞쪽 섬유가 단축되었다면, 이들 근육을 스트레칭한다. 마름근의 수축은 가슴 앞쪽의 물렁조직을 늘이는 간단한 방법이고, 어디에서나 쉽게 수행할 수 있다(그림 4.4a). 보조를 위해 선 자세에서 타월이나 벽을 이용해 가슴근을 능동으로 스트레칭하거나(그림 4.4c), 또는 볼스터 위에 누운 자세에서 가슴근을 능동으로 스트레칭할 수 있다(그림 4.4b).
- 가슴근의 스트레칭을 촉진하기 위해 벽이나 문틀을 이용할 때, 다양한 벌림 각도나 올림 각도로 팔을 배치한 후, 몸을 벽과 반대되는 방향으로 돌림시켜 스트레칭을 수행하도록 장려한다. 다양한 각도의 팔 배치는 스트레칭을 다양한 가슴 부위로 국소화시킨다. 이런 방법을 이용함으로써, 클라이언트는 긴장 부위를 확인하는 방법을 배울 수 있다.
- 척추 폄을 촉진하기 위해 폼 롤러를 사용한다(그림 4.4d). 폼 롤러가 딱딱한 스티로폼으로 만들어졌고, 상당한 압박이 개별 척추뼈에 가해지기 때문에, 폼 롤러를 사용할 때 주의를 요한다. 폼 롤러의 사용은 골다공증 환자나 척추병리를 가진 환자(관절 아탈구, 원반 탈출증)에게 금기증이다. 그리고 류마티스성 관절염과 같은 염증 상태를 가진 환자는 폼 롤러를 조심스럽게 사용해야 한다.
- 단기간 동안 어깨 브레이스의 사용을 고려한다. 브레이스는 클라이언트에게 정상 어깨뼈 위치를 경험할 기회를 제공한다. 그러나 브레이스는 단기간 동안에만 사용되어야 한다. 약한 근육의 능동 근력강화가 역학적 보조장비보다 정상 어깨뼈 위치를 다시 얻고자하는 사람에게 좋다. 브레이스가 어깨뼈 위치를 향상시키는 것으로 밝혀졌지만, 근 활동에 대한 효과는 매우 가변적이었다(Cools 등 2013).
- 본 책의 제안을 이용해 거북목 자세나 돌림된 위팔뼈 자세를 치료한다.

안쪽돌림된 위팔뼈 (Internal Rotation of the Humerus)

위팔뼈는 정상 자세에서 약간 안쪽돌림된 채로 위치하지만(그림 9.4a), 어떤 사람은 그 정도가 더 심한 경우가 있다. 안쪽돌림은 어깨뼈의 내밈과 동반되므로, 정상보다 어깨뼈가 더 내밈된 사람에서 많이 발생한다. 어떤 사람이 정상보다 더 많이 안쪽돌림된 팔을 가졌을 때, 안쪽돌림근이 단축되고, 근육 길이 검사를 통해 단축을 확인할 수 있다. 그러나 클라이언트를 뒤쪽에서 관찰할 때, 팔꿈치의 위치가 이런 자세에 대한 실마리를 제공한다. 왜냐하면 그림 9.4b의 왼쪽 팔처럼, 팔꿈치머리돌기가 여러분으로부터 더 멀어져 있기 때문이다. 손의 관찰도 유용한데, 그 이유는 안쪽돌림이 증가하면 손바닥이 보이기 때문이다. 손바닥의 보임이 클라이언트가 어깨의 안쪽돌림을 가졌음을 보장하지 못함을 확인한다. 왜냐하면 손바닥 보임의 증가는 아래팔 뒤침의 증가 결과로도 일어날 수 있기 때문이다.

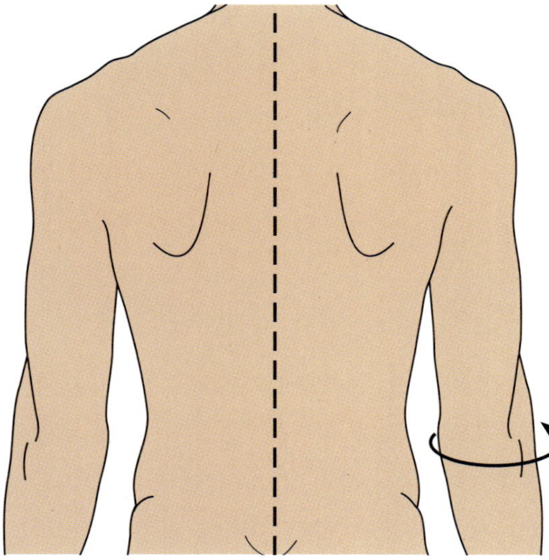

a

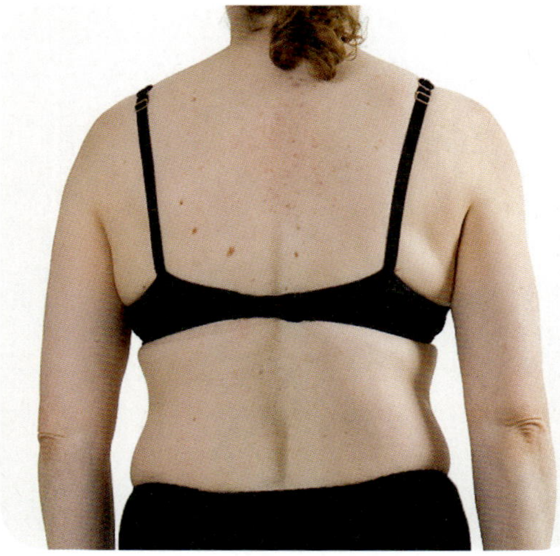

b

그림 9.4 정상 어깨 자세와 팔꿈치 자세(a). (b)는 위팔뼈가 많이 안쪽돌림된 자세를 보여주고 있다.

안쪽돌림된 위팔뼈의 결과

이 자세의 주요 결과는 어깨충돌 증후군의 가능성 증가이다. 정상 어깨 자세에서, 위팔뼈머리는 관절오목(그림 9.5) 안에 위치하고, 팔을 90°까지 편안하게 굽힘하거나 올림할 수 있다. 그러나 위팔뼈머리가 긴축을 중심으로 안쪽으로 돌림되면(대개 어깨뼈 내밈과 함께), 큰결절이 정상 자세에 비해 더 앞쪽으로 위치하게 되고, 팔을 올림할 때 봉우리돌기 밑에 있는 물렁조직이 압박되어 통증이 발생하고 움직임의 제한이 일어난다.

여러분은 표 9.2에서 안쪽돌림근이 단축과 약화되고, 가쪽돌림근이 길어지고 약화되어 있음을 볼 수 있다. 가시아래근과 작은원근의 약증은 팔의 벌림 동안 어깨세모근을 수축할 때 위팔뼈머리의 위쪽 전단을 제어하는 돌림근띠의 능력을 감소시킨다. 이것은 봉우리밑 공간에서 위팔뼈머리의 어깨충돌 가능성 증가를 의미한다. 일반적으로, 이런 상태를 가진 환자는 특정 움직임 때 통증을 느낄 수 있고, 팔을 가쪽으로 돌림하는 능력의 감소를 가진다. 그 사람은 갑자기 통증을 느끼기 전까지 몇 개월 또는 심지어 몇 년 동안 이런 자세를 가지게 될 것이다. 왜냐하면 그 지점의 움직임이 충돌을 초래하기 전까지는 근육의 순응성이 시간이 경과함에 따라 발전하기 때문이다. 이런 자세는 내밈된 어깨뼈 자세와 거북목 자세와 관련이 있다. 표 3.3과 표 9.1은 이런 2가지 자세와 관련된 근육의 불균형을 다루고 있다.

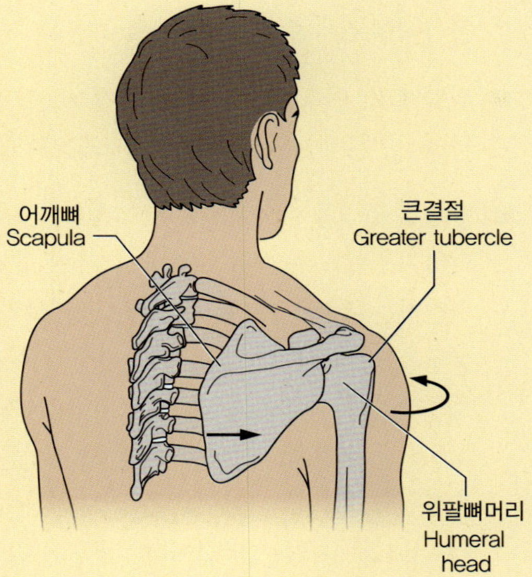

그림 9.5 안쪽돌림된 위팔뼈를 가졌을 때 나타나는 위팔뼈와 어깨뼈의 위치 변화. 화살표는 어깨뼈 내밈에 상응하여 위팔뼈가 안쪽돌림되었을 때의 위치 변화를 의미한다.

표 9.2 안쪽돌림된 위팔뼈와 관련된 근육 길이

영역	단축된 근육	늘어난 근육
얕은층	큰가슴근 어깨세모근의 앞쪽섬유 넓은등근	가시아래근 어깨세모근의 뒤쪽섬유
깊은층	큰원근 작은가슴근	작은원근 가시위근

치료사로서 여러분이 할 수 있는 것

특정 환자의 경우에는 위팔뼈의 안쪽돌림을 교정할 때 주의해야 한다. 이들 환자로는 어깨의 아탈구나 탈구가 자주 발생하는 사람, 과가동성을 가진 사람, 어깨의 류마티스성 관절염을 가진 사람, 유착성 관절주머니염이 의심되는 환자 등이 있다. 과도한 스트레칭은 이들 상태를 더욱 악화시킬 수 있다.

- 특정 손 작업의 사례에서처럼, 어깨뼈를 내밈하고 앉은 자세와 어깨를 안쪽돌림하도록 하는 움직임을 반복적으로 수행하는 경우와 같이, 이 자세에 영향을 줄 수 있는 요소를 클라이언트가 확인하도록 돕는다.
- 위팔뼈의 안쪽돌림근을 어떻게 스트레칭하고, 가쪽돌림근을 어떻게 강화시키는지를 클라이언트에게 교육한다. 자세의 자가교정은 치료적 중재보다 항상 선호되는 방법이다.
- 단축된 조직을 수동으로 스트레칭한다. 안쪽돌림이 급성 증상을 일으켰다면, 증상의 전이를 피하기 위해 주의를 요하면서 자세 교정에 접근한다. 좋은 출발점은 관절을 부드럽게 견인하는 것이고(그림 9.6a), 팔꿈치의 견인을 막기 위해 팔꿈치 위쪽의 위팔뼈 부위를 잡도록 한다. 이런 방법은 특별한 스트레칭을 적용하기 전에, 집단적으로 관절 조직을 스트레칭하는 효과를 가진다. 양쪽 어깨 위에 손을 각각 배치한 후 부드럽게 압박(그림 9.6b)을 적용함으로써 어깨 앞쪽 조직을 스트레칭하고, 위팔뼈머리를 부드럽게 뒤쪽으로 움직인다. 이런 방법은 좋은 스트레칭을 시작하는 방법이고, 팔을 가쪽돌림시킬 때보다 더 인내할 수 있는 방법이다. 만약 클라이언트가 앉았다면, 팔꿈치를 지지하고 부드럽게 가쪽돌림할 수 있다(그림 9.6c). 이 기법의 단점은 클라이언트가 여러분쪽으로 몸을 돌림하지 않는다면 부드러운 과압박을 적용할 수 없다는 것이다. 그러나 만약 팔의 모음이 더 편안하다면, 클라이언트에게 팔을 모음 하도록 권장한다. 그런 다음, 클라이언트를 눕힌 후, 수동 가쪽돌림으로 진행한다(그림 9.6d). 안쪽돌림이 뚜렷하다면, 그림 9.6d에서 보여지는 정도까지 클라이언트는 대개 벌림이나 가쪽돌림을 할 수 없을 것이다. 앉은 자세나 누운 자세가 근에너지 기법을 적용하는데 이용될 수 있다.
- 단축된 위팔뼈의 안쪽돌림근을 마사지한다. 큰가슴근과 앞어깨세모근이 마사지를 위해 선택되는 근육이다(그림 4.2d). 여러분은 클라이언트를 엎드린 자세나 옆으로 누운 자세로 취하게 하고, 어깨뼈 가쪽가장자리에서 큰원근과 넓은등근의 긴장을 촉진하고 치료할 수 있다.
- 테이핑을 적용한다. 클라이언트에게 똑바로 앉도록 요구하고, 보다 정상 위치가 되도록 어깨뼈를 부드럽게 뒷당김과 내림시킨다. 가능하다면, 클라이언트의 팔이 안쪽돌림되지

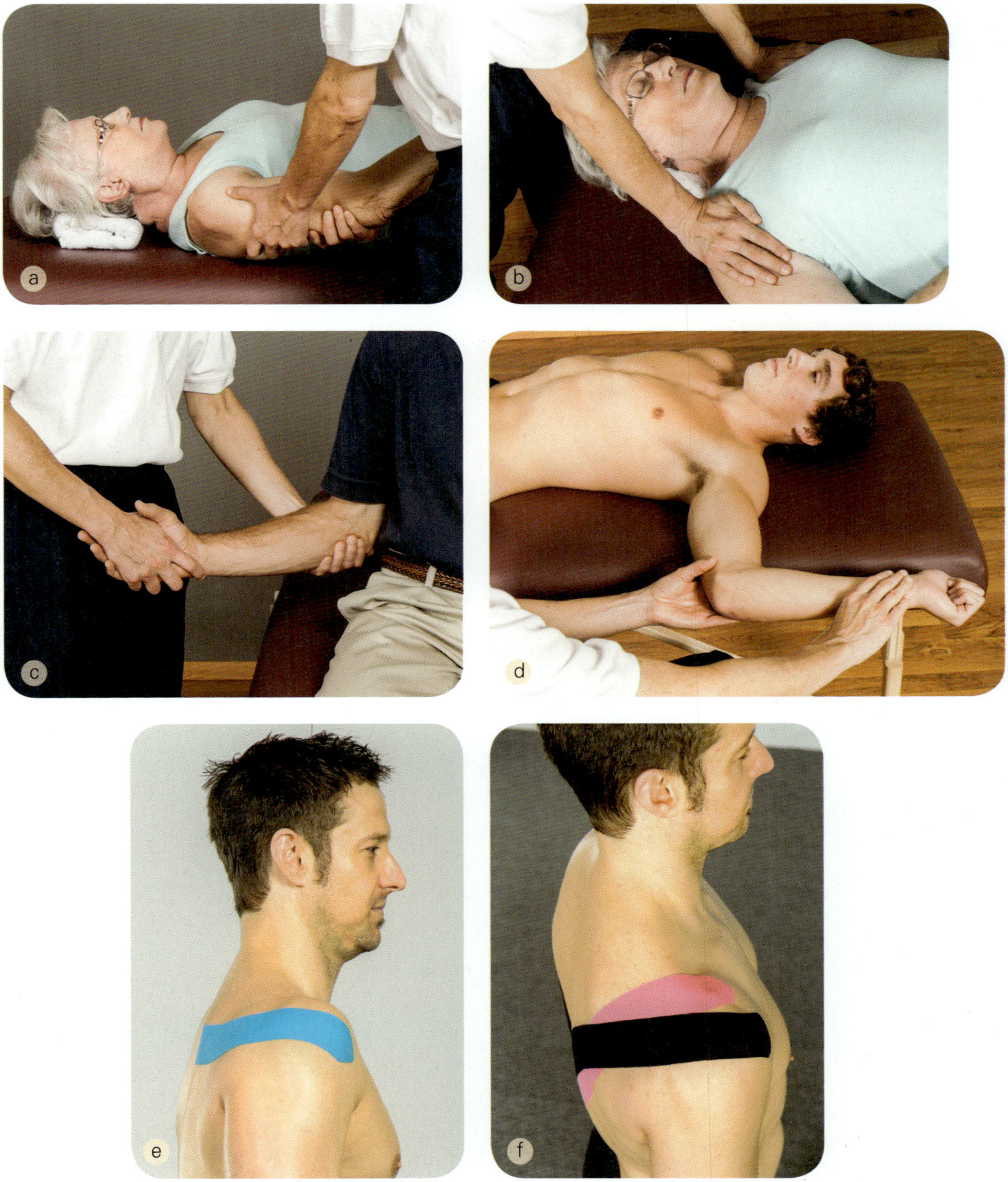

그림 9.6 안쪽돌림된 위팔뼈 자세를 위한 치료사 기법: (a)오목위팔관절의 부드러운 견인, (b)어깨의 부드러운 압박, (c)앉은 자세에서의 수동 스트레칭, (d)누운 자세에서의 수동 스트레칭, (e)가쪽돌림을 장려하는 테이핑 요법, (f)어깨뼈 위치를 교정하는 테이핑 요법.

않도록 돕는다. 위팔뼈의 가쪽돌림을 장려하기 위해(그림 9.6e), 그리고 어깨뼈 내밈을 막기 위해(그림 9.6f) 테이핑을 적용한다. 적용된 테이핑은 움직임을 제한해서는 안되고, 어깨뼈 내밈 자세와 위팔뼈 안쪽돌림 자세가 일어나지 않도록 돕기 위해 클라이언트에게 고유수용성 피드백을 제공해야 한다. 자세를 교정하는데 선호되는 방법은 테이핑에 의존하기 보다는 약한 근육을 강화시키는 방법을 클라이언트가 배우는 것이다.

- 본 책이 제시한 방법대로 거북목 자세와 내밈된 어깨뼈 자세를 치료한다.

클라이언트가 할 수 있는 것

- 어깨뼈를 내밈하고 앉은 자세와 어깨 안쪽돌림을 일으키는 움직임을 반복하는 것과 같이, 이런 자세에 영향을 줄 수 있는 요소를 확인하고 피한다.
- 어깨의 안쪽돌림근을 수동을 늘이는 자세로 휴식을 취하도록 한다. 그림 9.6d의 수동 스트레칭을 받을 때처럼, 이것은 누운 자세로 휴식하는 것을 의미한다. 만약 앉은 자세를 선호한다면 여러분은 손을 잘 배치하도록 베개를 어떻게 사용하는지를 클라이언트에게 가르칠 수 있다(그림 9.7a).
- 어깨 안쪽돌림근을 능동으로 스트레칭한다. 이것을 수행하는 방법은 다양하다. 하나의 방법은 문틀 앞에 서서 그 문틀에 대해서 저항을 사용하는 것이다(그림 9.7b).
- 어깨 가쪽돌림근을 강화시킨다. 이것은 어깨를 모음(그림 9.7c)하거나 벌림(그림 9.7d) 한 채 저항 밴드를 이용함으로써 이루어질 수 있다. 어깨뼈를 좋은 자세로 하고 운동을 시작하는 것이 중요하다. 즉, 어깨뼈가 내밈되기 보다는 약간 뒷당김과 내림된 자세가 좋은 자세이다. 좋은 방법이지만 난이도가 높은 방법은 양쪽 팔을 이용해 저항 밴드를 길게 당기도록 하는 것이며, 이것은 가쪽돌림근의 활성을 강화한다. 팔을 올림하고 내림할 때 이 자세를 유지하는 것이 좋다(그림 9.7e).

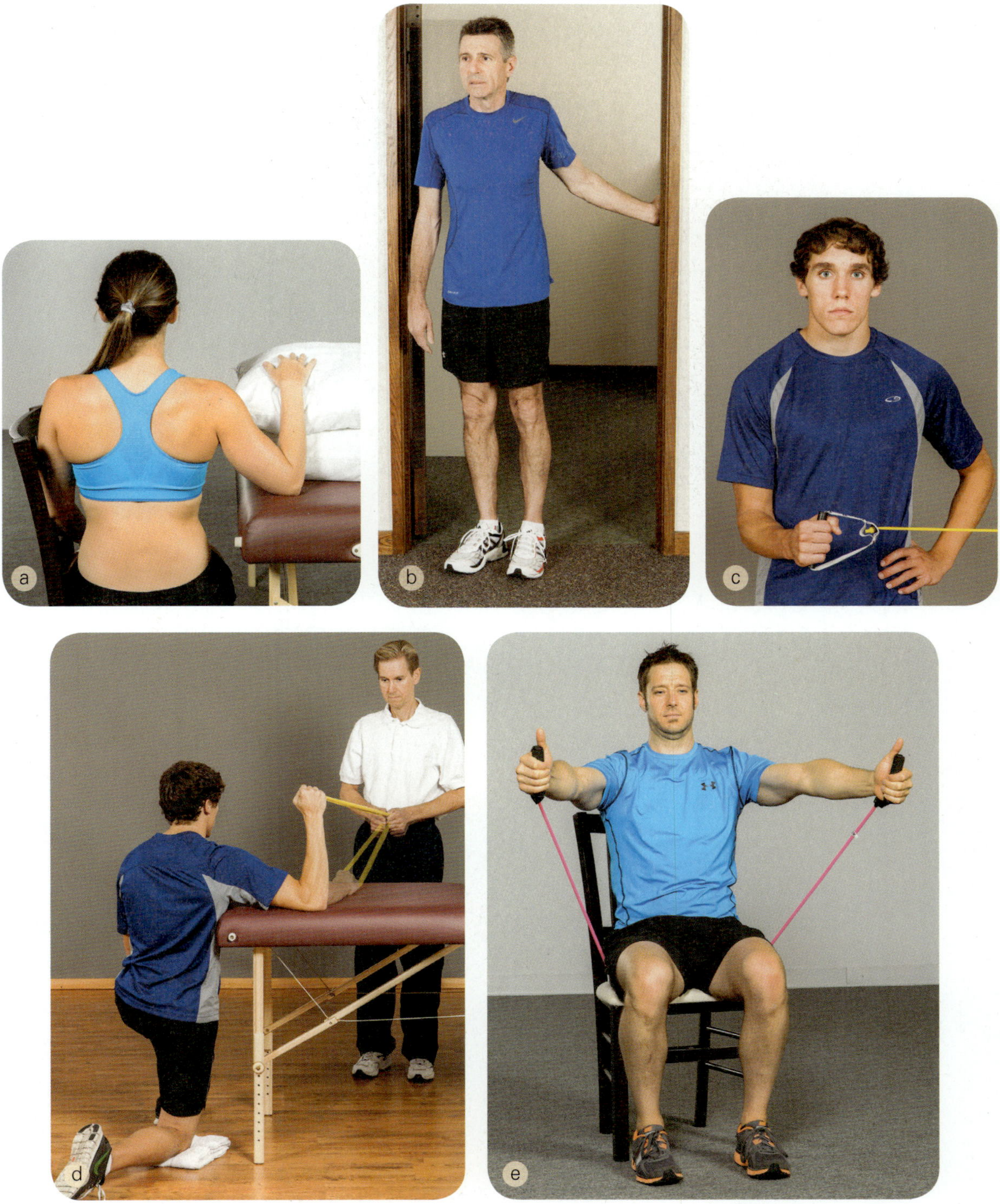

그림 9.7 안쪽돌림된 위팔뼈 자세를 위한 클라이언트의 기법: (a) 안쪽돌림근을 수동으로 스트레칭하는 자세로 휴식을 취한다; (b) 한쪽 팔을 이용한 안쪽돌림근의 능동 스트레칭과 가쪽돌림근의 강화; (c) 팔을 모음하고 운동하는 방법; (d) 팔을 벌림하고 운동하는 방법; (e) 저항 밴드를 양 손으로 이용하는 방법.

날개 어깨뼈 (Winged Scapula)

증상이 없는 환자의 경우, 어깨뼈는 척추(또는 수직면)로부터 약 10–20° 앞쪽으로 기울어져 위치하고(Levangie와 Norkin 2001), 시상면 상에서 경사지는 능력을 가진다(그림 9.8). "scapula alata"로도 불리는 날개 어깨뼈는 어깨뼈의 아래각과 안쪽 가장자리가 가슴우리로부터 튀어나온 형태를 띤다(Tibaek과 Gadsboell 2014). 어깨뼈의 정상 경사 각도는 다양하다. 예를 들어, 한 연구에 따르면, 어깨뼈 경사는 연령 증가에 따라 증가했고, 50세 이상의 여성은 평균 13.2° 였다고 했다(Culham과 Peat 1993). 그러나 두드러지고 비대칭인 날개 어깨뼈의 모습은 쉽게 인식될 수 있다. 환자가 팔을 몸통 옆에 붙이고 선 자세를 취할 때 날개 어깨뼈가 대개 두드러지고, 비환측 어깨뼈에 비해 어깨뼈의 안쪽 가장자리와 아래쪽 가장자리가 척추에 더 가깝게 위치하고 위쪽으로 들어올려짐을 관찰할 수 있다. 그리고 클라이언트가 팔을 어깨 높이까지 굽힐 때 확연해진다(Martin과 Fish 2008). 이런 자세는 대개 긴가슴신경(앞톱니근을 신경지배하는)의 손상으로 나타난다. 그러므로 앞톱니근은 어깨뼈를 가슴벽에 유지할 수 없게 된다. 척수더부신경이 손상된 몇몇 경우는 위등세모근의 마비를 초래하고, 이로 인해 어깨뼈의 가쪽 가장자리가 튀어나오게(winging) 될 것이다. 운동선수의 경우, 안쪽 가장자리가 더 많이 튀어나오는데, 그 이유는 작은가슴근의 타이트니스 때문이고(Forthormme 등 2008), 이것을 날개 어깨뼈라고 하지 않는다.

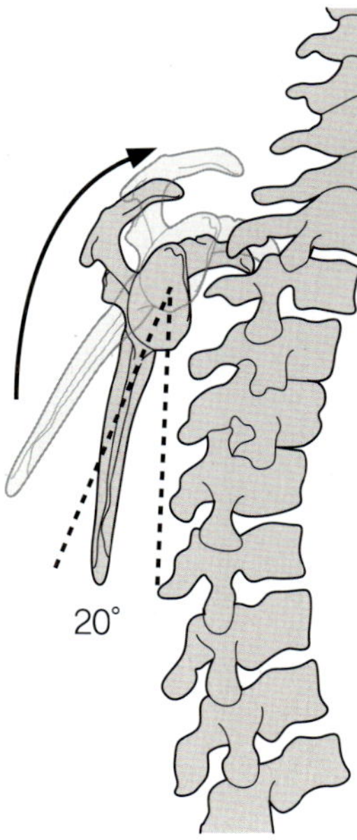

그림 9.8 어깨뼈의 정상 위치와 경사와 날개 어깨뼈.

날개 어깨뼈의 결과

날개 어깨뼈는 과사용 손상에 영향을 주는 요소 중의 하나로 간주되어 왔다(Greenfield 등 1995). 이것은 어깨뼈 경사가 봉우리밑공간을 감소시키기 때문에 일어날 수 있고, 그러므로 물렁조직 충돌의 위험이 증가한다(Escamilla 등 2009). 그러나 어깨뼈 경사(scapular tilt)라는 용어가 정상 매개변수 내의 경사인지, 또는 날개(winging)라는 용어가 진짜 날개 어깨뼈보다 오히려 **"어깨뼈 경사"**라는 의미로 더 많이 사용되었는지는 명확하지 않다. 진짜 **날개** 어깨뼈는 팔이음뼈 전체에 영향을 준다. 환자가 자신의 모습에 근심을 가질 때(Klebe 등 2003), 종종 목, 어깨 및 윗등에서 통증이 발생한다(Meininger 등 2011). 어깨뼈의 안정성이 없다면, 이들 환자는 머리 위로 올리기 힘들 것이고, 보상작용으로서 위등세모근의 작용에 의존하여 몸통을 옆굽힘할 것이다. 문을 미는 것과 같은 일상 과제에 어려움이 있다.

표 9.3 날개 어깨뼈와 관련된 근육 변화

부위	관절에 대한 효과	길이-장력의 관계
앞톱니근의 마비	어깨뼈가 가슴벽에 더 이상 고정되지 않는다. 비정상의 어깨가슴관절 기능 비정상의 오목위팔관절 기능	타이트하거나 단축된 작은가슴근; 내밈 상이 나타남; 위팔뼈의 안쪽돌림근이 단축됨

치료사로서 여러분이 할 수 있는 것

불행하게도, 날개 어깨뼈 자세를 위해 마사지와 스트레칭 기법을 사용함으로써 이루어질 수 있는 것은 많지 않다. 몇몇 사례의 경우는 시간이 경과함에 따라 좋아질 수 있지만, 긴가슴신경이나 척수더부신경의 손상은 치유되는데 6개월에서 2년이 걸릴 수 있다(Cabrera 등 2014). 브레이싱이 효과적인 것으로 밝혀졌다(Klebe 등 2003). 초기 브레이스는 어깨뼈 위의 패드를 고정하기 위해 설계된 단순하게 끈으로된 장비였다. 현대식 브레이스는 같은 기능을 달성하도록 설계되었지만, 훨씬 더 가볍고 세척이 가능한 물질로 만들어졌다.

- 어깨의 가동범위 유지는 관절주위 물렁조직의 구축을 예방하는데 매우 중요하지만, 마비된 근육을 과도하게 스트레칭하지 않도록 주의해야 한다(Martin과 Fish 2008). 가동범위의 유지는 부드러운 수동 가동술이나, 클라이언트에게 이완을 촉진하는 자세를 교육함으로 달성될 수 있다. 이것은 근육의 작용을 필요로 하는 능동 가동범위 운동보다 더 좋다. 그

이유는 간혹 능동 가동범위운동이 근 불균형을 더욱 악화될 수 있기 때문이다.

- 치료는 단축된 근육이나 타이트하게 느껴지는 근육을 확인하는데 도움이고, 근육을 길게 늘이는 마사지와 스트레칭을 사용한다. 어깨 앞쪽에 위치한 모든 근육들이 타이트해질 수 있고, 특히 작은가슴근이 더 많이 타이트해질 수 있다.
- 재활 운동을 위해 물리치료사에게 클라이언트를 의뢰한다. 손상된 근육의 재신경지배가 확인되었을 때만 근력강화 운동을 시작해야 한다(Martin과 Fish 2008). 상태가 해결되지 않았다면, 개별 환자에게 맞은 특화된 물리치료 프로그램 이외에 수술이 필요하다. Tibaek과 Gadsboell(2014)은 엎드린 자세에서 어깨뼈를 위쪽돌림시킨 수동 포지셔닝(그림 9.9a)이나 가동술과 스트레칭을 촉진하는 누운 자세(그림 9.9b) 등과 같은, 수동운동을 포함한 재활 프로그램을 제시했다. 다른 운동은 누운 자세에서 어깨뼈를 뒷당김하는 것이다(그림 9.9b). 세 번째 운동은 난이도가 조금 높은 운동으로서, 누운 자세에서 어깨뼈를 바닥에 밀착시키고, 천천히 고무 튜브나 밴드를 수직 자세로부터 머리 쪽으로 올림하고 다시 수직 자세로 내림하면서 스트레칭하는 것이다(그림 9.9c). 이때 반대쪽 손은 고무 밴드를 고정만 한다. 스캡션 운동(scaption exercise)도 특정 근육의 조절을 다시 얻는데 도움을 줄 수 있다. 본 예에서는 클라이언트에게 팔을 길게 하거나(그림 9.9d), 짧게 하도록(그림 9.9e) 교육시킨다. 중요한 것은 이들 운동이 매우 특화된 운동이고, 초기에는 올바른 운동 세트와 반복횟수를 결정하기 위해, 그리고 클라이언트가 운동을 올바르게 수행하고 있는지를 결정하기 위해 치료사의 감독아래에서 수행되어야 한다.

클라이언트가 할 수 있는 것

물리치료사나 운동전문가가 제시하는 운동에 대한 조언을 따른다. 운동은 아래등세모근과 앞톱니근의 조절을 얻는데 초점을 맞춘다.

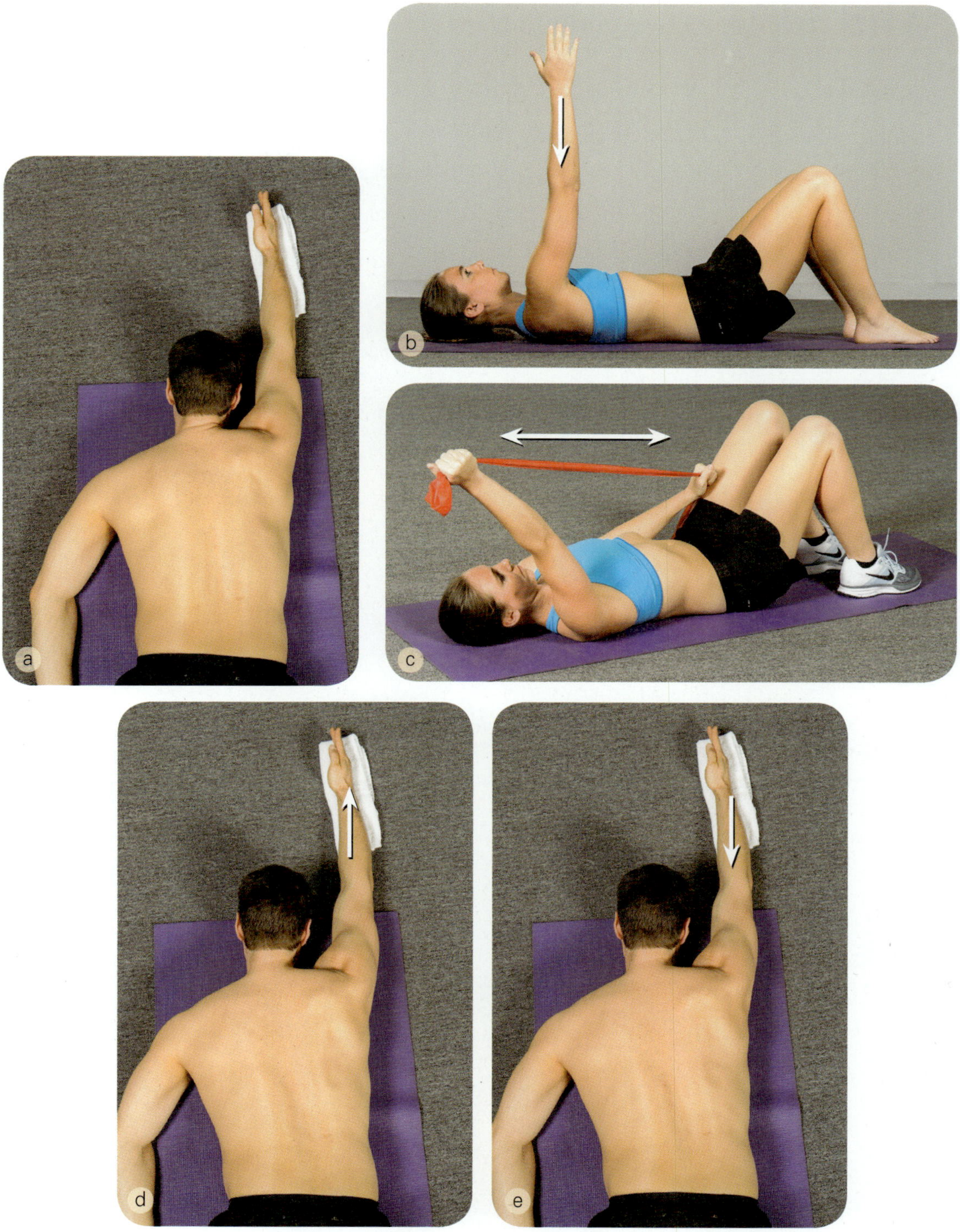

그림 9.9 재활운동은 어깨뼈의 수동 포지셔닝을 포함한다: (a) 위쪽돌림; (b) 누운 자세에서의 어깨뼈의 내밈이나 뒷당김; (c) 아래등세모근의 조절에 초점을 맞추는 저항 운동; 팔을 (d) 길게 만들거나 (e) 짧게 만드는 것을 위해 클라이언트에게 스캡션 운동을 가르쳐 준다.

올림된 어깨 (Elevated Shoulder)

어깨뼈는 대개 T2~T7 사이에 위치하고, 2번 갈비뼈와 7번 갈비뼈 위에 걸쳐 있다(Brunstromm 2012). 어깨뼈를 위쪽으로 끌어당기는 것을 "올림"이라 하고, 아래쪽으로 끌어당기는 것을 "내림"이라고 한다. 이들 올림과 내림은 어깨뼈의 정상 움직임이다(그림 9.10a). 그림 9.10b의 오른쪽 어깨처럼, 어떤 환자는 올림된 어깨를 가지고 있다. 종종 비우성쪽 팔의 어깨가 우성쪽 팔보다 더 내려가 있다(Kendall 등 1993). 오버헤드 운동선수의 경우 우성쪽 어깨가 비우성쪽 어깨보다 더 내림되어 있는데, 아마 그 이유는 인대와 관절주머니가 스트레칭되었기 때문이다(Oyama 등 2008). 여기에 설명된 자세는 Sprengel 기형과는 다른 것이다. Sprengel 기형은 내림되지 못한 어깨뼈로 인한 선천적인 문제이다.

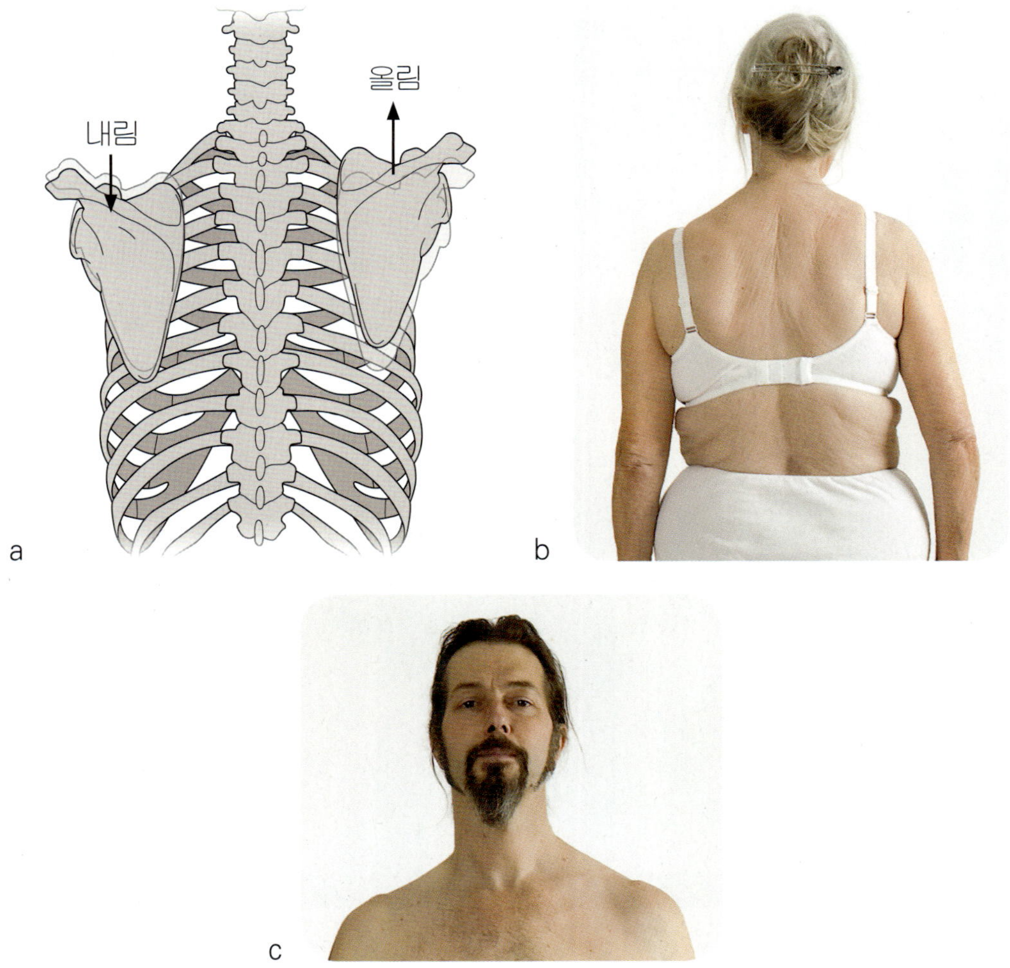

그림 9.10 (a) 어깨의 올림과 내림. (b) 오른쪽 어깨가 올림되어 있음. (c) 왼쪽 어깨가 올림되어 있고, 위등세모근의 비대칭을 보여 주고 있다.

올림된 어깨의 결과

어깨뼈를 제자리에 유지시키는 근육은 등세모근, 앞톱니근, 마름근 및 어깨올림근 등이다. 어깨뼈 안정자세의 변화는 근육의 길이에 영향을 준다. 장기간의 근육 길이 변화는 그들 근육을 약화시킬 뿐만 아니라, 어깨의 기능을 손상시킨다. 어깨는 앞쪽으로 높게 올라갈 수 있고(그림 9.10c), 또는 뒤쪽으로도 높게 올라갈 수 있다. 그리고 어깨 올림근이 비후해질 수 있다.

올림된 어깨의 측면에 있는 목의 물렁조직들이 약간 압박되고, 반대쪽의 물렁조직들은 길어진다. 어깨 올림근들이 목에 붙어 있기 때문에, 올림된 어깨 자세는 목의 기능에도 영향을 줄 수 있다.

표 9.4 올림된 어깨와 관련된 근육 길이

영역	단축된 근육	길어진 근육
어깨 (shoulder)	위등세모근 어깨올림근	앞톱니근 아래등세모근

치료사로서 여러분이 할 수 있는 것

- 올림된 어깨 자세에 영향을 줄 수 있는 운동의 종류를 클라이언트가 확인할 수 있도록 돕는다. 예로는, 무거운 가방을 어깨로 운반하는 경우, 운전할 때 팔을 자동차 창문 위에 올려놓는 경우, 약 90° 벌림하는 팔의 운동을 반복하는 경우, 너무 짧은 슬링을 착용하는 경우 등이 있다.
- 부드러운 내림을 적용했을 때 왼쪽 어깨와 오른쪽 어깨가 어떻게 느끼는지를 클라이언트가 비교할 수 있도록 돕고, 불균형을 확인할 수 있도록 돕는다. 간단한 방법은 클라이언트에게 팔꿈치를 약 90°로 굽힘한 채 똑바른 앉은 자세를 취하도록 주문하고, 팔꿈치로 바닥을 누르도록 주문한다.
- 클라이언트가 어깨 내림 근육들을 강화하도록 돕는다. 팔꿈치로 바닥을 누르지 않고, 팔꿈치로 의자팔걸이를 누르도록 클라이언트에게 주문한다.
- 어깨를 수동으로 내림한다. 이것을 수행하는 방법은 두 가지이다. 첫 번째 방법은 클라이언트에게 정상적인 앉은 자세를 취하도록 주문하고, 부드럽게 어깨를 내림한다.

두 번째 방법은 클라이언트를 누운 자세로 만든 후(그림 9.11), 위와 동일한 방법으로 수행한다.

- 어깨올림근과 등세모근을 수동으로 스트레칭한다. 클라이언트가 머리를 중립위로 유지할 때, 매우 약한 견인을 적용한다. 이때 여러분의 손을 팔꿈치 위쪽인 위팔뼈 부위에 배치하는 것이 좋다. 여러분이 이런 견인을 유지하는 동안, 클라이언트에게 여러분으로부터 멀어지는 쪽으로 천천히 옆굽힘하도록 주문한다(그림 3.5a). 본 예의 환자는 오른쪽 올림된 어깨뼈를 치료받고 있다. 이것은 오목위팔관절을 견인하기 때문에, 어깨 탈구나 아탈구의 위험을 가진 사람에게는 금기증이고, 과가동성을 가진 사람에게도 조심스럽게 적용되어야 한다. 여러분은 어깨, 머리 또는 양쪽 모두에 부드러운 과압박을 적용할 수 있고, 앉은 자세나 누운 자세에서 과압박을 적용할 수 있다(그림 3.5b).
- 단축된 위등세모근과 어깨올림근을 마사지한다.
- 올림된 쪽에 물렁조직 이완술을 적용한다(그림 3.5c).
- 목이 굽힘된 쪽의 근육을 어떻게 스트레칭하는지를 클라이언트에게 가르쳐 준다.

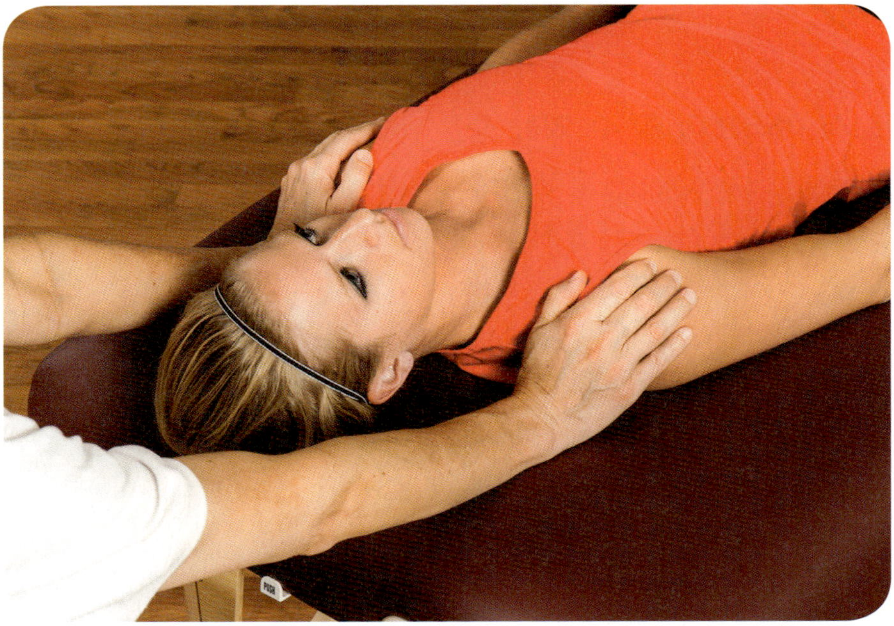

그림 9.11 올림된 어깨를 위한 치료사 기법: 누운 자세에서 이루어지는 어깨뼈의 수동 내림 기법.

클라이언트가 할 수 있는 것

- 장기간의 올림에 영향을 주는 활동을 확인하고 피한다.
- 어깨뼈 내림 운동을 수행한다. 이들 운동은 올림하는 근육을 억제하는 동시에 내림하는 근육들을 강화시킨다. 앉은 자세에서, 클라이언트는 팔꿈치로 의자 팔걸이를 누르거나, 또는 몸을 위로 들어올리는 동작을 한다(그림 11.12).
- 단축된 근육을 능동으로 스트레칭한다. 이것들은 침범된 어깨 쪽 목에 부착된 근육들이다. 한 손으로 이 스트레칭을 수행하면서 부드러운 과압박을 적용한다(그림 3.6a). 팔을 몸 뒤로 가져가는 것도 이런 스트레칭을 하는 하나의 방법이다(그림 3.6b).

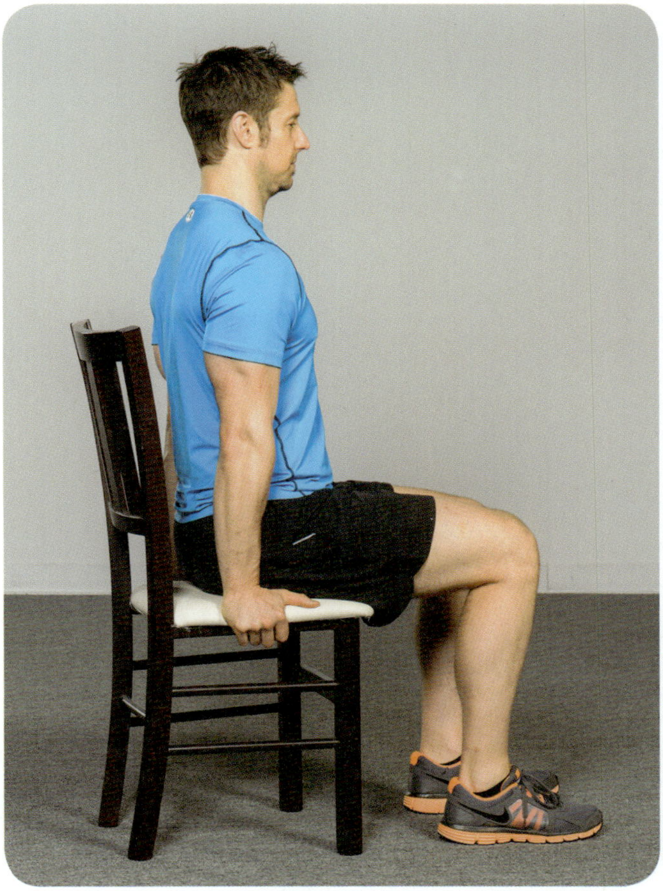

그림 9.12 올림된 어깨를 위한 클라이언트의 기법: 어깨뼈 내림 운동.

맺음말

본 장에서, 여러분은 흔하게 발생하는 4가지 어깨 자세를 배웠다: 내밈된 어깨뼈, 안쪽돌림된 위팔뼈, 날개 어깨뼈 및 올림된 어깨. 각 자세의 해부학적 특징은 사진이나 그림으로 명시되었다. 각 자세의 결과가 설명되었고, 각 병리를 설명하는 표는 치료를 계획하는데 도움을 줄 수 있는 단축된 근육과 길어진 근육이 포함되었다.

제 10 장

팔꿈치

Elbow

학습 목표

본 장을 공부한 후, 여러분은 다음을 할 수 있어야 한다:

- 팔꿈치에서 흔하게 발생하는 2가지 자세를 나열할 수 있어야 한다.
- 이들 각 자세의 해부학적 특징을 설명할 수 있어야 한다.
- 각 자세의 해부학적 결과에 대한 예를 제공할 수 있어야 한다.
- 각 자세에서 단축되거나 길어지는 근육들을 나열할 수 있어야 한다.
- 각 자세의 교정에 대한 적절한 치료의 예를 제공할 수 있어야 한다.
- 그런 치료에 대한 근거를 제공할 수 있어야 하고, 특정 치료가 어떤 클라이언트에게 금기증인지를 설명하고 왜 그런지를 설명할 수 있어야 한다.
- 팔꿈치의 특정 자세를 가진 클라이언트에게 알맞은 스트레칭, 운동 및 활동의 예를 제공할 수 있어야 하고, 이들 자가-관리 도구가 어떤 클라이언트에게 금기증인지를 설명할 수 있어야 한다.

본 장의 2 가지 자세는 굽힘된 팔꿈치와 젖힘된 팔꿈치이다. 굽힘된 팔꿈치는 손상이나 팔꿈치 굽힘근의 과도한 활동에 의해 발생한다; 젖힘된 팔꿈치는 관절의 느슨함에 의해 발생한다. 이들 두 자세가 일반 사람에게 거의 발생하지 않지만, 올바른 팔꿈치 정렬이 팔의 적절한 기능적 자세에 중요한 역할을 하기 때문에 여기에서 설명하고자 한다.

굽힘된 팔꿈치 (Flexed Elbow)

굽힘된 팔꿈치를 가진 사람은 정상보다 팔꿈치를 더 많이 굽힘한 채로 선 자세를 취한다. 측면이나 뒤쪽에서 그 사람을 관찰할 때 굽힘된 팔꿈치가 더 잘 보인다(그림 10.1a과 b). 정상 팔꿈치의 안정 자세는 70°의 굽힘과 10°의 아래팔 뒤침을 취한다(Magee 2002)(그림 10.2a). 그러나 팔꿈치의 안정 자세는 매우 가변성이 크다(그림 10.2). 어떤 팔꿈치도 안정 자세로서 이런 굽힘 정도를 가지지 않는다. 게다가 팔꿈치를 펌할 수 없는 환자(휴식을 취할 때 굽힘된 팔꿈치 자세를 취하는)는 70° ***미만의*** 굽힘을 안정 자세로 가진다(그림 10.2). 그러나 이들 환자는 무증상이고, 임상에서 볼 수 있는 팔꿈치 자세이다. 그림 10.2의 환자는 오른손을 허벅지에 대고 있고(오른쪽 어깨가 올림되어 있고), 만약 오른손을 고정하지 않고 서 있다면, 팔꿈치의 굽힘이 커질 것이다.

여러분은 여러 이유 때문에 팔꿈치를 굽힘하고 서 있는 사람을 관찰할 수 있는데, 가장 대표적인 것이 뻣뻣한 팔꿈치(stiff elbow)이다. 뻣뻣한 팔꿈치는 30° 이상의 폄 소실과 120° 미만의 굽힘 소실을 가진 것으로 정의된다(Nandi 등 2009)(그림 10.2a). 뼈와 물렁조직이 팔꿈치의 폄을 역학적으로 차단하는데, 이것은 다양한 원인으로 일어난다. 예를 들어, 팔꿈

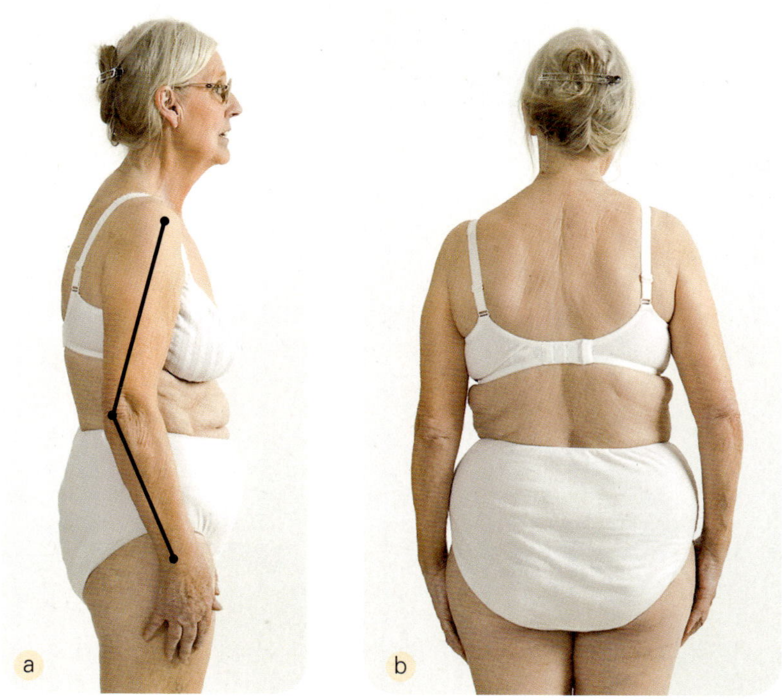

그림 10.1 환자가 정상보다 큰 팔꿈치 굽힘을 가질 때, 그것은 (a) 앞쪽이나 (b) 측면에서 관찰될 수 있다.

치를 90° 굽힘 상태로 장기간 고정하면, 팔꿈치 굽힘근의 순응성 단축과 팔꿈치 폄근의 늘어남이 발생한다(Levangie와 Norkin 2001). 팔굽관절의 관절내 병리가 관절주머니, 곁인대 및 근육 등의 구축을 발생시킨다(Nandi 등 2009). 그리고 화상이 피부의 신축성을 소실시킨다. 팔꿈치 굽힘근의 과도한 훈련을 요하는 스포츠 활동에 참여했던 사람에게서도 선 자세를 취할 때 정상보다 더 큰 팔꿈치 굽힘 자세가 나타나는데, 그 이유는 훈련에 의해 팔꿈치 굽힘근이 단축되는 결과 때문이다. 외상이나 수술에 의해 팔꿈치 폄이 제한될 수 있고, 뼈 충돌이 발생할 수 있다. 관절염 환자는 관절면의 변화로 인해 팔꿈치 폄의 제한을 가질 수 있다. 머리 외상 이후에도 팔꿈치 굽힘근의 구축이 나타날 수 있다.

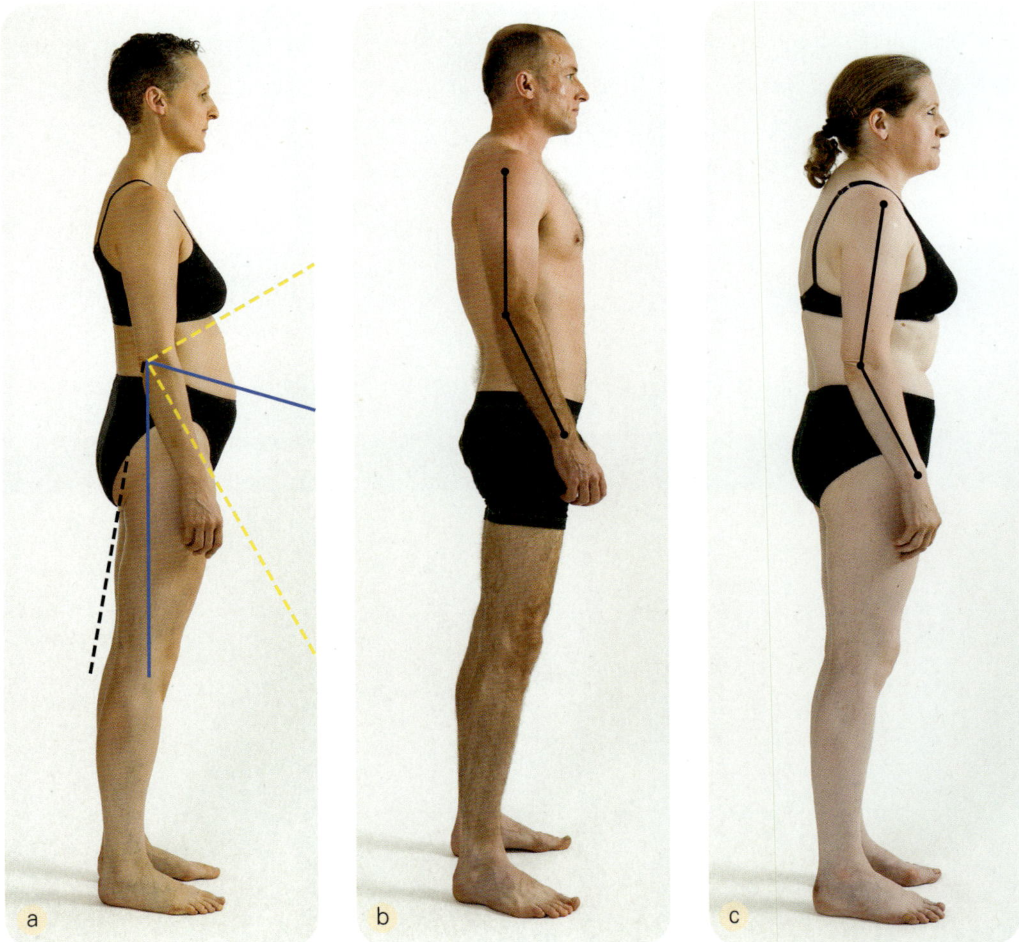

그림 10.2 정상 팔꿈치 안정 자세의 다양성. 이 예들로서 (a) 약 5°에서 (b), (c) 45°까지 다양한 범위를 보여주고 있다. 몇몇 자료에 의해 팔꿈치의 정상 안정 자세가 70° 굽힘 자세로 밝혀졌다. 팔꿈치 각도는 그림 10.2a의 굵은 선에 의해 표시된다.

굽힘된 팔꿈치의 결과

대부분의 일상활동(씻기, 옷입기, 요리하기 및 청소하기 등)은 팔꿈치의 굽힘 30-130° 사이에서 수행된다(Morrey 등 1981). 팔꿈치가 ***하나의*** 자세로 영원히 고정되지 않는 한, 굽힘된 팔꿈치 자세가 일상생활에 큰 영향을 주지 않는다. 그러나 정상 기능을 달성하기 위해, 환자는 어깨와 손목을 이용한 보상운동을 할 것이다. 이런 보상운동은 이들 관절과 그 관절과 관련된 근육의 문제를 일으킬 수 있다.

팔꿈치를 펴하는 능력이 감소되면, 뒤침과 엎침이 영향을 받을 수 있다. 환자가 엎침과 뒤침을 필요로 하는 특정 과제(예: 열쇠 돌리기나 드라이버 돌리기)를 할 때 방해를 받을 수 있다.

팔꿈치를 완전히 폄할 수 없으면, 팔로 체중부하를 하는데 문제가 발생할 수 있다. 이 자세에서, 굽힘된 관절을 통한 체중 전달은 폄된 관절을 통한 체중부하 때보다 안정성이 떨어질 것이고, 이로 인해 큰 스트레인이 근육과 인대에서 발생할 것이다.

이 자세가 운동이나 스포츠를 제약할 수 있다. 예를 들어, 팔을 완전히 폄할 수 없으면 라켓 스포츠를 수행하기 어려울 것이고, 또 푸쉬-업이나 체스트/숄더 프레스와 같은 웨이트 트레이닝을 수행하기 어려울 것이다. 그럼에도 불구하고 이런 활동을 계속 수행 한다면 관절 손상의 가능성이 증가할 것이다.

표 10.1 굽힘된 팔꿈치와 관련된 근육 길이

영역	단축된 근육	늘어난 근육
1차 근육	위팔근 위팔두갈래근 위팔노근	위팔세갈래근 팔꿈치근
2차 근육	원엎침근 노쪽손목굽힘근 자쪽손목굽힘근 얕은손가락 굽힘근 긴손바닥근	n/a

팁 [TIP] 폄은 안쪽곁인대와 팔 앞쪽면에 있는 피부와 근막에 의해서도 제한된다.

치료사로서 여러분이 할 수 있는 것

여러분이 굽힘된 팔꿈치를 가진 클라이언트를 효율적으로 치료할 수 있는지는 클라이언트에게 영향을 주는 원인에 전적으로 좌우된다. 관절의 뻣뻣함은 팔꿈치 수술 이후에 나타나는 일반적인 증상이다. 이런 경우에는 관절가동술과 함께, 팔꿈치 앞쪽에 있는 물렁조직의 신장과 뒤쪽 근육의 강화가 치료 제안으로 적합할 수 있다. 그러나 화상이나 머리 손상으로 인한 근구축으로 초래된 뻣뻣한 팔꿈치는 도수치료로 쉽게 치료될 수 없다. 도수치료는 다른 이점을 제공하지 못하고, 관절 자세를 변화시키는 것보다 덜 효과적일 것이다. 관절염으로 인한 굽힘된 팔꿈치를 가진 클라이언트를 치료할 때 주의를 요한다. 팔꿈치 폄이 뼈 충돌에 의해 제한되면, 도수치료가 비효율적일 수 있다.

- 팔꿈치 굽힘근에 수동 스트레칭을 적용한다. 수동 스트레칭은 초기에 팔꿈치에 초점을 맞추는 기법이고(그림 10.3a), 손목 굽힘근을 스트레칭하는 쪽으로 진행한다(그림 10.3b). 엎침과 뒤침의 평가를 포함하고, 제한이 확인된 부위에 수동 스트레칭을 적용한다. 엎침과 뒤침을 강화시키는 좋은 손잡기는 그림 10.3c이다. 높은 등급의 관절가동술과 함께 높은 강도, 장시간 그리고 자주 이루어지는 스트레칭이 저가동성 문제를 가진 사람에게 유익할 수 있다(Jacobs와 Sciascia 2011). 매일 30분 동안 3번씩 적용되는 정적 스트레칭이 외상 또는 수술 이후, 뼈성 제한보다 물렁조직 제한으로 발생한 팔꿈치 뻣뻣함을 치료할 수 있다고 한다(Müller 등 2013). 만성 구축은 스트레칭에 잘 반응하지 않고, 가동범위를 조금만 향상시킨다(Jacobs와 Sciascia 2011).

- 이것이 여러분의 능력 밖의 문제라면, 관절가동술을 제공해 줄 수 있는 물리치료사나 오스티오패시에게 클라이언트를 의뢰한다. 굽힘된 상태로 고정된 팔꿈치 구축을 위한 물리치료 방법은 다양하다. 한 연구에 따르면, 스플린트를 통해 적용된 낮은 하중과 장기간 스트레칭의 이용이 머리 손상 이후, 신경학적 원인으로 초래된 팔꿈치 굽힘 구축의 가동범위를 증가시켰다고 한다(MacKay-Lyons 1989).

- 팔꿈치 굽힘근을 늘이기 위해 그들에게 마사지를 적용한다. 이것은 팔에 적용되는 스트리핑 형태의 마사지이고, 굽힘된 팔 부위에 물렁조직 이완술을 적용한다(그림 10.3d). 그런 다음, 고정 부위에 압박을 유지한 채 팔꿈치를 편다. 팔꿈치 폄을 촉진하기 위해 물렁조직 이완술을 사용하는 장점 중의 하나는 팔꿈치 굽힘근을 스트레칭하기 위해 현재의 폄 가동범위를 초과할 필요가 없는 것이다. 물렁조직 이완술은 손목 굽힘근을 늘이는데도 유용하고, 팔꿈치 굽힘근을 늘이는 방법과 비슷하게 적용된다.

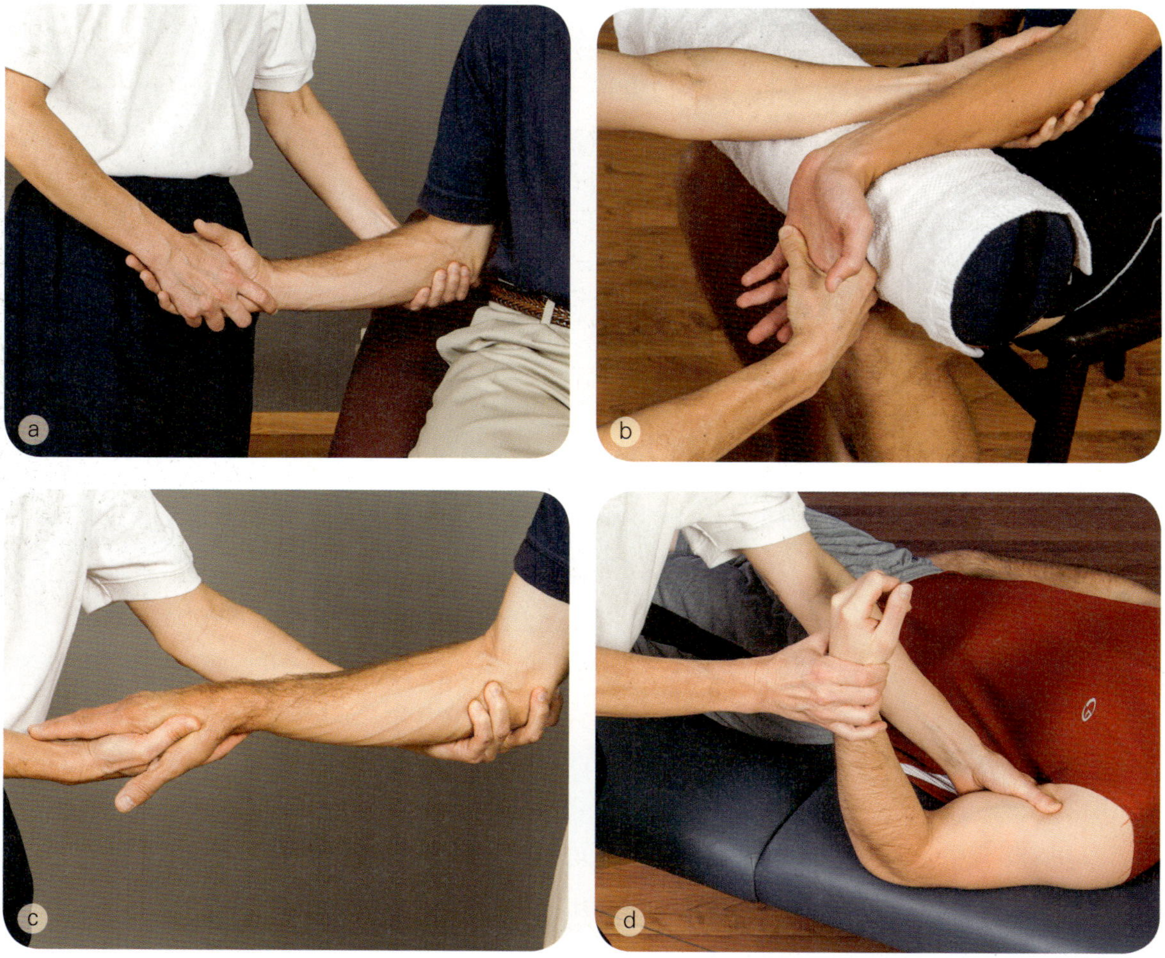

그림 10.3 굽힘된 팔꿈치 자세를 위한 치료사 기법: (a) 손목 굽힘근의 작용없이 팔꿈치 굽힘근의 수동 스트레칭; (b) 손목 굽힘근의 스트레칭; (c) 뒤침과 엎침을 장려하는 스트레칭 기법; (d) 물렁조직 이완술과 같은 기법 이용.

- 스플린트를 적용해 줄 수 있는 전문가에게 클라이언트를 의뢰한다. 물렁조직 구축으로 인해 중등도의 폄 소실이 있다면, 동적 스플린트가 효율적인 것으로 밝혀졌지만, 그것을 효율적으로 사용하는데 시간 제약이 있을 것이다(Nandi 2009).
- 팔꿈치 굽힘근을 어떻게 스트레칭하는지를 클라이언트에게 가르쳐 준다.

클라이언트가 할 수 있는 것

- 팔꿈치의 폄을 장려하는 자세로 휴식을 취한다. 굽힘된 팔꿈치를 가진 클라이언트(그림 10.4a)는 팔꿈치를 쿠션 위에 배치한 후, 손과 아래팔을 무게로 이용하여 팔꿈치 앞쪽의 물렁조직을 부드럽게 스트레칭한다.
- 팔꿈치 굽힘근을 위해서 능동 스트레칭을 수행한다. 가장 효율적인 방법은 어깨를 안쪽돌림하고, 팔꿈치를 펌하고, 아래팔을 엎침하고, 엄지를 아랫방향으로 하여 문틀이나 깃대를 잡는 것이다(Alter 2004). 이것은 어떤 사람에게 적응하기 어려운 동작일 수 있다. 간단한 시작 방법은 관절의 폄을 장려하기 위해 다른 손을 사용하는 것이다(그림 10.4b). 손목 굽힘근의 스트레칭이 유용할 수 있는데, 그 이유는 이들 근육이 팔꿉관절 앞쪽을 지나가기 때문이다. 이들 근육을 길게 늘임으로써 폄을 촉진할 수 있다(그림 10.4c).

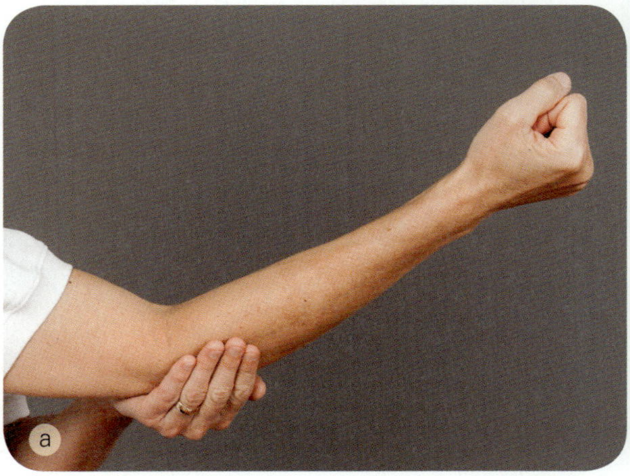

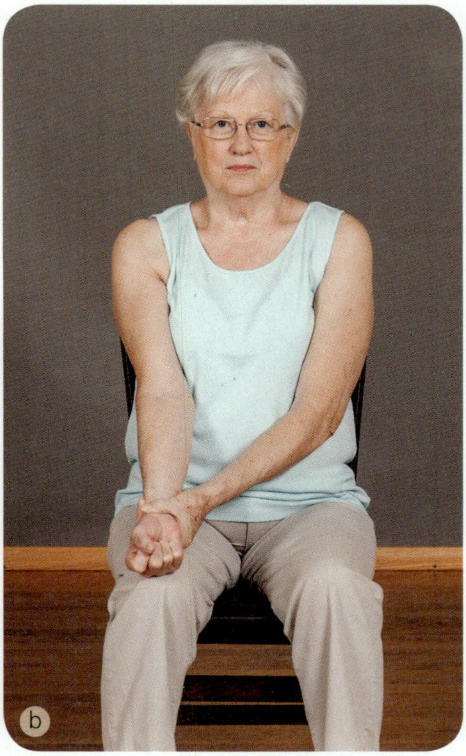

그림 10.4 굽힘된 팔꿈치 자세를 위한 클라이언트 기법: (a) 팔꿈치 폄을 장려하는 안정자세; (b) 팔꿈치 굽힘근의 스트레칭을 촉진하기 위해 다른 손을 이용함;

(계속)

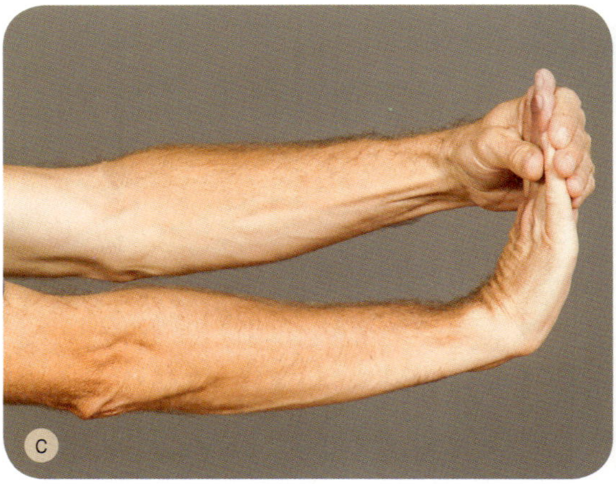

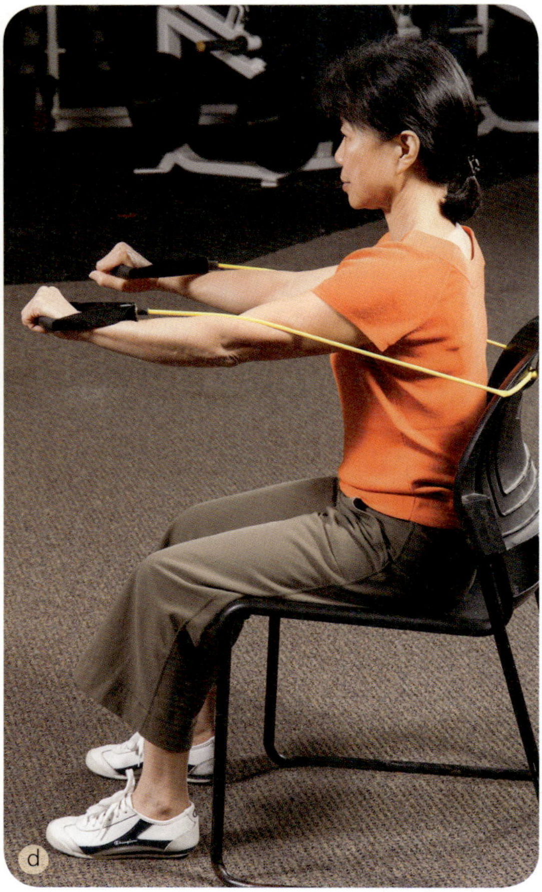

그림 10.4 *[계속]* (c) 손목 굽힘근 스트레칭; (d) 위팔세갈래근을 강화하기 위한 비체중부하 운동의 수행.

- 상호억제 기전을 통해 주요 팔꿈치 굽힘근을 이완시키는 위팔세갈래근의 수축을 수행한다. 이것은 팔꿈치 굽힘근을 길게 늘이는데 매우 효과적이다. 위팔세갈래근이 길게 늘어졌다면 약화된 것이고, 비체중부하식 위팔세갈래근 강화 운동의 수행은 물렁조직 단축으로 인한 굽힘된 팔꿈치 자세를 교정하는데 유용할 것이다. 이것을 수행하는 하나의 방법은 앉은 자세에서 저항 밴드를 이용하는 것이다(그림 10.4d). 그러나 잡기 동작은 손목과 손가락의 굽힘근과 팔꿉관절의 앞쪽면을 지나가고 팔꿈치 굽힘에 영향을 주는 대부분의 근육을 사용한다. 그러므로 잡기 동작을 매우 약하게 수행해야 한다.

젖힘된 팔꿈치 (Hyperextended Elbow)

성인의 경우에는 팔꿈치의 폄(0–10°)이 거의 일어나지 않는다(American Academy of Orthopaedic Surgeons 1994). 10° 이상의 폄을 젖힘이라고 부른다. 환자가 이완된 팔 자세로 선 자세를 취할 때 이 자세를 쉽게 발견할 수 없다. 사람이 능동으로 팔꿈치를 폄할 때 이런 자세를 쉽게 확인할 수 있고, 가동범위의 끝자세가 정상보다 더 크게 관찰된다.

젖힘된 팔꿈치의 결과

이 자세에서는 팔꿈치 앞쪽에 있는 물렁조직이 길게 늘어나고, 뒤쪽에 있는 조직이 단축된다. 저항이나 체중부하의 활동을 할 때, 관절의 안정성이 감소하고, 물렁조직 손상의 위험이 증가한다. 관절에서 폄을 더 강하게 일으킨다면, 팔꿈치머리돌기가 팔꿈치 머리돌기오목에 부딪혀 팔꿈치머리돌기오목이 손상을 입을 수 있다. 생체역학적 변화의 결과로서 부가적인 스트레인이 어깨와 손목에 가해질 때 종종 팔꿉관절이나 팔의 다른 관절에 통증이 발생할 수 있다. 자세가 과가동성 증후군의 결과라면, 근육뼈대성 증상(Kirk 등 1967)일 수도 있고, 고유수용성 문제를 포함한 비근육뼈대성 증상일 수도 있다(Kaux 등 2013). 스포츠 활동 때 팔꿈치 손상의 위험이 있고, 젖힘이 스포츠 활동의 수행을 방해할 수 있다.

표 10.2 젖힘된 팔꿈치와 관련된 근육 길이

영역	단축된 근육	길어진 근육
팔	위팔세갈래근 팔꿈치근	위팔두갈래근 위팔근 위팔노근
아래팔	팔꿈치 폄근	팔꿈치 굽힘근

팁 [TIP] 환자가 과가동성 증후군 중의 하나를 가지고 있을 때, 신체 전반의 관절 주위에 있는 물렁조직의 신장성이 증가하지만, 팔꿉관절에서는 그렇지 않다. 표 10.2의 근육은 팔꿈치 굽힘근과 폄근의 신장성을 모두 가진 환자 집단에 적용되지 않고, 단축된 근육도 전혀 없다.

치료사로서 여러분이 할 수 있는 것

과가동성 증후군을 가진 클라이언트를 치료할 때 전문가의 조언이 필요한데, 그 이유는 이들 클라이언트가 스트레칭 프로그램이나 근력강화 프로그램으로부터 손상의 위험을 가지기 때문이다. 그래서 올바른 기법을 수행하기 위해서는 초기에 전문가의 감독이 요구된다.

- 이런 자세를 가졌을 때, 가장 중요한 치료는 클라이언트에게 자가-교정에 대한 조언을 해주는 것이다. 팔꿈치의 중립위가 무엇인지를 클라이언트에게 가르쳐 주고, 클라이언트가 중립위를 벗어날 때마다 그것을 확인할 수 있도록 돕는다(앉은 자세에서 양 손을 등 뒤에 배치한다; 수영장의 측면에 기댄다; 무릎꿇고 바닥을 닦을 때 한 손으로 체중을 지지한다; 어린 아이와 함께 놀 때; 운동할 때). 체중부하 활동 때 올바른 팔꿈치 정렬을 보여준다.
- 클라이언트에게 팔꿈치의 젖힘을 피하도록 교육하고, 비체중부하 활동부터 시작하도록 교육한다. 그 다음, 저항 운동으로 진행하고, 맨 마지막에는 간단한 체중부하 활동을 한다.
- 팔꿈치 굽힘근을 위한 적절한 근력강화 운동을 하도록 클라이언트에게 조언한다. 필요하다면, 팔꿈치 젖힘을 피하는 수단으로서 팔꿈치 굽힘근 운동을 제공하는 피트니스 전문가에게 클라이언트를 의뢰한다. 등속성 장비를 이용한 원심성 운동이 훈련방법으로 이용될 수 있다. 왜냐하면 원심성 운동이 관절 과가동성을 보호하면서 운동할 수 있기 때문이다(Kaux 등 2013). 피트니스 전문가도 푸쉬-업, 체스트/숄더 프레스, 트라이셉스 익스텐션 등과 같은 근력강화 활동을 수행할 때 젖힘되는 것을 어떻게 피할 수 있는지에 대해 조언해 줄 수 있다.
- 팔꿈치에 테이핑을 적용한다. 테이핑은 물리적으로 젖힘을 막을 수도 있고, 또는 젖힘의 가능성이 있을 때도 적용될 수도 있다. 그러나 팔꿈치 자세를 자가 교정하는 클라이언트를 위해 테이프를 당겨 감각 피드백을 제공할 수 있다. 끝으로 팔꿈치를 0°이상 폄하지 않아야 한다. 여러분이 사용하는 테이핑 패턴은 일자 형태의 패턴(그림 10.5a)이나 십장 형태의 패턴(그림 10.5b)으로 적용될 수 있다.
- 위팔세갈래근이 단축되었을 때만 마사지하지만, 클라이언트가 과가동성 증후군을 가지고 있다면 마사지를 수행하지 않는다. 손목 폄근이 단축되었다면 마사지를 적용한다.

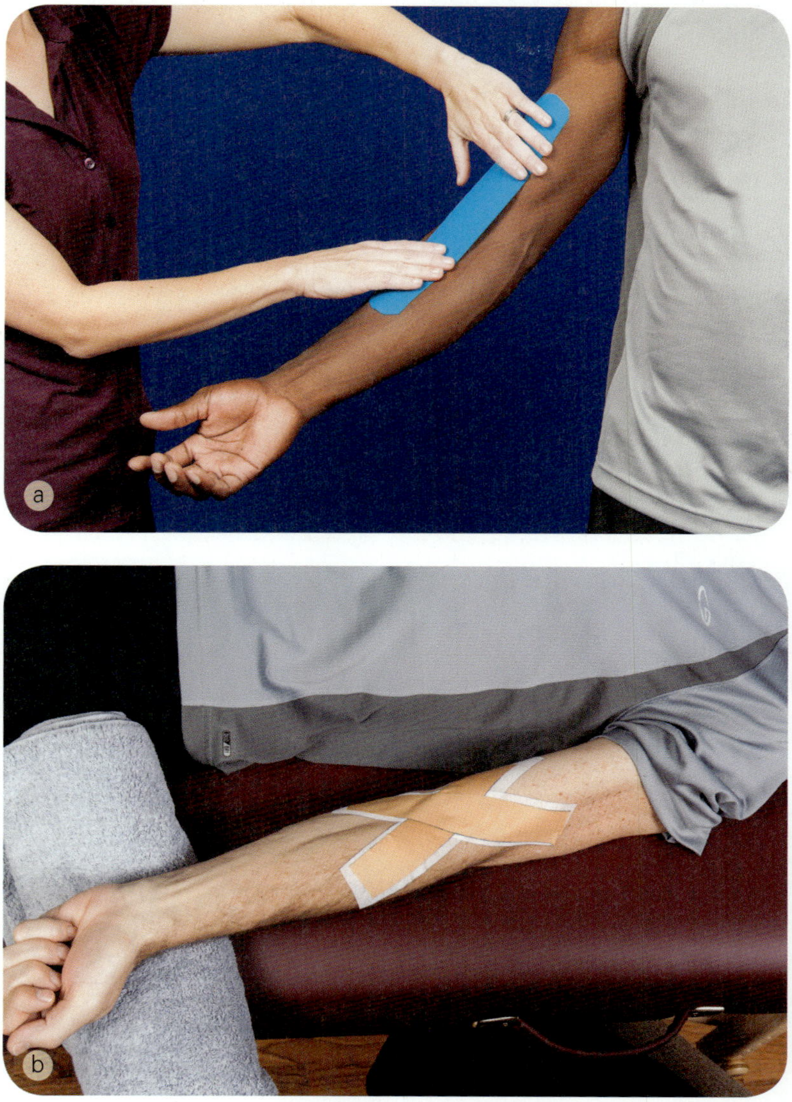

그림 10.5 젖힘된 팔꿈치를 위한 치료사의 기법: (a) 일자 형태를 길게 한 테이핑 요법과 (b) 십자 형태의 테이핑 요법.

- 올바른 스트레칭 기법에 대해 조언하지만, 과가동성 증후군을 가지고 있다면 스트레칭 기법을 적용하지 않는다. 위팔세갈래근과 손목 폄근이 단축되었다면, 안전한 스트레칭 기법을 적용한다.

클라이언트가 할 수 있는 것

- 팔꿈치 젖힘을 강화시키는 활동을 확인하고, 이를 피한다. 예를 들어, 잠잘 때, 팔을 베개나 침대 난간 위에 올려놓는 자세를 피한다. 어떻게 하면 체중을 안전하게 부하할 수 있는지를 배운다. 팔꿈치를 젖힘하지 않고, 중립위로 팔꿈치를 배치하여 체중부하를 실시한다(그림 10.6).
- 바이셉스 컬과 같은 운동을 이용하여 팔꿈치 굽힘근을 강화한다. 바이셉스 컬을 수행 시 무게를 사용할 때, 팔의 정렬을 교정하는 것이 필수적이다. 그래서 피트니스 전문가나 물리치료사의 조언을 따른다. 긴 지렛대 움직임을 하는 운동은 젖힘된 팔꿈치를 가진 클라이언트에게 손상을 일으킬 수 있어서, 무게나 다른 저항 도구를 사용하는 운동을 선택하거나 수행할 때 주의를 요한다.

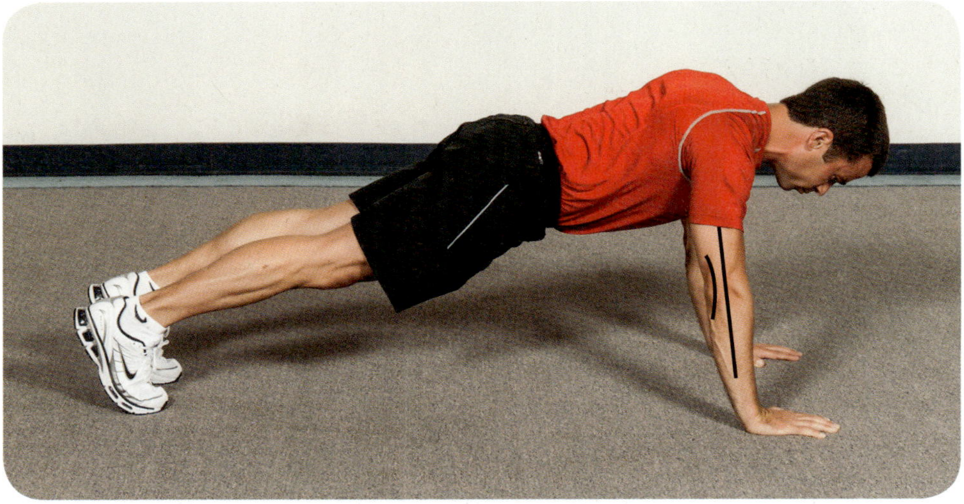

그림 10.6 젖힘된 팔꿈치를 위한 클라이언트기법: 체중부하 자세를 취할 때 팔꿈치가 젖힘되는 것을 피하고, 팔꿈치의 중립위에서 수행한다.

맺음말

본 장에서, 여러분은 흔하게 발생하는 2가지 팔꿈치 자세를 배웠다: 굽힘된 팔꿈치와 젖힘된 팔꿈치. 각 자세의 해부학적 특징은 사진이나 그림으로 명시되었다. 각 자세의 결과가 설명되었고, 각 병리를 설명하는 표는 치료를 계획하는데 도움을 줄 수 있는 단축된 근육과 길어진 근육이 포함되었다.

부록

디스플레이 스크린 장비를 위한 다음의 설정은 앉은 자세에서 자세 스트레스를 최소화할 수 있을 것이다.

의자

- 엉덩관절과 무릎관절을 약 90°로 굽힘하고 의자에 앉는다. 이렇게 앉으면 허벅지는 거의 수평을 이루게 되고, 무릎 높이와 동등해진다.
- 의자 좌석은 너무 딱딱해서는 안 되고, 좌석의 폭은 엉덩이와 허벅지의 폭보다 적어도 1인치(2.5㎝) 이상 커야 한다. 그리고 좌석은 약간 경사져야 한다.
- 좌석의 앞쪽 가장자리가 무릎 뒤쪽면을 압박하지 않아야 하고, 등받이에 등을 기대고 앉는다. 만약 좌석의 앞쪽 가장자리가 여러분의 무릎 뒤쪽을 압박한다면, 좌석의 깊이(앞뒤 폭)가 덜 깊은 의자로 교체해야 한다. 좌석의 앞쪽 가장자리와 무릎 뒤쪽 사이의 간격은 손가락 2-3개 정도가 들어갈 만큼 충분한 여유가 있어야 한다.
- 발이 지면에 완전히 닿도록 의자의 높이를 조절해야 한다. 만약 장비의 나머지 부분들이 이미 설치되었다면, 의자 높이를 올릴 필요가 있고, 발판을 사용할 수 있다. 발 위에 앉아서도 안 되고, 의자 다리를 감듯이 발과 발목을 비틀어서도 안 되고, 또 의자 위에서 양반다리로 앉아서도 안 된다.
- 의자가 허리 지지대를 가지고 있다면, 그것을 똑바로 배치해야 한다; 위쪽으로는 여러분의 허리뼈보다 높게 등을 지지해야 하고, 아래쪽으로는 엉치뼈를 잘 지지해 주어야 한다. 편안할 수 있도록 의자 등받이를 올리거나 낮추어야 한다.
- 의자 등받이의 경사를 조절한다. 이때 등받이가 너무 뒤쪽으로 기울어져서도 안되고, 너무 수직으로 곧게 위치해서도 안 된다. 의자를 사용할 때, 책상 쪽으로 몸을 숙이는 것보다는 등받이를 뒤쪽으로 기울인다. 필요하다면, 의자를 책상 쪽으로 당긴다.
- 의자의 팔걸이 때문에, 의자를 책상 쪽으로 가져갈 수 없다면, 팔걸이를 제거한다.
- 의자의 바닥은 5개의 바퀴를 가져야 한다.

책상

- 책상과 여러분의 허벅지 사이에 적절한 공간이 있어야 한다.
- 책상 자체와 책상밑의 영역은 깔끔하게 정리되어야 하고, 케이블이나 선이 움직이지 않도록 고정해야 한다.
- 자주 사용되는 아이템은 책상 위에서 쉽게 접근할 수 있어야 한다.

키보드와 마우스

- 키보드를 여러분의 정면에 배치해야 한다.
- 여러분으로부터 키보드가 너무 멀리 떨어져 있거나 너무 가깝게 배치하지 않아야 한다. 너무 멀거나 너무 가깝게 배치된 키보드를 장시간 사용하면, 여러분의 팔에 무리가 올 수 있다.

■ 키보드가 눈부심을 일으켜서는 안 된다.
■ 팔꿈치를 여러분의 몸통에 가까이 배치하고, 팔과 어깨를 이완하여 작업한다.
■ 아래팔이 수평을 이루도록 팔꿈치는 90–100° 정도 굽힘되어야 한다.
■ 손목도 지나치게 굽힘되거나 폄되지 않도록 거의 수평을 이루어야 한다. 즉, 아래팔과 같은 선상에 위치해야 한다.
■ 손에 편안하고, 가능하면 작업할 때 손목을 곧게 배치할 수 있는 마우스를 선택한다.
■ 마우스를 사용할 때 손목이 치우침된 자세를 가지지 않도록 한다.
■ 팔을 쭉 뻗어서 마우스를 사용하지 않도록 한다.
■ 딱딱한 표면 위에 팔꿈치나 손목을 배치하지 않도록 한다.
■ 가볍게 마우스를 잡고, 가볍게 키보드의 키를 두드린다.

모니터

■ 모니터를 여러분의 정면에 배치한다.
■ 팔의 길이만큼 모니터가 떨어져 있는지를 체크한다.
■ 스크린의 윗부분이 여러분의 눈높이와 거의 일치되도록 모니터를 배치한다.
■ 스크린이 눈부심을 일으켜서는 안 된다.
■ 필요하다면, 타이핑할 때 아래쪽을 쳐다보지 않고 또 한쪽을 쳐다보지 않도록 카피 홀더를 사용한다.

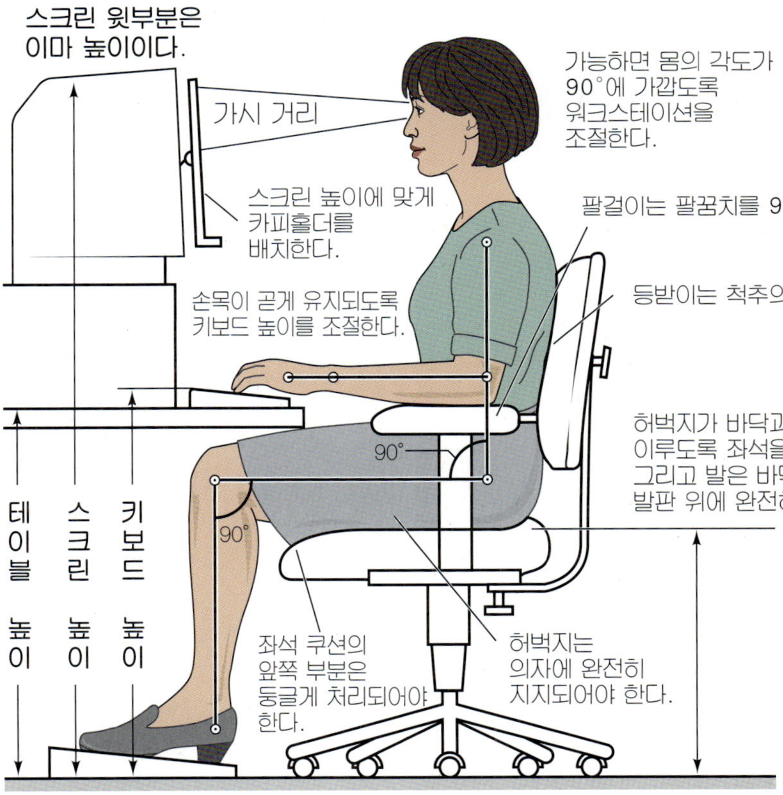

참고문헌

Chapter 1

Bloomfield, J., T.R. Ackland and B.C. Elliott. 1994. *Applied anatomy and biomechanics in sport*. Victoria, Australia: Blackwell Scientific.

Chin, M.K., K. Steininger, R.C.H. So, C.R. Clark and A.S.K. Wong. 1995. Physiological profiles and sport specific fitness of Asian elite squash players. *Br J Sports Med* 29 (3): 158-64.

Chansirinukor, W., D. Wilson, K. Grimmer and B. Danise. 2001. Effects of backpacks on students: measurement of cervical and shoulder posture. *Aust J of Physiother* 47 (2): 110-16.

Dehghani, L., M. Hashemi, R. Saboonchi, A. Hemalfar and A. Roonasi. 2012. Relationship between somatotype and some musculoskeletal deformities of girl students with Down syndrome. *Europ J Experimental Biol* 2 (4): 1209-13.

Forthomme, B., J-M Crielaard and J-L Croisier. 2008. Scapular positioning in athlete's shoulder. *Sports Med* 38 (5): 369-86.

Grabara, M. 2012. Analysis of body postures between young football players and their untrained peers. *Hum Mov* 13 (2): 120-26.

Hennessy, L., and A.W.S. Watson. 1993. Flexibility and posture assessment in relation to hamstring injury. *Br J Med*. 27 (4): 243-46.

Herbert, R.D., and R.J. Balnave. 1993. The effect of position of immobilisation on resting length, resting stiffness, and weight of the soleus muscle of the rabbit. *J Orthop Res* 11 (3): 358–66.

Heslinga, J.W., G. te Kronnie and P.A. Huijing. 1995. Growth and immobilization effects on sarcomeres: A comparison between gastrocnemius and soleus muscles of the adult rat. *Eur J Appl Physiol Occup Physiol* 70 (1): 49–57.

Oyama, S., J.B. Myers, C.A. Wessinger, R.D. Ricci and S.M Lephart. 2008. Asymmetric resting scapular posture in healthy overhead athletes *J of Athletic Training* 43 (6): 565-70.

Pourbehzadi, M., H. Sadeghi, H.A. Alinehad and L.S. Rad. 2012. The relationship between posture and somatotype and certain biomechanical parameters of Iran women's national dragon boat team. *Annals of Biological Research* 3 (7): 3657-62.

Spector, S.A. C.P. Simard, M. Fournier, E. Sternlicht and V.R. Edgerton. 1982. Architectural alterations of rat hind-limb skeletal muscles immobilized at different lengths. *Exp Neurol* 76 (1): 94–110.

Tinkle, B.T. 2008. *Joint hypermobility*. Niles, IL: Left Paw Press.

Travell, J., and D.L. Simons. 1999. *Myofascial pain and dysfunction: The trigger point manual*. Vol. 1, 2nd ed. Philadelphia: Lippincott Williams & Williams.

Watson, A.W.A. 1997. Posture: Introduction and its relationship to participation in sports *Rev. Fisioter. Uni. São Paulo* 4 (1): 1-46.

Chapter 2

American Academy of Orthopaedic Surgeons. 2007. How to sit at a computer. http://orthoinfo.aaos.org/topic.cfm?topic=A00261. Accessed December 21, 2014.

American Chiropractic Association. 2014. Tips to maintain good posture. www.acatoday.org/content_css.cfm?CID=1452. Accessed December 21, 2014.

American College of Sports Medicine. 2011. Quantity and quality of exercise for developing and maintaining cardiorespiratory, musculoskeletal, and neuromuscular fitness in apparently healthy adults: Guidance for prescribing exercise. *Medicine and Science in Sports & Exercise.* DOI:10.1249/MSS.0b013e318213fefb.

Bloomfield, J., T.R. Ackland and B.C. Elliott. 1994. *Applied anatomy and biomechanics in sport.* Victoria, Australia: Blackwell Scientific.

Chaitow, L. 2001. *Muscle energy techniques.* London: Churchill Livingstone.

Chartered Society of Physiotherapists. 2013. Perfect posture. file:///Users/ul8/Downloads/csp_sitatdesk_postcards_2013.pdf. Accessed December 21, 2014.

Chartered Society of Physiotherapy and Fitness Industry Association Joint Working Party. 2011. Guidance on the referral of patients between physiotherapists and fitness instructors Produced by the Chartered Society of Physiotherapy and Fitness Industry Association Joint Working Party. 2011. file:///Users/ul8/Downloads/csp_guidance_referral_patients_physios_fitness_instructors_2011_0.pdf. Accessed January 26, 2015.

College of Occupational Therapists and Association of Chartered Physiotherapists in Neurology. 2015. Splinting for the prevention and correction of contractures in adults with neurological dysfunction. London: College of Occupational Therapists. www.acpin.net/Splinting_Guidelines/Splinting_Guidelines.pdf.

Donatelli, R. 1987. Abnormal biomechanics of the foot and ankle. *J Orthop Sports Phys Ther* 9 (1): 11-16.

Duncan, R. 2014. *Myofascial release.* Champaign, IL: Human Kinetics.

Earls, J. and T. Myers. 2010. *Fascial release for structural balance.* England: Lotus.

Fawdington, R.A., B. Johnson and N.T. Kiely. 2013. Lower limb deformity assessment and correction. *Orthopaedics and Trauma* 28 (1): 33-40.

Gross, M.T. 1995. Lower quarter screening for skeletal malalignment—suggestions for orthotics and shoewear. *J Orthop Sports Phys Ther* 21 (6): 389-405.

Guimond, S., and W. Massrieh. 2012. Intricate correlation between body posture, personality train and incidence of body pain: A cross-referential study report. *PLoS ONE* 7, no. 5. Accessed December 15, 2014. DOI:10.1371/journal.pone.0037450.

Hanten, W.P., S.L. Olson, N.L. Butts and A.L. Nowicki. 2000. Effectiveness of a home programme of ischemic pressure followed by sustained stretch for treatment of myofascial trigger points. *Phys Ther* 80 (10): 997-1003.

Health & Safety Executive. 2013. Working with display screen equipment (DSE). www.hse.gov.uk/pubns/indg36.pdf. Accessed December 21, 2014.

Hertling, D., and R.M. Kessler. 2006. *Management of common musculoskeletal disorders.* 4th ed. Philadelphia: Lippincott Williams & Wilkins.

Heslinga, J.W., G. te Kronnie and P.A. Huijing. 1995. Growth and immobilization effects on sarcomeres: A comparison between gastrocnemius and soleus muscles of the adult rat. *Eur J Appl Physiol Occup Physiol* 70 (1): 49–57.

Holey, E., and E. Cook. 2003. Evidence-based therapeutic massage: A practical guide for therapists. 2nd ed. Edinburgh. Churchill Livingstone.

Huguenin, L.K. 2004. Myofascial trigger points: the current evidence. *Physical Therapy in Sport* 5 (1): 2-12.

Jacobs, C.A., and A.D. Sciascia. 2011. Factors that influence the efficacy of stretching programmes for patients with hypomobility. *Sports Health* 3 (6): 520-23.

Jarvis, H.L., C.J. Nester, R.K. Jones, A. Williams and P.D. Bowden. 2012. Inter-assessor reliability of practice based biomechanical assessment of the foot and ankle. *Journal of Foot and Ankle Research* 5:14. DOI: 10.1186/1757-1146-5-14. Accessed December 22, 2014.

Johnson, J. 2009. *Soft tissue release*. Champaign, IL: Human Kinetics.

Johnson, J. 2010. *Deep tissue massage*. Champaign, IL: Human Kinetics.

Johnson, J. 2012. *Postural assessment*. Champaign, IL: Human Kinetics.

Johnson, J. 2014. *Therapeutic stretching*. Champaign, IL: Human Kinetics.

Kendall, F.P., E.K. McCreary. 1983. *Muscles: Testing and function*. 3rd ed. Baltimore: Lippincott Williams and Wilkins.

Kendall, F.P., E.K. McCreary and P.G. Provance. 1993. *Muscles: Testing and function*. 4th ed. Baltimore: Lippincott Williams and Wilkins.

Kidd, M.O., C.H. Bond and M.L. Bell. 2011. Patients' perspectives of patient-centredness as important in musculoskeletal physiotherapy interactions: A qualitative study *Physiotherapy* 97 (2): 154-162.

Langendoen, J., and K. Sertel. 2011. *Kinesiology taping*. Ontario, Canada: Rose.

Lavelle, E.D., W. Lavelle and H.S. Smith. 2007. Myofascial trigger points. *Anesthesiol Clin* 25 (4): 841-51.

Lee, L.J. 2013. Thoracic ring control: A missing link? MPA *In Touch* 4: 13F16.

Milroy, P., and G. O'Neil. 2000. Factors affecting compliance to chiropractic prescribed home exercise: a review of the literature. *J Can Chiropr Assoc* 44 (3): 141-48.

National Institutes of Health. 2014. Ergonomics program: The computer workstation. www.ors.od.nih.gov/sr/dohs/Documents/ORS_Ergonomics_Poster_Rd5.pdf. Accessed December 21, 2014.

Panel on Musculoskeletal Disorders and the Workplace Commission on Behavioral and Social Sciences and Education National Research Council and Institute of Medicine. 2001. Musculoskeletal disorders and the workplace: Low back and upper extremities. www.nap.edu/openbook.php?isbn=0309072840. Accessed December 15, 2014.

Randall, K.E., and I.R. McEwen. 2000. Writing patient centred goals. *Physical Therapy* 80 (12): 1197-1203.

Sackett, D.L. 1996. Evidenced based medicine: What it is and what it isn't. *BMJ* 312 (7023): 71-2.

Sanders, B., A.A. Blackburn and B. Boucher. 2013. Preparticipation screening: The sports physical therapy perspective. *Int J of Sports Physic Ther* 8 (2): 180-93.

Sarasohn-Kahn, J. (Ed.) 2013. *Personal health information technology—paradigm for providers and patients to transform healthcare through patient engagement*. Healthcare Information and Management Systems. www.himss.org/ResourceLibrary/GenResourceReg.aspx?ItemNumber=22235. Accessed November 2014.

Simons, D.G. 2002. Understanding effective treatments of myofascial trigger points. *Journal of Bodywork and Movement Therapies* 6 (2): 81-88.

Sluijs, E.M., G.J. Kok and J. van der Zee. 1993. Correlates of exercise compliance in physical therapy. *Phys Ther* 73 (11): 771-82.

Society of Sports Therapists. 2013. What is sports therapy? www.society-of-sports-therapists.org/index.php/public_information/what-is-sports-therapy. Accessed January 28, 2015.

Tidy, N.M. 1944. *Massage & remedial exercises in medical and surgical conditions*. 6th ed. Bristol, UK: Wright.

Troyanovich, S.J., D.E. Harrison and D.D. Harrison. 1998. The structural rehabilitation of the spine and posture: Rational for treatment beyond the resolution of symptoms. *J of Manipulative & Physiol Ther* 21 (1): 37-50.

Verhoef, M.J., L.C. Vanderheyden, T. Dryden, D. Mallory and M.A. Ware. 2006. Evaluating complementary and alternative medicine interventions: In search of appropriate patient-centered outcome measures. *BMC Complementary and Alternative Medicine* 6: 38. DOI: 10.1186/1472-6882-6-38.

Woodard, C.J., and M. J. Berry. 2001. Enhancing adherence to prescribed exercise: Structured behavioural interventions in clinical exercise programs. *J Cardiopulm Rehabil* 21 (4): 201-9.

Chapter 3

Caneiro, J.P., P. O'Sullivan, A. Burnett, A. Barach, D. O'Neil, O. Tveit, and K. Olafsdottir. 2010. The influence of different sitting postures on head/neck posture and muscle activity. *Man Ther* 15 (1): 54-60.

Chansirinukor, W., D. Wilson, K. Grimmer and B. Danise. 2001. Effects of backpacks on students: Measurement of cervical and shoulder posture. *Aust J of Physiother* 47 (2): 110-16.

Falla, D. 2004. Unravelling the complexity of muscle impairment in chronic neck pain. *Man Ther* 9 (3): 125-33.

Falla, D., G.A. Jull and P.W. Hodges. 2004. Patients with neck pain demonstrate reduced electromyographic activity of the deep cervical neck flexor muscles during performance of the craniocervical flexion test. *Spine* 29 (19): 2108-14.

Grimmer, K., and P. Trott. 1998. The association between cervical excursion angles and cervical short flexor muscle endurance. *Aust J Physiother* 44 (3): 201-7.

Gupta, B.D., S. Aggarwal, B. Gupta, M. Gupta and N. Gupta. 2013. Effect of deep cervical flexor training vs. conventional isometric training on forward head posture, pain, neck disability index in dentists suffering from chronic neck pain. *J Clin Diag Res* 7 (10): 2261-64.

Jull, G.A., S.P. O'Leary and D.L. Falla. 2008. Clinical assessment of the deep cervical flexor muscles: The craniocervical flexion test. *J Manipulative Physiol Ther* 31 (7): 525-33.

National Institute of Neurological Disorders and Stroke. 2014. *Dystonias factsheet*. www.ninds.nih.gov/disorders/dystonias/detail_dystonias.htm. Accessed July 30, 2014.

Noh, H.J., J.H. Shim and Y.J. Jeon. 2013. Effects of neck stabilization exercises on neck and shoulder muscle activation in adults with forward head posture. *JDCTA* 7 (12): 492-98.

Raine, S., and L. Twomey. 1994. Posture of the head, shoulders and thoracic spine in comfortable erect standing. *Aust J Physiother* 40 (1): 25-32.

Waldman, S.D. 2008. *Atlas of uncommon pain syndromes*. 2nd ed. Philadelphia: Saunders.

Wang, R., E.R. Snoey, R.C. Clements, H.G. Hern and D. Price. 2006. Effect of head rotation on vascular anatomy of the neck: An ultrasound study. *J Emerg Med* 31 (3): 283-6.

Yoo, W.G. 2013. Effect of neck retraction taping (NRT) on forward head posture and the upper trapezius muscle during computer work. *J Phys Ther Sci* 25 (5): 581-82.

Chapter 4

Caneiro, J.P., P. O'Sullivan, A. Burnett, A. Barach, D. O'Neil, O. Tveit, and K. Olafsdottir. 2010. The influence of different sitting postures on head/neck posture and muscle activity. *Man Ther* 15 (1): 54-60.

Crawford, H.J., and G.A. Jull. 1993. The influence of thoracic posture and movement on range of arm elevation. *Physiotherapy Theory and Practice* 9 (3): 143-48. Accessed July 2014. DOI: 10.3109/09593989309047453.

Gertzbein, S.D., D. Macmichael and M. Tile. 1982. Harrington instrumentation as a method of fixation in fractures of the spine *J Bone Joint Surg Br* 64 (5): 526-29.

Grabara, M., and J. Szopa. 2011. Effects of hatha yoga on the shaping of the antero-posterior curvature of the spine. *Human Movement* 12 (3): 259-63.

Greendale, G.A., M.H. Huang, A.S. Karlamangla, L. Seeger and S. Crawford. 2009. Yoga decreases kyphosis in senior women and men with adult-onset hyperkyphosis: Results of a randomized controlled trial. *J Am Geriatr Soc* 57 (9): 1569-79.

Gulbahar, S., E. Sahin, M. Baydar, C. Bircan, R. Kizil, M. Manisali, E. Akalin and O. Peker. 2006. Hypermobility syndrome increases the risk for low bone mass. *Clin Rheumatol* 25 (4): 511-14.

Harrison, D.E., C.J. Colloca, D.D. Harrison, T.J. Janik, J.W. Haas and T.S. Keller. 2005. Anterior thoracic posture increases thoracolumbar disc loading. *Eur Spine J* 14: 234-42.

Lee, L.J., M.W. Coppleters and P.W. Hodges. 2005. Differential activation of the thoracic multifidus and longissimus thoracis during trunk rotation. *Spine* 30 (8): 870-76.

Lee, L.J. 2008. Is it time for a closer look at the thorax? *In Touch* 1: 13-16.

Lewis, J.S., C. Wright and A. Green. 2005. Subacromial impingement syndrome: The effect of changing posture on shoulder range of movement. *J Orthop Sports Phys Ther* 35 (2): 72-87.

O'Gorman, H., and G. Jull. 1987. Thoracic kyphosis and mobility: The effect of age. *Physiotherapy Theory and Practice* 3 (4): 152-62.

Raine, S., and L. Twomey. 1994. Posture of the head, shoulders and thoracic spine in comfortable erect standing. *Aust J Physiother* 40 (1): 25-32.

Chapter 5

Adams, M.A., and W.C. Hutton. 1980. The effect of posture on the role of apophyseal joints in resisting intervertebral compressive forces. *J Bone Joint Surg Br* 62 (3): 358-62.

Adams, M.A., and W.C. Hutton. 1985. The effect of posture on the lumbar spine. *J Bone Joint Surg Br* 67 (4): 625-29.

Been, E., and L. Kalichman. 2014. Lumbar lordosis. *The Spine Journal* 14 (1): 87-97. DOI: http://dx.doi.org/10.1016/j.spinee.2013.07.464. Accessed May 2014.

Bloomfield, J., T.R. Ackland and B.C. Elliott. 1994. *Applied anatomy and biomechanics in sport*. Victoria, Australia: Blackwell Scientific.

Caneiro, J.P., P. O'Sullivan, A. Burnett, A. Barach, D. O'Neil, O. Tveit, and K. Olafsdottir. 2010. The influence of different sitting postures on head/neck posture and muscle activity. *Man Ther* 15 (1): 54-60.

Capson, A.C., J. Nashed and L. McLean. 2011. The effect of lumbopelvic posture on pelvic floor muscle activation and intravaginal pressure generation in continent women. *J Electromyogr Kinesiol* (1): 166-77.

Duncan, R. 2014. *Myofascial release*. Champaign, IL: Human Kinetics.

Earls, J., and T. Myers. 2010. *Fascial release for structural balance*. Chichester, UK: Lotus.

Fernard, R., and D.E. Fox. 1985. Evaluation of lumbar lordosis: A prospective and retrospective study. *Spine* 10 (9): 799-803.

Gajdosik, R. 1997. Hamstring stretching and posture. Letter to the editor. *Phys Ther* 77: 438-39.

Halski, T., L. Slupska, R. Dymarek, J. Bartnicki, U. Halska, A. Król, K. Paprocka-Borowicz, J. Dembowski, R. Zdrojowry and K. Ptaszkowski. 2014. Evaluation of bioelectrical activity of pelvic floor muscles and synergistic muscles depending on orientation of pelvis in menopausal women with symptoms of stress urinary incontinence: A preliminary observational study. *Biomed Research International*. Article ID 274938. DOI: 10.1155/2014/274938. Accessed June 2014.

Harrison, D.E., R. Cailliet, D.D. Harrison, T.J. Janik and B. Holland. 2002. Changes in sagittal lumbar configuration with a new method of extension traction: Nonrandomized clinical control trial. *Arch Phys Med Rehabil* 83 (11): 1585-91.

Harrison, D.E., C.J. Colloca, D.D. Harrison, T.J. Janik, J.W. Haas and T.S. Keller. 2005. Anterior thoracic posture increases thoracolumbar disc loading. *Eur Spine J* 14: 234-42.

Hashimoto, K., K. Miyamoto, T. Yanagawa, R. Hattori, T. Aoki, T. Matsuoka, T. Ohno and K. Shimizu. 2013. Lumbar corsets can decrease lumbar motion in golf swing. *Journal of Sports Science and Medicine* 12 (1): 80-87.

Kendall, F.P., E.K. McCreary and P.G. Provance. 1993. *Muscles: Testing and function*. 4th ed. Baltimore: Lippincott Williams and Wilkins.

Kim, M.H., and W.G. Yoo. 2014. Effects of inclined treadmill walking on pelvic anterior tilt angle, hamstring muscle length, and trunk muscle endurance of seated workers with flat-back syndrome. *J Phys Ther Sci* 26 (6): 855-56.

Li, Y., P.W. McClure, and N. Pratt. 1996. The effect of hamstring muscle stretching on standing posture and on lumbar and hip motions during forward bending. *Phys Ther* 76 (8): 836-45.

Majeske, C., and C. Buchanan. 1984. Quantitative description of two sitting postures: With and without lumbar support pillow. *Phys Ther* 64 (10): 1531-35.

Russell, B.S., K.T Muhlenkamp, C.M. Hoiriis and C.M. DeSimone. 2012. Measurement of lumbar lordosis in static standing posture with and without high-heeled shoes. *J Chiropr Med* 11 (3): 145–53.

Scannell, J.P., and S.M. McGill. 2003. Lumbar posture—should it, and can it, be modified? A study of passive tissue stiffness and lumbar position during activities of daily living. *Phys Ther* 83 (10): 907-17.

Silva, A.M., G.R. de Siqueira and G.A. da Silva. 2013. Implications of high-heeled shoes on body posture of adolescents. *Rev Paul Pediatr* 32 (2): 265-71.

Smith, R.L., and D.B. Mell. 1987. The effects of prone extension exercise on lumbar extension range of motion. *Phys Ther* 67 (10): 1517-21.

Sparrey, C.J., J.F. Bailey, M. Safaee, A.J. Clark, V. Lafage, F. Schwab, J.S. Smith and C.P. Ames. 2014. Etiology of lumbar lordosis and its pathophysiology: A review of the evolution of lumbar lordosis, and the mechanics and biology of lumbar degeneration. *Journal of Neurosurgery* 36 (5): 1-16. DOI: 10.3171/2014.1.focus13551. Accessed July 2014.

Tüzün, Ç., I. Yorulmaz, A. Cindaş and S. Vatan. 1999. Low back pain and posture. *Clin Rheumatol* 18 (4): 308-12.

Yoo, W.G. 2013. Effect of individual strengthening exercises for anterior pelvic tilt muscles on back pain, pelvic angle, and lumbar ROMs of a LBP patient with flat back. *J Phys Ther Sci* 25 (10): 1357-58.

Chapter 6

British Scoliosis Society. 2008. Patient information. www.britscoliosissoc.org.uk/article.asp?article=2. Accessed September 3, 2014.

Curtin M., and M.M. Lowery. 2014. Musculoskeletal modelling of muscle activation and applied external forces for the correction of scoliosis.. *Journal of NeuroEngineering and Rehabilitation* 11(52). DOI: 10.1186/1743-0003-11-52.

Gielen, J.L., and E. Van den Eede. 2008. FIMS Position statement: Scoliosis and sports participation. *International SportMed Journal* 9 (3): 131-40.

Gogala, A. 2014. Correction of scoliosis in adulthood without surgery. www2.pms-lj.si/bibliag/scoliosis.pdf. Accessed August 31, 2014. Original article published in Slovenian in two parts: Gogala, A. 2014. Zdravljenje skolioze v odrasli dobi brez operacije. 1. del: Zgodba *Proteus*. 76(8): 358-365 and Gogala, A. 2014. Zdravljenje skolioze v odrasli dobi brez operacije. 2. del: Razprava *Proteus*. 76(9): 405-412.

Hawes, M.C., and J.P. O'Brien. 2006. The transformation of spinal curvature into spinal deformity: pathological processes and implications for treatment. www.scoliosisjournal.com/content/1/1/3. Accessed September 2014.

National Scoliosis Foundation. 2014. Information and support. www.scoliosis.org/info.php. Accessed September 2014.

Negrini, A., H. Verzini, S. Parzini, A. Negrini, A. and S. Negrini. 2001. Role of physical exercise in the treatment of mild idiopathic adolescent scoliosis: Review of the literature. *Eur Med Phys* 37: 181-90.

Pourbehzadi, M., H. Sadeghi, H.A. Alinehad and L.S. Rad. 2012. The relationship between posture and somatotype and certain biomechanical parameters of Iran women's national dragon boat team. *Annals of Biological Research* 3 (7): 3657-62.

Scoliosis Association (UK). 2014. Complementary therapies. www.sauk.org.uk/about-scoliosis/complementary-therapies.html. Accessed September 2014.

Scoliosis Research Society. 2015. Patient and family. www.srs.org/patient_and_family. Accessed September 2014.

Solberg, G. 2008. *Postural disorders and musculoskeletal dysfunction: Diagnosis, prevention and treatment*. 2nd ed. Edinburgh/New York: Churchill Livingstone.

Vialle, R., C. Thévenin-Lemoine and P. Mary. 2013. Neuromuscular scoliosis. *Orthop Traumatol Surg Res* 99 (1): S124-S39.

Watson, A.W.A. 1997. Posture: Introduction and its relationship to participation in sports. *Rev. Fisioter. Uni. São Paulo* 4 (1): 1-46.

Weinstein, S.L., D.C. Zavala and I.V. Ponsetti. 1981. Idiopathic scoliosis: Long-term follow-up and prognosis in untreated patients. *J Bone Joint Surg Am* 63 (5): 702-12.

Weinstein, S.L., L.A. Dolan, K.F. Spratt, K.K. Peterson, M.J. Spoonmore and I.V. Ponseti. 2003. Health and function of patients with untreated idiopathic scoliosis: A 50-year natural history study. *JAMA* 289 (5): 559-67.

Yadla, S., M.G. Maltenfort, J.K. Ratliff and J.S. Harrop. 2010. Adult scoliosis surgery outcomes: A systematic review. *Neurosurgical Focus* 28 (3): E3: 1-7.

Chapter 7

Adams, M.A., and W.C. Hutton. 1985. The effect of posture on the lumbar spine. *J Bone Joint Surg Br* 67 (4): 625-29.

Bloomfield, J., T.R. Ackland and B.C. Elliott. 1994. *Applied anatomy and biomechanics in sport*. Victoria, Australia: Blackwell Scientific.

Bohannon, R., R. Gajdosik and B.F. LeVeau. 1985. Contribution of pelvic and lower limb motion to increases in the angle of passive straight leg raising. *Phy Ther* 65 (4): 474-76.

Boulay, C., C. Tardieu, C. Bénaim, J. Hecquet, C. Marty, D. Prat-Pradal, J. Legaye, G. Duval-Beaupère and J. Pélissier. 2006. Three-dimensional study of pelvic asymmetry on anatomical specimens and its clinical perspective. *J Anat* 208 (1): 21-33.

Brunstromm, S. 2012. *Clinical kinesiology*. 2012. 6th ed. Philadelphia: Davis.

Cohen, S.P. 2005. Sacroiliac joint pain: A comprehensive review of anatomy, diagnosis, and treatment. *Anesthesia & Analgesia*. 101 (5): 1440-1453.

Cooperstein, R. and M. Lew. 2009. The relationship between pelvic torsion and anatomical leg length discrepancy: A review of the literature. *J Chiropr Med* 8 (3): 107-13.

Day, J.W., G.L. Smidt and T. Lehmann. 1984. Effect of pelvic tilt on standing posture. *Phys Ther* 64 (4): 510-16.

Deckert, J.L. 2009. Improving pelvic alignment. *IADMS Bulletin for Teachers* 1 (1): 11-12.

Gnat, R., E. Saulicz, M. Bialy and P. Klaptocz. 2009. Does pelvic asymmetry always mean pathology? Analysis of mechanical factors leading to the asymmetry. *J Hum Kinet* 21: 23-35.

Kapandji, A.I., 2008. *The physiology of the joints: Volume 3 the spinal column, pelvic girdle and head.* London: Churchill Livingstone.

Kendall, F.P., E.K. McCreary and P.G. Provance. 1993. *Muscles: Testing and function*. 4th ed. Baltimore: Lippincott Williams and Wilkins.

Klingensmith, R.D., and C.L. Blum. 2003. The relationship between pelvic block placement and radiographic pelvic analysis. *Journal of Chiropractic Medicine* 2 (3): 102-106.

Levangie, P.K., and C.C. Norkin. 2001. *Joint structure and function: A comprehensive analysis*. Philadelphia: Davis.

Lee, J.H., W.G. Woo, M.H. Kim, J.S. Oh, K.S. Lee and J.T. Han. 2014. Effect of posterior pelvic tilt taping on women with sacroiliac joint pain during active straight leg raising who habitually wore high-heeled shoes: A preliminary study. *Journal of Manipulative and Physiological Therapeutics* 37 (4): 260-68.

Lippold C., G. Danesh, G. Hoppe, B. Drerup, and L. Hackenberg. 2007. Trunk inclination, pelvic tilt and pelvic rotation in relation to the craniofacial morphology in adults. *The Angle Orthodontist*, 77 (1): 29-35.

López-Miñarro, P.A., J.M. Muyor, F. Belmonte and F. Alacid. 2012. Acute effects of hamstring stretching on sagittal spinal curvatures and pelvic tilt. *J Hum Kinet* 31: 69-78.

Scannell, J.P., and S.M. McGill. 2003. Lumbar posture—should it, and can it, be modified? A study of passive tissue stiffness and lumbar position during activities of daily living. *Phys Ther* 83 (10): 907-17.

Viggiani, D., M. Nagouchi, K. M. Gruveski, D. De Carvalho and J. P. Callaghan. (2014). The effect of wallet thickness on spine sitting posture, seat interface pressure, and perceived discomfort during sitting. *IIE Transactions on Occupational Ergonomics and Human Factors*. DOI: 10.1080/21577323.2014.962712.

Chapter 8

Alter, M.J. 2004. *The science of flexibility*. Champaign, IL: Human Kinetics.

American Academy of Orthopaedic Surgeons. 2014. Adult acquired flatfoot. http://orthoinfo.aaos.org/topic.cfm?topic=A00173. Accessed November 3, 2014.

American College of Foot and Ankle Surgeons. 2014a. Cavus foot (high-arched foot). www.foothealthfacts.org/footankleinfo/cavus-foot.htm?terms=high%20arched%20foot. Accessed November 2014.

American College of Foot and Ankle Surgeons. 2014b. Flexible flatfoot. www.foothealthfacts.org/footankleinfo/flatfoot.htm. Accessed November 2014.

American College of Foot and Ankle Surgeons. 2014c. Common disorders of the Achilles tendon. www.foothealthfacts.org/footankleinfo/achilles-tendon.htm. Accessed November 2014.

Banwell, H.A., S. Mackintosh and D. Thewlis. 2014. Foot orthoses for adults with flexible pes planus: A systematic review. *Journal of Foot and Ankle Research*. 7 (23). www.jfootankleres.com. DOI: 10.1186/1757-1146-7-23. Accessed November 2014,

Betsch, M., J. Schneppendahl, L. Dor, P. Jungbluth, J.P. Grassmann, J. Windolf, S. Thelen, M. Hakimi, W. Rapp and M. Wild. 2011. Influence of foot positions on the spine and pelvis. *Arthritis Care Res* 63 (12): 1758-65.

Beynnon, B.D., D.F. Murphy and D.M. Alosa. 2002. Predictive factors for lateral ankle sprains: a literature review. *J Athl Train* 37 (4): 376-380.

Bloomfield, J., T.R. Ackland and B.C. Elliott. 1994. *Applied anatomy and biomechanics in sport*. Victoria, Australia: Blackwell Scientific.

Burns, J., K.B. Landorf, M.M. Ryan, J. Crosbie and R.A. Ouvrier. 2007. Interventions for the prevention and treatment of pes cavus. Cochrane Database of Systematic Reviews 17 (4) CD006154. DOI: 10.1002/14651858.CD006154.pub2.

Cerejo, R., D.D. Dunlop, S. Cahue, D. Channin, J. Song and L. Sharma. 2002. The influence of alignment on risk of knee osteoarthritis progression according to baseline stage of disease. *Arthritis Rheum* 46 (10): 2632-36.

Clementz, B.G. 1988. Tibial torsion measured in normal adults. *Acta Orthop Scand* 59 (4): 441-42.

Cooperstein, R., and M. Lew, 2009. The relationship between pelvic torsion and anatomical leg length discrepancy: a review of the literature. *J Chiropr Med* 8 (3): 107-13.

Corps, N., A.H. Robinson, R.L. Harrall, N.C. Avery, C.A. Curry, B.L. Hazleman and G.P. Riley. 2012. Changes in matrix protein biochemistry and the expression of mRNA encoding matrix proteins and metalloproteinases in posterior tibialis tendinopathy. *Ann Rheum Dis* 71 (5): 746-52.

Devan, M.R., L.S. Pescatello, P. Faghri and J. Anderson. 2004. A prospective study of overuse knee injuries among female athletes with muscle imbalances and structural abnormalities. *Journal of Athletic Training* 39 (3): 263-67.

Donatelli, R. 1987. Abnormal biomechanics of the foot and ankle. *J Orthop Sports Phys Ther* 9 (1): 11-16.

Fan, Y., Y. Fan, Z. Li, C. Lv and D. Luo. 2011. Natural gaits of the non-pathological flat foot and high-arched foot. *PLoS ONE* 6 (3): e17749. DOI:10.1371/journal.pone.0017749. Accessed November 2014.

Fish, D.J., and C.S. Kosta. 1998. Genu recurvatum: Identification of three distinct mechanical profiles. *J of Prosthetics and Orthotics* 10 (2): 26-32.

Fowler, R.P. 2004. Recommendations for management of uncomplicated back pain in workers' compensation system: A focus on functional restoration. *J Chiropr Med* 3 (4): 129-37.

Gandhi, S., R.K. Singla, J.S. Kullar, G. Agnihotri, V. Mehta, R.K. Suri and G. Rath. 2014. Human tibial torsion—morphometric assessment and clinical relevance. *Biomed J* 37 (1): 10-13.

Gross, M.T. 1995. Lower quarter screening for skeletal malalignment—suggestions for orthotics and shoewear. *J Orthop Sports Phys Ther* 21 (6): 389-405.

Hagedorn, T.J., A.B. Dufour, J.L. Riskowski, H.J. Hillstrom, H.B. Menz, V.A. Casey and M.T. Hannan. 2013. Foot disorder, foot posture, and foot function: The Framington foot study. *PLoS One* 8 (9) e74364. DOI: 10.1371/journal.pone.0074364. Accessed September 2014.

Hartman, A.K., Murer, R.A. de Bie and E.D. de Bruin. 2009. The effect of a foot gymnastic exercise programme on gait performance in older adults: A randomised controlled trial. *Disabil Rehabil* 31 (25): 2101-10. DOI: 10.3109/09638280902927010. Accessed July 2014

Hicks, J., A. Arnold, F. Anderson, M. Schwartz and S. Delp. 2007. The effect of excessive tibial torsion on the capacity of muscles to extend the hip and knee during single-limb stance. *Gait Posture* 26 (4): 546-52.

Hughes, J., P. Clark and L. Klenerman. 1990. The importance of toes in walking. *J Bone Joint Surg Br* 72 (2): 245-51.

Inman, V.T. 1966. Human locomotion. *Cana. Med Ass J* 94 (4): 1047-54.

Kendall, F.P., E.K. McCreary and P.G. Provance. 1993. *Muscles: Testing and function*. 4th ed. Baltimore: Lippincott Williams and Wilkins.

Kerrigan, D.C., L.C. Deming and M.K. Holden. 1996. Knee recurvatum in gait: A study of associated knee biomechanics. *Arch Phys Med Rehabil* 77 (7): 645-50.

Knight, I. 2011. *A guide to living with hypermobility syndrome*. 2011. Philadelphia: Singing Dragon.

Kohls-Gatzoulis, J., J.C. Angel, D. Singh, F. Haddad, J. Livingstone and G. Berry. 2004. Tibialis posterior dysfunction: A common and treatable cause of adult acquired flatfoot. *BMJ* 329 (7478): 1328-33.

Kouyoumdjian, P., R. Coulomb, T. Sanchez and G. Asencio. 2012. Clinical evaluation of hip joint rotation range of motion in adults. *Orthop Traumatol Surg Res* 98 (1): 17-23.

Langendoen, J., and K. Sertel. 2011. *Kinesiology taping*. Ontario, Canada: Robert Rose.

Levangie, P.K., and C.C. Norkin. 2001. *Joint structure and function: A comprehensive analysis*. Philadelphia: Davis.

Levinger, P., H.B. Menz, M.R. Fotoohabadi, J.A. Feller, J.R. Bartlett and N.R. Bergman. 2010. Foot posture in people with medial compartment knee osteoarthritis. *Journal of Foot and Ankle Research* 3 (29). DOI: 10.1186/1757-1146-3-29. Accessed September 2014.

Levinger, P., H.B. Menz, A.D. Morrow, J.A. Feller, H.R. Bartlett and N.R. Bergman. 2012. Foot kinematics in people with medial compartment knee osteoarthritis. *Rheumatology (Oxford)* 51 (12): 2191-98.

Loudon, J.K., H.L. Goist and K.L. Loudon. 1998. Genu recurvatum syndrome. *J Orthop Sports Phys Ther* 27 (5): 361-367.

Lun, V., W.H. Meeuwisse, P. Stergiou and D. Stefanyshyn. 2004. Relation between running injury and static lower limb alignment in recreational runners. *Br J Sports Med* 38: 576-80.

Luque-Suarez, A., G. Gijon-Nogueron, F.J. Baron-Lopez, M.T. Labajos-Manzanares, J. Hush and M.J. Hancock. 2014. Effects of kinesiotaping on foot posture in participants with pronated foot: A quasi-randomised, double-blind study. *Physiotherapy* 100 (1): 36-40.

Magee, D. J. 2002. *Orthopedic physical assessment.* 4th ed. Philadelphia: Saunders.

McWilliams, D.F., S. Doherty, R.A. Maciewicz, K.R. Muir, W. Zhang and M. Doherty. 2010. Self-reported knee and foot alignments in early adult life and risk of osteoarthritis. *Arthritis Care Res* 62 (4): 489-95.

Malvankar, S., Khan, W., Mahapatra, A and G.S.E. Dowd. 2012. How effective are lateral wedge orthotics in treating medial compartment osteoarthritis of the knee? A systematic review of the recent literature. *Open Orthotics Journal* 6 (Suppl 3: M8): 2012: 544-547. DOI: 10.2174/1874325001206010544. Accessed September 2014.

Manoli, A. and B. Graham. 2005. The subtle cavus foot, the "underpronator: A review: *Foot Ankle Int* 26 (3): 256-263.

Mullaji, A.B., A.K. Sharma, S.V. Marawar and A.F. Kohli. 2008. Tibial torsion in non-arthritic Indian adults: a computer tomography study of 100 limbs. *Indian J Orthop* 42 (3): 309-13.

Myerson, M.S. 1996. Adult acquired flatfoot deformity: Treatment of dysfunction of the posterior tibial tendon. *Instr Course* 46: 393-505.

Neumann, D.A. 2010. Kinesiology of the hip: A focus on muscular actions. *J Orthop Sports Phys Ther* 40 (2): 82-94.

Perkins, G. 1947. Pes planus or instability of the longitudinal arch. *Proc Royal Soc Med* 41 (1): 31-40.

Riegger-Krugh, C., and J.J. Keysor. 1996. Skeletal malalignments of the lower quarter: Correlated and compensatory motions and postures. *J Orthop Sports Physical Therapy* 23 (2): 164-70.

Ritchie, G.W., and H.A. Keim. 1964. A radiographic analysis of major foot deformities. *Can Med Assoc J* 91 (16): 840-44.

Rodrigues, P.T., A.F. Ferreira, R.M. Pereira, E. Bonfá, E.F. Borba and R. Fuller. 2008. Effectiveness of medial-wedge insole treatment for valgus knee osteoarthritis. *Arthritis Rheum* 15 (59): 603-08.

Samaei, A., A.H. Bakhtiary, F. Elham and A. Rezasoltani. 2012. Effects of genu varum deformity on postural stability. *Int J Sports Med* 33 (6): 469-73.

Sorensen, K.L., M.A. Holland and E. Patla. 2002. The effects of human ankle muscle vibration on posture and balance during adaptive locomotion. *Exp Brain Res* 143 (1): 24-34.

Strecker, W., P. Keppler, F. Gebhard and L. Kinzl. 1997. Length and torsion of the lower limb. *J Bone Joint Surg Br* 79 (6): 1019-23.

Tinkle, B.T. *Issues and management of joint hypermobility*. 2008. Niles, IL: Left Paw Press.

Turner, M.S., and I.S. Smillie. 1981. The effect of tibial torsion on the pathology of the knee. *J Bone Joint Surg Br* 63-(B) (3): 396-98.

Vicenzino, B., M. Franettovich, T. McPoil, T. Russell, G. Skardoon and S. Bartold. 2005. Initial effects of antipronation tape on the medial longitudinal arch during walking and running. *Br J Sports Med* 39 (12): 939-43.

Whitman, R. 2010. The classic: A study of weak foot, with reference to its causes, its diagnosis, and its cure, with an analysis of a thousand cases of so-called flat-foot 1896. *Clin Orthop Relat Res*. 468 (4): 925-39.

Williams, D.S., I.S. McClay and J. Hamill. 2001. Arch structure and injury patterns in runners. *Clinical Biomech* (Bristol, Avon) 16 (4): 341-7.

Chapter 9

Ackermann, B., R. Adams, and A. Marshall. 2002. The effect of scapula taping on electromyographic activity and musical performance in professional violinists. *Australian Journal of Physiotherapy*. 28: 197-203.

Brunstromm, S. *Clinical kinesiology*. 2012. Eds P.A. Houglum and D.B. Bertoti. 6th ed. Philadelphia: Davis.

Cabrera, A.L., K.D. Plancher, S.C. Petterson and J.E. Kuhn. 2014. Treatment of medial and lateral scapular winging: Tendon transfers. *Oper Tech Sports Med* 22 (1): 97-107.

Cole, A.K., M.L. McGrath, S.E. Harrington, D.A. Padua, T.J. Rucinski and W.E Prentice. 2013. Scapular bracing and alteration in posture and muscle activity in overhead athletes with poor posture. *J Athl Train* 48 (1): 12-24.

Cools, A.N., V. Dewitte, F. Lanszweet, D. Notebaert, A. Roets, B. Soetens, B. Cagnie and E.E. Witvrouw. 2007. Rehabilitation of scapular muscle balance: Which exercises to prescribe? *American J of Sports Med* 35 (10): 1744-1751.

Culham, E., and M. Peat. 1993. Functional anatomy of the shoulder complex. *J Orthop Sports Phys Ther* 18 (1): 342-50.

DiVeta, J., M.L. Walker and B. Skibinski. 1990. Relationship between performance of selected scapular muscles and scapular abduction in standing subjects. *Phys Ther* 70 (8): 470-79.

Escamilla, R.F., K. Yamishiro, L. Paulos and J.R. Andrews. 2009. Shoulder muscle activity and function in common shoulder rehabilitation exercises. *Sports Med* 39 (8): 663-85.

Fitz, G.W. 1906. A clinical and anatomical study of resistant forward shoulders. *Boston Medical and Surgical Journal* 154: 423-31. DOI: 10.1056/NEJM190604191541601. Accessed September 2014.

Forthomme, B., J-M. Crielaard and J-L. Croisier. 2008. Scapular positioning in athlete's shoulder. *Sports Medicine* 38 (5): 369-86.

Greenfield, B., P.A. Catlin, P.W. Coats, E. Green, J.J. McDonald and C. North. 1995. Posture in patients with shoulder overuse injuries and healthy individuals. *J Orthop Sports Phys Ther* 21 (5): 287-95.

Hoppenfeld, S. 1976. *Physical examination of the spine and extremities*. New York: Appleton-Century Crafts.

Kendall, F.P., E.K. McCreary and P.G. Provance. 1993. *Muscles: Testing and function*. 4th ed. Baltimore: Lippincott Williams and Wilkins.

Kibler, W.B., P.M. Ludewig, P.W. McClure, L.A. Michener, K. Bak and A.D. Sciacia. 2013. Clinical implications of scapula dyskinesis in shoulder injury: The 2013 consensus statement from the scapular summit. *British Journal of Sports Medicine* 47 (2013): 877-85. DOI: 10.1136/bjsports-2013-092425. Accessed September 2014.

Klebe, T.M., K.V. Døssing, T. Blenstrup, J. Nielsen-Ferreira, L. Rejsenhus, G. Aalkjaer and M. Breddam. 2003. Scapulae alatae—angels' wings. A study of 64 patients treated with braces and physical therapy at the Viberg's hospital. *Ugeskr Laeger* 165 (17): 1779-82.

Levangie, P.K., and C.C. Norkin. 2001. *Joint structure and function: A comprehensive analysis*. Philadelphia: Davis.

Lewis, J.S., C. Wright and A. Green. 2005. Subacromial impingement syndrome: The effect of changing posture on shoulder range of movement. *J Orthop Sports Phys Ther* 35 (2): 72-87.

Magee, D.J. 2002. *Orthopedic physical assessment.* 4th ed. Philadelphia: Saunders.

Martin, R.M., and D.E. Fish. 2008. Scapular winging: Anatomical review, diagnosis and treatments. *Curr Rev Musculoskelet Med* 1 (1): 1–11.

Meininger, A.K., B.F. Figuerres and B.A. Goldberg. 2011. Scapular winging: An update. *J M Acad Orthop Surg* 19 (8): 453-62.

Oyama, S., J.B. Myers, C.A. Wessinger, R.D. Ricci and S.M Lephart. 2008. Asymmetric resting scapular posture in healthy overhead athletes. *J of Athletic Training* 43 (6): 565-70.

Smith, J., T.D. Dietrich, B.R. Kotajarvi and K.R. Kaufman. 2006. The effect of scapular protraction on isometric shoulder rotator strength in normal subjects. *J Shoulder Elbow Surg 15* (3): 339-43.

Sobush, D.C., G.G. Simoneau, K.E. Dietz, J.A. Levene, R.E. Grossman and W.B. Smith. 1996. The Lennie test for measuring scapula position in healthy young adult females: A reliability and validity study. *J Orthop Sports Phys Ther* 23 (1): 39-50.

Tibaek, S. and J. Gadsboell. 2014. Scapula alata: Description of a physical therapy program and its effectiveness measured by a shoulder-specific quality-of-life measurement. *J Shoulder Elbow Surg* 1-9.. www.jshoulderelbow.org/article/S1058-2746(14)00388-7/abstract. Accessed December 2014.

Chapter 10

Alter, M.J. 2004. *The science of flexibility*. Champaign, IL: Human Kinetics.

American Academy of Orthopaedic Surgeons (W.B. Greene and J.D. Heckman, Eds). 1994. *Clinical measurement of joint motion*. Rosemont (IL).

Jacobs, C.A., and A.D. Sciascia. 2011. Factors that influence the efficacy of stretching programmes for patients with hypomobility. *Sports Health* 3 (6): 520-23.

Kaux, J.F., B. Forthomme, M. Foldart-Dessalle, F. Delvaux, F.G. Debray, J.M. Crielaard and J.L. Crosier. 2013. Eccentric training for elbow hypermobility. *Journal of Novel Physiotherapies* 3 (6): 180. DOI: 10.4172/2165-7025.1000180. Accessed December 2014,

Kirk, J.A., B.M. Ansell and E.G. Bywaters. 1967. The hypermobility syndrome: Musculoskeletal complaints associated with generalized hypermobility. *Ann Rheu. Dis* 26 (5): 419-25.

Levangie, P.K., and C.C. Norkin. 2001. *Joint structure and function: A comprehensive analysis.* Philadelphia: Davis.

MacKay-Lyons, M. 1989. Low-load prolonged stretch in treatment of elbow flexion contractures secondary to head trauma: A case report. *Phys Ther* 69 (4): 292-96.

Magee, D.J. 2002. *Orthopedic physical assessment.* 4th ed. Philadelphia: Saunders.

Morrey, B.F., L.J. Askew and E.Y. Chao. 1981. A biomechanical study of normal functional elbow motion. *J Bone Joint Surg Am* 36 (6): 872-7.

Müller, A.M., P. Sadoghi, R. Lucas, L. Audige, R. Delany, M. Klein, V. Valderrabano and P. Vavken. 2013. Effectiveness of bracing in the treatment of nonoseesoes restriction of elbow mobility: A systematic review and meta-analysis of 13 studies. *J Shoulder Elbow Surg* 22 (8): 1146-52.

Nandi, S., S. Maschke, P.J. Evans and J.N. Lawton. 2009. The stiff elbow. *Hand (N Y)* 4 (4): 368-79.

저자에 대하여

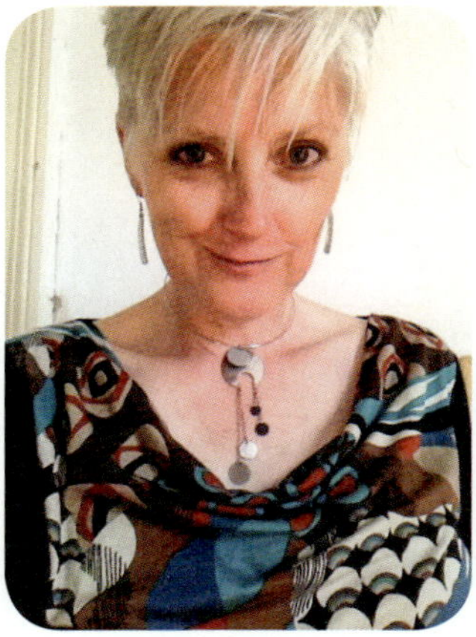

Jane Johnson, MSc는 물리치료사이면서 직업 보건 분야의 유능한 스포츠 마사지 치료사이다. 그녀는 자세를 평가하고, 일, 스포츠 또는 여가활동이 그들의 증상에 어떤 영향을 주는지를 검사하는데 많은 시간을 보내고 있다. 그녀는 도수치료와 비도수 치료를 포함시켜 자세 교정을 계획하고 있다.

Johnson은 영국과 전 세계를 대상으로 많은 조직을 위한 지속적 전문능력 개발(CPD) 워크샵을 교육해 왔다. 이런 경험을 통해 그녀는 수많은 치료사들과의 만남을 이어왔고, 그들에게 자신의 임상 직무를 소개했다. 그녀는 신입 치료사나 자신감이 떨어진 치료사를 지지하고 그들에게 영감을 주어, 그들이 보다 자신있게 치료사로서 활동을 하도록 돕고 있다.

Johnson은 Chartered Society of Physiotherapy의 회원이며, Health Professions Council에 등록되어 있다. 그녀는 Medico Legal Association of Chartered Physiotherapy의 회원으로서, 물렁조직 치료와 관련된 사례들에게 전문지식을 제공하고 있다.

그녀는 강아지와 산책을 하고, 스케이팅하며, 미술관을 방문하면서 여가 시간을 보내고 있다. 그녀는 현재 Northeast England에서 살고 있다.